Franz Wagner (Hrsg.)
Jürgen Osterbrink (Hrsg.)

Integrierte Unterrichtseinheiten

Ein Modell für die Ausbildung in der Pflege

Sc

EICANOS
im Verlag Hans Huber

Bern · Göttingen · Toronto · Seattle

Franz Wagner (Hrsg.), Krankenpfleger, Fachpfleger für Innere Medizin und Intensivpflege, Lehrer für Pflegeberufe, MScN, Geschäftsführer des DBfK Bundesverbandes, Eschborn

Dr. Jürgen Osterbrink (Hrsg.), RGN, MN (PH), Pd.D., Leiter des Schulzentrums für Krankenpflegeberufe, Nürnberg
Heimerichstrasse 58
D-90419 Nürnberg

Die Deutsche Bibliothek – CIP Einheitsaufnahme

Integrierte Unterrichtseinheiten : ein Modell für die Ausbildung In der Pflege / Franz Wagner / Jürgen Osterbrink (Hrsg.). – 1. Aufl. – Bern ; Göttingen ; Toronto ; Seattle : Huber, 2001
(Huber Programmbereich Pflege)
ISBN 3-456-83249-4

1. Auflage 2001. Verlag Hans Huber, Bern

Anregungen und Zuschriften an:
Verlag Hans Huber
Lektorat: Pflege
Länggass-Strasse 76
CH-3000 Bern 9
Tel: 0041 (0)31 300 45 00
Fax: 0041 (0)31 300 45 93
E-Mail: georg@hanshuber.com

Lektorat: Hedi Lorson
Titelillustration: pinx. Winterwerb und Partner, Design-Büro, Wiesbaden
Herstellung: Daniel Berger
Satz: Sbicca & Raach sagl, Lugano
Druck und buchbinderische Verarbeitung: AZ Druck & Datentechnik, Kempten
Printed in Germany

Herausgeberverzeichnis

Franz Wagner schloß an seine Krankenpflegeausbildung eine Fachweiterbildung für Innere Medizin und Intensivpflege und die Weiterbildung zum Lehrer für Pflegeberufe an. Als Stipendiat der Robert Bosch Stiftung begann er 1996 das Studium der Pflege- und Gesundheitswissenschaften an der University of Edinburgh und schloß dies mit dem Master of Science in Nursing and Health Studies ab. Danach war er Geschäftsführer des Pflegewissenschaftlichen Institues am Klinikum Nürnberg. Im Rahmen seiner Lehrertätigkeit am Schulzentrum Nürnberg war er u. a. zuständig für Schulleitungsaufgaben, die Qualitätssicherung in der Ausbildung und für die Koordination und Evaluation des Modellprojektes «Integrierte Unterrichtseinheiten». Er ist Mitautor von Professionelle Pflege 1 und 2 und ist seit 1999 Bundesgeschäftsführer des DBfK.

Dr. Jürgen Osterbrink (RGN, MN, (HP), Ph. D beendete 1982 die Krankenpflegeausbildung in Münster/Westfalen. Von 1984-1986 absolvierte er eine Fachweiterbildung für Anästhesie- und Intensivpflege. Anschließend war er mehrere Jahre als Krankenpfleger in verschiedenen europäischen und außereuropäischen Ländern tätig. An der University of Glasgow (Schottland) schloß er 1992 das Studium der Pflegewissenschaften mit dem Schwerpunkt «Gesundheitsförderung» ab. 1997 wurde er an der Katholischen Universität Leuven (Belgien) im Fachbereich Pflege/Gesundheitswissenschaften promoviert.

Jürgen Osterbrink leitet seit 1993 das Schulzentrum für Krankenpflegeberufe in Nürnberg und ist seit 1998 Vorstand des Pflegewissenschaftlichen Institutes am Klinikum Nürnberg. Ebenso ist er Mitarbeiter am Lehrstuhl für klinische Pflegeforschung an der Privaten Universität Witten-Herdecke.

Er ist Autor sowie Herausgeber mehrerer Fachartikel und -bücher.

Inhaltsverzeichnis

Vorwort

Seit Jahren unterstützt und fördert die Robert Bosch Stiftung modellhafte Projekte, in deren Mittelpunkt die Pflege alter und kranker Menschen steht. Die Stiftungsförderung ermöglichte es, daß neue Wege in der pflegerischen Praxis und in den Pflegeeinrichtungen Einzug hielten. Für einige Verbesserungen der Rahmenbedingungen der Pflege ergriff die Stiftung selbst die Initiative. So konnte sie die akademische Qualifikation leitender und lehrender Pflegekräfte in der Bundesrepublik durch ein eigenes Stipendienprogramm voranbringen.

Weil eine gute Pflege aber ganz entscheidend von der Persönlichkeit der einzelnen Pflegekraft abhängt, war es und wird es in der Zukunft ein besonderes Anliegen der Stiftung sein, die Grundausbildung von Pflegekräften an die neuen Anforderungen anzupassen. Neben Schulmodellen, in denen pädagogische und didaktische Neuansätze verwirklicht werden, neben Förderpreisen und Aktivitäten, die zu partnerschaftlichem Austausch zwischen den Ausbildungsstätten und den Studiengängen führen, soll besonders die Verbindung zwischen theoretisch Erlerntem und praktisch Erfahrenem verstärkt werden.

Das am Schulzentrum für Krankenpflegeberufe in Nürnberg durchgeführte Projekt «Integrierte Unterrichtseinheiten» war eines der ersten beispielhaften Schulprojekte, das die Stiftung in die Förderung aufnahm. Integrierte Unterrichtseinheiten werden zu bestimmten Themenbereichen entwickelt, erprobt und so aufbereitet, daß durch sie ein ganzheitliches Lernen gefördert und eine bessere Verknüpfung zwischen der theoretischen Vermittlung des Stoffes und seiner praktischen Umsetzung in den verschiedenen Praxiseinsätzen erreicht werden kann.

Es ist zu wünschen, daß das Buch und die einzelnen Unterrichtseinheiten mit ihren Hinweisen und dem erarbeiteten Material den Bildungsstätten der Pflege gute Anregungen geben und sich eine vielfältige Anwendung in der Ausbildungspraxis ergibt.

Dr. Almut Satrapa-Schill
Bereichsleiterin Pflege und
Humanitäre Hilfe

Robert Bosch Stiftung GmbH
Stuttgart im Juni 1999

Vorwort der Herausgeber

Das vorliegende Buch stellt einen Teil der Ergebnisse des Projektes «Integrierte Unterrichtseinheiten» dar. Wir wollen mit diesem Buch Lehrerinnen und Lehrern die Möglichkeit eröffnen, die Ergebnisse unserer Erfahrungen in ihre Praxis umzusetzen. Dies ist nicht im Sinne einer Imitation zu verstehen, sondern im Sinn von Anregungen und Hinweisen. Die ersten drei Kapitel des Buches befassen sich mit den Rahmenbedingungen und dem theoretischen Hintergrund des Projektes.

Im ersten Kapitel wird die Entstehungsgeschichte und der Verlauf des Projektes geschildert, im zweiten Kapitel definieren Beate Groß und Michael Fries den Begriff der «Integrierten Unterrichtseinheiten» und im dritten Kapitel beschäftigt sich Beate Groß mit einem zentralen Aspekt der Krankenpflegeausbildung, der beruflichen Sozialisation. Von Kapitel vier bis Kapitel sechzehn findet der Leser die Beschreibung der dreizehn «Integrierten Unterrichtseinheiten», die am Ende der fünfjährigen Modellphase fertig entwickelt vorgelegen haben.

Jedes dieser Kapitel gliedert sich nach der selben Struktur. Es beginnt mit einer Einführung zum thematischen Schwerpunkt, es folgt daraufhin eine Lernzielbeschreibung, eine kurze Beschreibung der Inhalte, eine Übersicht über die Stundenverteilung gemäß der Ausbildungs- und Prüfungsordnung des Krankenpflegegesetzes von 1985[1]. Nach einem Stundenplan folgt eine detaillierte Unterrichtsverlaufsplanung,

---

1 Für Krankenpflegeschulen in Bayern wurde zusätzlich die Gliederungsstruktur des bayerischen CULP verwendet, um den Lehrern die Zuordnung zu erleichtern.

an die sich exemplarisch ausgewählte Methoden und Medien anschließen. Bei einigen Kapiteln finden sie noch eine Beschreibung des Projektes und einige Anekdoten, Erlebnisse aus der Umsetzung der IUEs in den Klassen.

Die «Integrierten Unterrichtseinheiten» wurden für die Krankenpflegeausbildung entwickelt. Wir sind aber davon überzeugt, daß mit einigen, je nach «Integrierter Unterrichtseinheit» und je nach Ausbildungszielsetzung, unterschiedlich umfangreichen Änderungen und Überarbeitungen, alle IUEs sich auch in der Kinderkrankenpflege- und Altenpflegeausbildung einsetzen lassen. Daher wendet sich dieses Buch auch an Lehrerinnen und Lehrer an Kinderkrankenpflege- und Altenpflegeschulen und darüber hinaus.

In dem fünfjährigen Prozeß am Schulzentrum für Krankenpflegeberufe des Klinikums Nürnberg ist daher versucht worden, das Curriculum der Krankenpflegeausbildung zeitgerecht zu verändern. Unterrichtsbausteine wurden prozeßhaft im Verlauf des Projektes entwickelt und ständig überarbeitet. Jeder dieser Bausteine ist in mehreren Klassen durchgeführt und danach evaluiert und überarbeitet worden.

Zugegeben, der Weg der uns als Schulteam dahin begleitete war sicherlich nicht einfach. Der Wunsch vieler Lehrerinnen und Lehrer nach Veränderung der theoretischen Ausbildung war hinsichtlich der rasanten Neuorientierungen im Gesundheitswesen zwar groß aber die Richtung eher nebulös. Neue und andere Schwerpunkte der Krankenpflege waren daraufhin zwar sichtbar, fanden ihren Niederschlag aber noch nicht direkt in der Ausbildung. Somit bahnte sich ein Theorie/Theorie-Konflikt mit voraussehbaren negativen Folgen für die praktische Pflege an.

Aus diesem Grund haben wir, wie im Kapitel 1 intensiver beschrieben, großen Wert darauf gelegt, die Akzeptanz für das Projekt innerhalb des Schulzentrums wie auch im klinischen Bereich zu gewinnen, bevor wir mit der Planung der Umsetzung begannen. Retrospektiv betrachtet, war dies der Augenblick, wo Lehrerinnen und Lehrer des Schulteams kritisch die Notwendigkeit für eine Änderung der Pflegeausbildung betrachteten, um professionell Pflegende auszubilden, die über adäquate Fähigkeiten, wie auch Fertigkeiten verfügen und dieses auch theoriegeleitet umsetzen können.

Die Einführung des Projektes ab Oktober 1994 wurde ebenfalls von der pflegerischen Praxis kritisch beleuchtet. Die Schülerinnen und Schüler waren konfliktbereiter und -fähiger, hinterfragten intensiver und versuchten nachdrücklich das breite Handlungsfeld der Pflege auf ihre Weise zu entdecken. Genau dies war eher ungewohnt. In Einführungsveranstaltungen, die seitens des Schulzentrums angeboten und ebenfalls intensiv von über hundert Einsatzorten genutzt wurden, konnte auch die Komplexität der «neuen» Ausbildung nicht prospektiv vermittelt werden: Zu neu, zu abstrakt und damit auch zu unwirklich. Das Gesagte konnte nicht in all seinen Auswirkungen verstanden werden, da sich vieles noch in der primären Entwicklungsphase befand. Aber trotz aller Bedenken wurde der Wunsch nach Veränderung geteilt. In den weiteren Entwicklungsschritten wurden neben Großveranstaltungen, für alle Einsatzstellen, auch turnusmäßige Diskussionen über Schwach- und Schwerpunkte mit einzelnen Stationen im Rahmen von Stationsbesprechungen mit Bezugspersonen des Schulzentrums durchgeführt.

Der Prozeß der Erfahrung der folgenden Jahre war wesentlich, sowohl für die Schülerinnen und Schüler, aber in besonderem Maße für die beteiligten Lehrerinnen und Lehrer.

Die kritisch-konstruktive Reflexion sowohl seitens der pflegerischen Praxis als auch innerhalb des Schulzentrums führte dazu, daß während des Prozesses der Umsetzung Kurskorrekturen eingelegt wurden. Zum Beispiel wurden Projektaufgaben, die sich in der Praxis als unzureichend vorbereitet erwiesen, korrigiert oder die Reihenfolge der Bausteine modifiziert. Dieser Aspekt hat uns dahingehend nachdenklich gestimmt, dass unseres Erachtens der Theorie-/Praxiskonflikt seinen Ursprung im Theorie-/Theoriekonflikt erfährt, der durch die Adaption von Theorie und die konsequente Umsetzung in das unterrichtliche Geschehen positive Effekte im Rahmen der Ausbildung hat. Situationen und pflegerische Phänomene werden umfassender wahrgenommen und theoriegeleitet analysiert und umgesetzt.

So gesehen sind «Integrierte Unterrichtseinheiten» Erklärungsmodelle für die pflegerische Praxis, die herausgehoben vom Alltag dem Schüler in bestimmten Ausbildungsabschnitten Reflexionsmöglichkeiten eröffnen.

Um dieses Ziel erreichen zu können, war es entscheidend, daß die Unterrichtseinheiten in jedem Abschnitt evaluiert wurden. Diese Evaluation war eine der Kernaufgaben unserer wissenschaftlichen Begleitung. Es ist daher erstmals gelungen, im Rahmen der Krankenpflegeausbildung ein Konzept dieses Ausmaßes nicht nur theoretisch zu durchdenken, sondern evaluiert Schlußfolgerungen ziehen zu können. Hierdurch sind Handlungshinweise erstellt worden, die durchaus in Anschlußprojekten genutzt werden können und Erweiterung im qualitativen Forschungsansatz benötigen.

Wie oben bereits ausgeführt, ist das Konzept in sich logisch gerundet. Die «Integrierten Unterrichtseinheiten» sind für die Krankenpflegeausbildung Kerneinheiten, die entsprechend verknüpft ca. 50 Prozent der Gesamtausbildung abdecken. Am Schulzentrum für Krankenpflegeberufe des Klinikums Nürnberg werden zur Zeit 570 Auszubildende im Bereich Kranken- und Kinderkrankenpflege ausgebildet. Unser Ziel ist es, bis zum Jahre 2003 alle Klassen nach dem Unterrichtskonzept «Integrierte Unterrichtseinheiten» auszubilden.

Zur Zeit ist eine Arbeitsgruppe damit beschäftigt, einen detaillierten Umsetzungsplan zu erarbeiten, der sowohl für die theoretische Ausbildung, aber auch für den großen praktischen Anteil umsetz- und leistbar ist. Ebenfalls sind wir beschäftigt, den solitär im Rahmen der Krankenpflegeausbildung evaluierten Unterrichtsanteil in die Kinderkrankenpflegeausbildung zu übertragen, damit bei einer (erwarteten) Gesetzesnovelle die Umsetzung ohne Zögerung möglich ist. Auch in diesem Sinne ist das Projekt bedeutsam. Pflege befindet sich an einem Scheidepunkt wo Änderungen und hier insbesondere in der Ausbildung sich vor der Umsetzung befinden. Daher ist das Projekt quasi als Zukunftsprojekt zur Lenkung, Planung, Implementation und Evaluation pflegerischen Handelns zu betrachten. Denn, wie können wir eine Profession ändern wollen, ohne an der Basisausbildung einschneidende Veränderungen einzuführen? Hierzu kann, wie in anglo-amerikanischen und nordeuropäischen Ländern seit langer Zeit üblich, die Bakkalaureat-Ausbildung ein nächster konsequenter Schritt sein.

Obwohl dieses Projekt evaluiert und sorgfältig in die Praxis der theoretischen und praktischen Krankenpflegeausbildung umgesetzt worden ist besteht noch die Notwendigkeit weiterer Forschung. Insbesondere ist es notwendig, den praktischen Anteil noch deutlicher zu beleuchten und die Verknüpfung mit dem theoretischen Teil der Ausbildung engmaschiger zu realisieren. Darüber hinaus ist es auch wissenschaftstheoretisch sinnvoll, einzelne Bausteine in der Praxis zu hinterfragen und den wissenschaftlichen Evaluationsprozeß zu unterziehen.

Das Projekt wurde durch Balint-Arbeit mit Lehrerinnen und Lehrern begleitet, die bis heute andauert. Auch dieser Aspekt kann lediglich retrospektiv positiv betrachtet werden, denn Werte und Wertigkeiten prägen nicht nur Menschenbilder, sondern sind verantwortlich für eine professionelle Grundhaltung. Wenn diese Grundhaltung in einem gefestigten Team (auch gewollte) Veränderung erfährt, ist eine professionelle Erarbeitung mit externen Begleitern unabdingbar, um etwaige Erfolge auch langfristig sichern zu können.

Als Profession benötigen wir dringender denn je kritische, selbstreflektierende Pflegekundige, die die Professionalisierung der Pflege weitergestalten können. Auf vielschichtigen Ebenen haben wir in diesem Buch dargestellt, daß die Möglichkeit der Umsetzung besteht. Jetzt liegt es daran, den Willen zur Umsetzung, wie auch die kritische Hinterfragung einzuleiten. Dadurch werden Pflegepersönlichkeiten ausgebildet und reifen, die sowohl in der praktischen Pflege als auch in der eventuellen späteren wissenschaftlichen Tätigkeit Grundlagen erfahren, die es ihnen möglich machen, Pflege in der Gesamtheit professionell zu vertreten.

Wie Sie der Titelei entnehmen konnten, haben wir als Herausgeber dieses Buch unseren Schülerinnen und Schülern gewidmet. Im vorherigen Satz wurde der Grund dazu deutlich. Um dieses Projekt soweit voranzubringen, dass man von Erfolg sprechen kann, war die Unterstützung von unterschiedlichen Seiten erforderlich. Es gilt den vielen Institutionen und Personen Dank auszusprechen. Stellvertretend für diese sei insbesondere der Robert Bosch Stiftung wie auch der Bundesanstalt für Arbeit für die großzügige Förderung bzw. langjährige Unterstützung gedankt. Dem Stadtrat der Stadt Nürnberg wie auch der Klinikumsleitung des Klinikums Nürnberg sei gedankt für die Fähigkeit Visionen konsequent zu verfolgen. Ohne die Zustimmung und weitreichende Unterstützung wäre das Projekt nicht möglich gewesen.

Den Mitarbeiterinnen und Mitarbeitern wie auch den zuständigen Pflegedienstleitungen der über einhundert Stationen des Klinikums Nürnberg gebührt besonderer Dank für die Begleitung der Schülerinnen und Schüler wie auch vielen Rückmeldungen und Hinweisen, die es uns ermöglichten, daß letztendlich so bestehende Konzept zu formen.

Dieses Projekt wäre in einem instabilen Team nicht möglich gewesen. Für die ausgesprochene Disziplin und Bereitschaft Visionen in tragfähige Konzepte umzuwandeln, gebührt den Mitarbeiterinnen und Mitarbeitern des Schulzentrums Anerkennung und herzlicher Dank. Sie haben in den letzten fünf Jahren hervorragende inhaltliche wie auch praktische Arbeit geleistet. Erstmals war es daher möglich, ein Projekt dieser Größe in Deutschland umzusetzen. Beate Groß stand uns quasi als Hebamme zur Seite. Sie hat uns, ausgehend von ihren Erfahrungen aus Berlin, hungrig gemacht, um Weiterentwicklungen beginnen zu können. Als Mitarbeiterinnen der «ersten Stunde» im Rahmen der Expertengespräche seien Frau Rustler, Frau Zenz und Frau Hobbeling für wichtige Anregungen gedankt.

Dank gebührt Ruth Brüggemann und Elke E. Steinbrecher, die mit großer Sorgfalt und unerschöpflicher Ausdauer all jene zahllosen Korrekturen sowie formalen Überarbeitungen und Anpassungen durchführten, welche Manuskripte aus unterschiedlichster Feder erst zu einem gemeinsamen Ganzen werden lassen. Dank gilt auch dem Huber Verlag und hier besonders Dr. Klaus Reinhard und Hedi Lorson, bei denen wir mit unserem Anliegen von Beginn an auf offene Ohren gestoßen sind und die uns viel Freiraum bei der Gestaltung des Buches gelassen haben.

Nürnberg im Juni 1999

Franz Wagner
Jürgen Osterbrink

Kapitel 1

Franz Wagner

Die Projektentwicklung

Die Projektentwicklung

Das Projekt «Integrierte Unterrichtseinheiten» läßt sich in mehrere Phasen unterteilen. Die erste Phase ist dabei der Kontakt mit den Vorerfahrungen aus Berlin und die Idee, dieses Projekt in Nürnberg weiterzuführen.

In Berlin wurde nach einer Studie über die Qualität der Ausbildung (Althoff, Moers 1990) ein Projekt mit der Bezeichnung «Patientenorientierte Reform der Krankenpflegeausbildung – Entwicklung und Implementation von Pflegeorientierten Unterrichtseinheiten» mit Mitteln der Berlin-Forschung durchgeführt (Althoff, Groß 1993). Nach einem zweitägigen Seminar zum Thema «Veränderte Formen der Ausbildung und des Unterrichtes», das auf den Erfahrungen und Ergebnissen des Berliner Projektes basierte, entstand die Idee in Nürnberg ein Projekt durchzuführen, das den Berliner Ansatz weiterentwickelt und auf die gesamte Ausbildung ausdehnt.

Das Schulzentrum für Krankenpflegeberufe am Klinikum Nürnberg erschien aus mehreren Gründen besonders geeignet für ein solches Projekt. Zum einen gab es bei einer größeren Gruppe der Lehrerinnen und Lehrern die Bereitschaft zu Innovation und den Wunsch, die Qualität der Ausbildung deutlich zu verbessern. Zum anderen ist das Schulzentrum für Krankenpflegeberufe mit maximal 570 Ausbildungsplätzen eine der größten Schulen für Krankenpflege und Kinderkrankenpflege in Deutschland. Mit insgesamt 41 hauptamtlichen Lehrerinnen und Lehrern für Pflegeberufe, zwei Fachdozenten für das Fach Krankheitslehre und mehr als einhundert nebenamtlichen Dozentinnen und Dozenten, liegt ein großer Pool vor, der es möglich macht, auch große Projekte durchzuführen. Träger des Schulzentrums ist das Klinikum

Nürnberg, mit etwa 2 500 Betten das größte Krankenhaus in kommunaler Trägerschaft in Europa. Das Klinikum ist nach dem Prinzip der Fachkliniken organisiert und umfaßt einhundertundzehn Stationen. Am Klinikum sind etwa 2800 Personen im pflegerischen Bereich beschäftigt.

Nachdem der Vorschlag im Team diskutiert worden war, wurde mehrheitlich die Entscheidung getroffen, an der Vorbereitung eines solchen Projektes zu arbeiten. Zu diesem Zweck wurde eine Vorbereitungsgruppe aus schulinternen und externen[1] Expertinnen zusammengestellt. Diese Expertenrunde hatte die Aufgabe, Bedingungen und Strukturen für das Projekt zu durchleuchten. In drei Arbeitssitzungen, die vom EICANOS-Verlag gesponsort wurden, führte die Vorbereitungsrunde diese Aufgabe aus. Am Ende stand eine Rohkonzeption fest, die allen Mitarbeiterinnen und Mitarbeitern des Schulzentrums in zwei eintägigen Veranstaltungen präsentiert wurde. In der Folge dieser Veranstaltungen kam es zu intensiven Diskussionen der Ergebnisse und zum Entschluß, trozt einiger Kritik, dieses Projekt zum Projekt des gesamten Lehrteams zu machen.

Nachdem es in der Vorbereitungsrunde nicht gelungen war, ein Themenraster zu entwickeln, wurden im weiteren Vorgehen, ausgehend von den «Health patterns» nach Gordon (1994), fünfzehn Themenbereiche identifiziert, die zentral für die Ausbildung erschienen. Aus diesen Themen entwickelten sich im weiteren Verlauf des Projektes die «Integrierten Unterrichtseinheiten» wie sie heute vorliegen.

Das gesamte Projekt war prozeßhaft angelegt und ist am ehesten mit dem Ansatz der Aktionsforschung zu erklären. Zum Projektstart lagen fünf «Integrierte Unterrichtseinheiten» vor. Die weiteren «Integrierten Unterrichtseinheiten» wurden parallel zum Ausbildungsverlauf noch entwickelt. Pro Halbjahr beginnen am Schulzentrum drei Klassen mit der Ausbildung. Ab Oktober 1995 wurde jeweils eine dieser drei Paral-

---

[1] Barbara Hobbeling, Bielefeld; Christa Rustler, Regensburg; Jutta Zenz, Ulm

lelklassen mit «Integrierten Unterrichtseinheiten» ausgebildet. Die Erfahrungen mit und die Evaluation nach Beendigung der jeweiligen «Integrierten Unterrichtseinheit», führten zu einer Überarbeitung und Weiterentwicklung dieser Bausteine. Somit sind die «Integrierten Unterrichtseinheiten» wie sie heute vorliegen, in mehreren Klassen erprobt und von LehrerInnen und SchülerInnen evaluiert und bewertet worden.

Ermöglicht wurde das Projekt durch die Unterstützung der Robert Bosch Stiftung. Mit Mitteln der Robert Bosch Stiftung und durch die Unterstützung der Bundesanstalt für Arbeit konnte für die Projektbegleitung eine ABM-Stelle geschaffen werden. Darüber hinaus konnte für LehrerInnen und SchülerInnen Supervision und Balintarbeit finanziert werden. Die Supervision und Balintarbeit, sowohl für die SchülerInnen als auch LehrerInnen erwies sich von unschätzbarem Wert. Vor allem in der letzten Gruppe entwickelten sich im Verlauf des Projektes in unterschiedlichem Ausmaß größere Konflikte, an denen durch die Supervision und Balintarbeit gearbeitet werden konnte. Am Ende der Modellphase des Projektes ist der Ansatz der «Integrierten Unterrichtseinheiten» weitestgehend im Team akzeptiert und wird dort auch als Bereicherung – wenn auch manchmal als Belastung – erlebt. Insgesamt kann das Projekt «Integrierte Unterrichtseinheiten» als Qualitätssicherungs- und Entwicklungsinitiative der Ausbildung am Schulzentrum für Krankenpflegeberufe am Klinikum Nürnberg bezeichnet werden.

An dieser Stelle soll noch etwas ausführlicher auf Schwierigkeiten im Rahmen des Projektes eingegangen werden. Durch den erfahrungsbezogenen Ansatz der «Integrierten Unterrichtseinheiten» wird der Einfluß der Schülerinnen und Schüler auf Unterrichtsinhalte und Gestaltung intensiver. Für viele Lehrerinnen und Lehrer ist dies eine enorme Herausforderung. Es ist schwer «das Ruder aus der Hand zu geben». Unterschiedlichen Vorstellungen und Ansichten über Unterricht zwischen Lehrern und Schülern kann nur noch schwer ausgewichen werden. Im Rahmen der «Integrierten Unterrichtseinheiten» begegnen sich LehrerInnen und SchülerInnen kontinuierlich für einen Zeitraum zwischen einer und drei Wochen. Es entsteht also ein enger Kontakt. In einer solchen Situation werden Konflikte, Unzufriedenheiten oder Enttäuschungen manifest, sie müssen thematisiert werden, soll weiterhin Unterricht möglich sein. Es ist wichtig, diese unterschiedlichen Auffassungen nicht als Unterrichtsstörung, sondern als Lernchance zu begreifen und in das Unterrichtsgeschehen einzubeziehen, ja sie zum Thema des Unterrichts zu machen. Die SchülerInnen sind stärker gefordert, ihre eigenen Erfahrungen – nicht nur mit der praktischen Ausbildung einzubringen. Im Unterricht entsteht dann die Chance, diese komplexen Erfahrungen zu entschlüsseln und Hintergründe zu analysieren. Es verändert sich also die Rolle der LehrerInnen, sie sind nicht mehr in erster Linie Fachfrauen/Fachmänner für ein bestimmtes Thema, sondern eher Moderatoren oder Schaffer von Lernmöglichkeiten.

Die Ausbildung findet nicht im luftleeren Raum statt. Sie ist eingebunden in vielfältige Rahmenbedingungen, z. B. die des Gesetzgebers. Einen Rahmen schaffen auch die beteiligten SchülerInnen und die an der praktischen Ausbildung Beteiligten. Nicht alle – manchmal die Minderheit – war immer voll vom Projekt überzeugt und es gab durchaus die Extreme von Begeisterung und Mißerfolgserwartungen. Gerade im Lehrerteam führten diese Extreme an manchen Stellen zu Zerreißproben. Das Projekt erhielt einen symbolischen Stellenwert für die Frage von Kontinuität oder Reform, für Alt oder Neu, für Unterrichtsschwester/-pfleger oder Lehrer für Pflegeberufe.

Vermutlich war niemand der Beteiligten am Beginn des Projektes klar, welche intensive Herausforderung es darstellen würde. Die LehrerInnen mußten die Bereitschaft aufbringen, sich auf das Abenteuer der «Integrierten Unterrichtseinheiten» mit all seinen Unwägbarkeiten einzulassen. Es mußte ausgehalten werden, sich als Person und als Lehrer in Frage stellen zu lassen, die eigene Berufsbiografie in der Pflege und die Auffassung von sich als LehrerIn mußten formuliert, teilweise auch neu definiert werden. Scheinbar Altbewährtes, Gesichertes wurde überprüft und möglicherweise aufgegeben für Neues aber Unsicheres.

Einen besonderen Stellenwert erhielt vor allem zu Beginn des Projektes das Team-Teaching. Schon in der Vorbereitung der einzelnen Bausteine, waren die LehrerInnen gezwungen – viele zum ersten Mal seit ihrer Ausbildung – sich gemeinsam über Unterrichtsplanung zu unterhalten.

In diesem Rahmen entstanden intensive Diskussionen und es wurden die unterschiedlichen Auffassungen von Pflege und von Unterricht deutlich. Der Unterricht erhielt also eine Öffentlichkeit, die vorher unbekannt war. Wo bisher LehrerInnen Unterrichte in einem beinahe hermetisch geschlossenen Raum veranstalteten, entstand nun Öffentlichkeit. Zusätzlich wurden gewohnte Strukturen von Fachsystematiken und «sinnvollen» Aufgliederungen der einzelnen Fächer, aber auch gewohnte Zeitstrukturen, wie der 90-Minuten-Takt in Frage gestellt.

Das Projekt verlangte von allen Beteiligten ein hohes Maß an Transparenz und gegenseitiger Offenheit. Gegenseitiger Respekt und die Achtung vor der Kompetenz und Individualität des Einzelnen waren unerläßliche Voraussetzungen hierfür. Dies war und ist ein schwieriger Weg, doch hat sich insgesamt durch das Projekt vieles am Schulzentrum bewegt und verändert. In seiner Gesamtheit stellte das Projekt ein zentrales Element der Qualitätssicherung der Ausbildung dar.

Begleitend zum Projekt wurden die einzelnen Bausteine immer wieder von LehrerInnen und SchülerInnen evaluiert. Am Ende der Modellphase erfolgte die Evaluation in den ersten beiden Klassen. Die Ergebnisse dieser Evaluation werden im Forschungsbericht und Möglicherweise in einer weiteren Veröffentlichung vorgestellt. Eine nähere Diskussion der besonderen Aspekte und des pädagogischen und pflegerischen Ansatzes der «Integrierten Unterrichtseinheiten» folgt in den Kapiteln zwei und drei.

Als ein Ergebnis der Expertenrunde wurde eine grafische Darstellung entwickelt, die Pflege verorten und beschreiben soll. Diese Abbildung (Abb. 1.1) finden Sie auf der folgendem Seite.

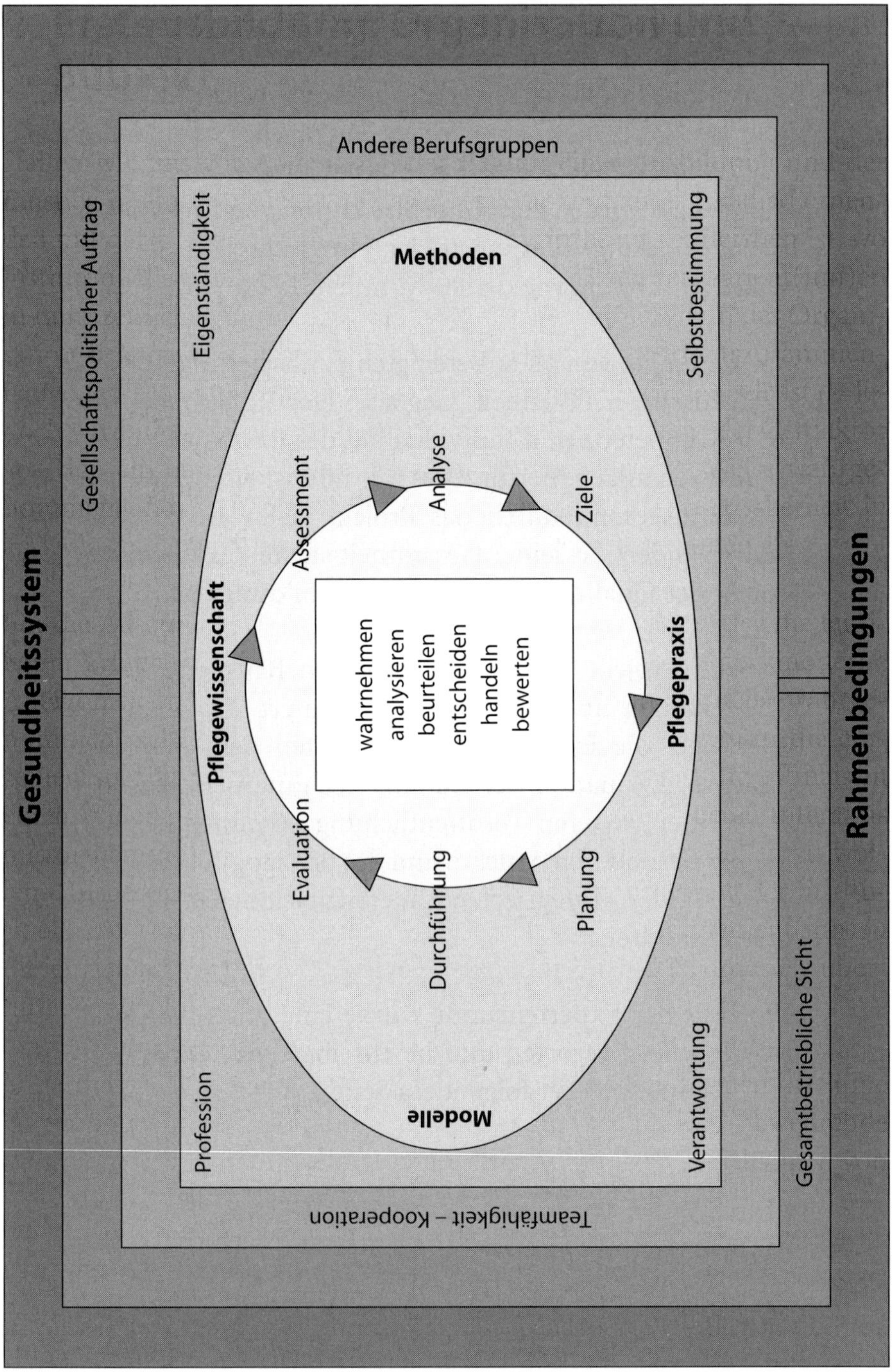
Gesundheitssystem
Gesellschaftspolitischer Auftrag
Andere Berufsgruppen
Eigenständigkeit
Selbstbestimmung
Methoden
Modelle
Pflegewissenschaft
Pflegepraxis
Assessment
Analyse
Ziele
Planung
Durchführung
Evaluation
wahrnehmen
analysieren
beurteilen
entscheiden
handeln
bewerten
Profession
Verantwortung
Teamfähigkeit – Kooperation
Gesamtbetriebliche Sicht
Rahmenbedingungen

Literaturverzeichnis

Althoff R., Groß B. (1993). *Patientenorientierte Form der Krankenpflegeausbildung – Entwicklung und Implementation von Pflegeorientierten Unterrichtseinheiten*, Berlin-Forschung, Berlin.

Althoff R., Moers M. (1990). Analyse der Ausbildungssituation in Berliner Krankenpflegeschulen, Berlin.

Gordon M. (1994). *Nursing Diagnosis: Process and Application*, Mosby, St. Lois.

Wagner F. (1996) «Integrierte Unterrichtseinheiten»: Ein selbstreflexiver Ansatz in der Ausbildung IN: Bundesausschuß der Länderarbeitsgemeinschaft der Lehrerinnen und Lehrer für Pflegeberufe. *Tagungsband* – 6. Bundestagung, Wuppertal.

Kapitel 2

Beate Groß – Michael Fries

Der theoretische Rahmen von integrierten Unterrichtseinheiten

…daß die besondere Person, zu der jede Pflegekraft wird, sich grundsätzlich darauf auswirkt, was der Patient im Verlauf der Pflege aus seiner Erfahrung mit der Krankheit lernt.

(Hildegard E. Peplau)

1. Vorüberlegungen

Verfolgt man die Diskussionen der letzten Jahre um die theoretische und praktische Ausbildung in der Krankenpflege und die damit einhergehenden Professionalisierungsbestrebungen, so stehen Überlegungen im Mittelpunkt des Diskurses, die eine Verschiebung curricularer Schwerpunktsetzung durch die Akzentuierung therapeutisch-pflegerischer Inhalte gegenüber dem bisherigen medizinisch-naturwissenschaftlichem Denken notwendig machen. Die noch ungelösten Probleme des Lerntransfers in die unterschiedlichen Anwendungsfelder der Praxis bestimmen gleichfalls die pädagogisch-didaktische Reflexion.

Das traditionelle, gesellschaftlich vermittelte Berufsbild der Krankenschwester/-pfleger steht in einem Widerspruch zu den veränderten Anforderungen der Praxis sowie den hierfür notwendigen Transformationsprozessen in der Ausbildung – z. B. dem Wandel des Krankheitspanoramas, der Technikspirale medizinischer Diagnostik und den Auswirkungen auf pflegerische Versorgungskonzepte. Im Hinblick auf die hohen Anforderungen nach kommunikativen und reflexiven Fähigkeiten, die schon zu Beginn der Ausbildung an die einzelnen gestellt werden, müssen Fragen nach Konvergenzen bzw. Divergenzen zwischen Bildung und Qualifikation aufgeworfen werden, die sich in dem scheinbaren «Gegensatz von Qualifikationsanforderungen des Arbeitsprozesses und Bildung als Persönlichkeitsentwicklung manifestier[en]»[1].

Die vielschichtigen Anforderungen in der Praxis und die neuen Aufgabenbereiche, die sich herauskristallisieren – bspw. die Verlagerung der pflegerischen Versorgung vom Krankenhaus in den ambulanten Bereich, die Beratung von pflegenden Angehörigen –, implizieren in der beruflichen Ausbildung neue Denkweisen, Deutungsmuster und Handlungskompetenzen, da zunehmend «die Anforderungen der Arbeitswelt in

1 Rauner, Felix: Arbeit und Technik als Gegenstand von Bildung und Bildungsforschung. In: Bremer, Rainer (Hrsg.): Schritte auf dem Weg zu einer gestaltungsorientierten Berufsbildung. Bremen 1997, S. 92.

Anforderungen an die Persönlichkeitsentwicklung umschlagen»[2]. Damit bedarf es nicht nur einer Aktuaklisierung und Neustrukturierung des Berufsbildes sowie seiner Qualifikationsinhalte, sondern Ausbildung hat sich – den individuellen Anforderungen entsprechend – an einer Berufsbiographie und an den jeweiligen gruppenspezifischen Lernmöglichkeiten zu orientieren[3], die in die praktizierte «Lernkultur» einer Institution einmünden.

Neben dem historisch festgeschriebenen Spannungsverhältnis von Theorie = Schule und Praxis = beruflicher Alltag, das sich durch gegenseitige Abgrenzung wechselseitig stabilisiert hat, fordert der sich abzeichnende Paradigmenwechsel in der Pflege auch von der Ausbildung Lösungen, die «die traditionelle sequentielle Vermittlung von Fachwissen (...) und anschließendem betrieblichen Einsatz zum ‹Wiederfinden des Gelernten in der Realität›»[4] aufbrechen und eine Vernetzung der unterschiedlichen Lernorte ermöglichen. Deshalb muß die inhaltliche Ausgestaltung der Tätigkeitsfelder auf einer institutionellen Ebene prospektiv für die praktische und schulische Ausbildung im Sinne eines selbstgesteuerten Lernens pädagogisch mitgedacht werden.

Aus berufssoziologischer Sicht werden die Arbeitsinhalte und die Tätigkeiten in personenbezogenen Dienstleistungsberufen als Emotionsarbeit[5] bzw. Gefühlsarbeit definiert. Die inhaltlichen Besonderheiten des pflegerischen Tätigkeitsfeldes liegen in der ständigen Auseinanderset-

2 Rützel, Josef: Subjektorientierung in der beruflichen Bildung unter den Bedingungen der systemischen Rationalisierung – Näherungen aus der Sicht der kritischen Bildungstheorie. In: Eckert, Manfred; Rützel, Josef (Hrsg.): Didaktische Innovationen: subjektorientierte Lernsituationen gestalten. Alsbach/Bergstraße 1996. S. 20.

3 vgl. hierzu: Dybowski, G.; Haase, P.; Rauner, F. (Hrsg.): Berufliche Bildung und betriebliche Organisationsentwicklung. Bremen 1993.

4 Bauer, H. G.; Böhle, F.; Brater, M.; Munz, C.; Pfeiffer, S.; Woicke, P.: Modellversuch – Ausbildung der Kompetenzen für erfahrungsgeleitetes Arbeiten in der chemischen Industrie. 1. Zwischenbericht, München 1997, S. 5.

5 Dunkel, Wolfgang: Emotionsarbeit. Zur Kommerzialisierung von Gefühlen. In: Soziale Welt. 39 Jg., 1. Heft/1988, S. 47–65.

zung und Konfrontation mit körperbezogenen Handlungen, mit Intimität, und existentiellen Themen wie Leben, Tod, Sterben, Leid sowie den damit verbundenen Gefühlsäußerungen. Im psychologischen Sinne beziehen sich die Aufgaben u. a. nicht nur auf ein «richtiges» (Mit)-Fühlen, sondern auch auf den adäquaten Umgang mit Gefühlen als Berufsanforderung; und zwar nicht nur situativ als Momentaufnahme, sondern in unterschiedlichen Zeitdimensionen als Beziehungsprozeß. Damit sind Formen und Techniken als Handlungsregulative zu erlernen, die es den einzelnen Pflegepersonen erlauben, sowohl mit den eigenen gefühlsmäßigen Reaktionen auf spezifische Erlebnisse und Erfahrungen in der Arbeitswelt angemessen umzugehen als auch auf die Gefühle anderer reagieren zu können.

Die unterschiedlichen Dimensionen pflegerischen Handelns in Kommunikationszusammenhängen beinhalten, daß sich die Auszubildenden im Unterricht nicht nur die fachlichen Inhalte und Fertigkeiten anzueignen haben, sondern daß auch der Umgang mit der Vielschichtigkeit der jeweiligen Handlungssituationen und -zusammenhänge vor dem Hintergrund der eigenen Erfahrungen und Wertvorstellungen verdeutlicht werden muß.

Da Ausbildungs- und Arbeitsprozesse, Lehren und Lernen, in unterschiedlichen organisatorischen Bedingungsfeldern von Schule einerseits und Stationen andererseits eingebettet sind, wird Lehren und Lernen von diesen nicht nur mitbestimmt und beeinflußt, sondern sie implizieren sowohl eine zeitliche als auch eine sozial hierarchische Differenzierung und Segmentierung.[6] Die schulischen Vorgaben lassen den Auszubildenden zum Beispiel wenig Wahlfreiheit im Hinblick auf Lehrkräfte, Klassengemeinschaften und curriculare Inhalte, was sich

6 Geißler, Harald: Einleitung – Annäherungen an eine integrale Theorie individuellen, organisationalen und gesellschaftlichen Arbeitens, Lernens und Organisierens. In: Geißler, Harald (Hrsg.): Arbeit, Lernen und Organisation. Weinheim 1996, S. 7.

in Motivation und Offenheit bzw. Desinteresse der Auszubildenden gegenüber dem Unterricht und den Dozent(inn)en äußert.

Als berufliches Selbstverständnis soll professionell pflegerisches Handeln den Ansprüchen einer an dem Individuum orientierten Versorgung im Kontext der jeweiligen interaktionellen Situationsspezifik gerecht werden. Die Interpretation dieser «multiplen Wirklichkeiten» gilt es für die Auszubildenden im Unterricht vorzudenken und zu erlernen, um den Lerntransfer in die jeweiligen Praxisfelder flexibler umsetzen zu können und um die jeweiligen szenischen Arrangements im Berufsalltag auch reflektiert mitzugestalten.

Der Perspektivenwechsel und die Umbrüche der Versorgungsanforderungen in der Pflege haben Rückwirkungen auf die Ausbildungsanforderungen und machen eine integral zusammenschließende Theorie der drei Aspekte von individuellem, organisationalem und gesellschaftlichem Arbeiten, Lernen und Organisieren notwendig.[7] Die konkreten Interaktionssituationen zwischen Patient(inn)en und Pflegepersonen oder innerhalb unterschiedlicher Teamkonstellationen werden damit durch ein sowohl objektivierendes als auch ein subjektivierendes Handeln gestaltet.

2. Was sind integrierte Unterrichtseinheiten?

In den vergangenen Jahren wurde an vielen Krankenpflegeschulen anhand von themenzentrierten Unterrichtseinheiten ein Curriculum entwickelt, das sich – besonders häufig von einem Krankheitsbild bzw. von einer Lebensaktivität ausgehend – um eine Zusammenlegung der verschiedenen Fächer bemüht. Bekanntestes Beispiel im deutschsprachigen Raum ist hierfür das Hessische Curriculum (1990/1991), in

[7] Ebd. S. 9.

dem die gesamte Ausbildung in themenzentierte an den ATL's (Aktivitäten des täglichen Lebens) orientierten Unterrichtseinheiten angeboten wird.
Da unsere Überlegungen auch darauf abzielen, daß «die zentrale Aufgabe der Erstausbildung nicht ‹in der Sorge um den Patienten›, die die Aufgabe des Pflegedienstes ist, sondern in der allmählichen Entwicklung jeder einzelnen Pflegekraft als einer Person, die Patienten hilfreich beizustehen wünscht»[8] besteht, müssen curriculare und didaktisch-methodische Konzepte dieses Ziel und die dafür notwendigen (Frei)-Räume und Angebote nicht nur als Anspruch, sondern transparent und praxisbezogen darstellen.

Integrierte Unterrichtseinheiten (im folgenden Text abgekürzt IUE) sind Unterrichtsbausteine von jeweils mehreren Tagen (bis zu drei Wochen) Dauer, die zu bestimmten Themenkomplexen und aufeinander aufbauend den Ausbildungsprozeß strukturieren. Die IUE's versuchen, im Unterschied zu den oben genannten themenzentrierten Unterrichtseinheiten, einem umfassenderen Verständnis von Integration Rechnung zu tragen und beschränken sich dabei nicht nur auf eine Verknüpfung verschiedener Ausbildungsfächer.

Ausgangspunkt für eine IUE ist nicht ein Krankheitsbild oder eine Lebensaktivität, sondern ein für den beruflichen Alltag der Pflege bedeutendes Thema, welches insbesondere die psychosozialen Aspekte der Krankheit bzw. deren Auswirkungen für die Patient(inn)en in den Vordergrund rückt. Da unserer Ansicht nach die Bedeutung der psychosozialen Aspekte der Erkrankung auch bzw. gerade für die Patient(inn)en-Pflegeperson-Interaktion zentral ist, gilt es im Unterrichtsgeschehen «die Bedeutung der Persönlichkeit der Pflegekraft in den interpersonalen Beziehungen in Pflegesituationen zu erkennen»[9]. Deshalb wird im Unterricht verstärkt den Beziehungskonstellationen Aufmerksamkeit

[8] Peplau, H. E.: Interpersonale Beziehungen in der Pflege. Basel/Eberswalde 1995, S. 16.

[9] Ebd. S. 17.

geschenkt, da die Auszubildenden das Unterrichtsgeschehen als Erfahrungsraum für die Reflexion ihrer eigenen Verhaltensmuster, Werte, Vorstellungen und Reaktionen ansehen und nutzen müssen.

Durch die Konzentration auf ein bestimmtes Thema (zum Beispiel Angst) wird durch eine IUE eine neue Qualität an Integration möglich. Bilden die oben beschriebenen themenzentrierten Unterrichtseinheiten durch die Integration von Fächern bereits eine zweidimensionale Fläche, so entsteht bei einer IUE nun durch die vertiefte Behandlung des Themas eine dritte quasi räumliche Dimension – z. B. die Relevanz von Angst für den individuellen Krankheitsverlauf, Äußerungsformen von Angst in den unterschiedlichen Interaktionen zwischen der Individualität der Pflegepersonen und der der Patient(inn)en oder die Auswirkungen der institutionellen Bedingungen und Erwartungen auf das Krankheitsverhalten der Patient(inn)en. Die unterschiedlichen Interaktionszusammenhänge können dann «szenisch» verstanden und reflektiert werden.

Sowohl das Curriculum als auch die einzelnen IUE beschränken sich deshalb nicht nur auf didaktisch-methodische Überlegungen hinsichtlich eines berufspädagogischen (Selbst)Verständnisses im Sinne einer Fachdidaktik. Das Lehren und Lernen wird sowohl in der gruppendynamischen und institutionellen Verwobenheit als auch im Hinblick auf die individuelle Persönlichkeitsförderung innerhalb des Unterrichtsgeschehens gesehen.

Um den theoretischen Rahmen der integrierten Unterrichtseinheiten erfassen zu können, soll auf die Bedeutung von Gruppenzusammenhängen im Hinblick auf eine Handlungsorientierung und den Erwerb von Schlüsselqualifikationen im Unterricht näher eingegangen werden.

3. Die Bedeutung von Gruppen für das Lehren und Lernen

Unterrichten und Lernen ist auch innerhalb der schulischen Ausbildung auf den unterschiedlichen Ebenen von Individuum, Gruppe und Organisation zu verorten. Dabei geht es bereits im Unterricht neben der Aneignung und Erweiterung von (Fach)Wissen sowie funktionalen Handlungskompetenzen, um die unterschiedlichen Kommunikationszusammenhänge unter dem Blickwinkel von emotionalen Erfahrungen, die sich in einer Dialektik von Lehren und Lernen gestalten und die sich auf die Lernmotivation der einzelnen und die Lernsituation in ihrer Gesamtheit auswirken. Diese Beziehungs- bzw. Gruppendynamiken werden zusätzlich von vielfältigen institutionellen Strukturen und Anforderungen gesteuert. Die subjektiv erlebten Bedingungen intendieren eine Verhaltenssteuerung sowohl bei den einzelnen als auch bei Gruppen.

Für die einzelnen vollzieht sich die Wissensaneignung vor dem Hintergrund der bisherigen Erfahrungsstrukturen, die sich aus den jeweiligen Sozialisationsprozessen entwickelt haben. Das heißt, daß jede/jeder aus den eigenen Erfahrungen heraus bereits eine Selbstdefinition und Projektionen, bezogen auf die Ausbildung, die zwischenmenschlichen Beziehungen sowie auf die Situations- und Steuerungserwartungen von seiten der Organisation praktiziert.[10] So gesehen sind es die subjektiven Konstruktionen, die – oftmals «unter der Hand» – dem jeweiligen Handeln einen Sinn geben. Lernen basiert somit auf einer je individuellen Leistung, die sich an den gewonnenen Regeln und Erfahrungen der einzelnen ausrichtet, und die konkrete Umsetzung des Fachwissens in die Praxis, als Lerntransfer verstanden, ermöglicht bzw. behindert.

---

[10] Schmidt, Jochen: Die Umwelt von Gruppen: Institutionen als Verhaltenssteuerung. In: Gruppenpsychother. Gruppendynamik. 1982, Heft 17, S. 298–308.

Im Unterricht müssen sich die Auszubildenden jedoch nicht nur mit fachbezogenen Inhalten auseinandersetzen und die Komplexität pflegerischer Handlungszusammenhänge verstehen lernen, sondern das Lehren und Lernen findet gleichzeitig auch in einer Undurchsichtigkeit gruppen-spezifischer Dynamiken statt. Da die Initiierung von Lernprozessen in der Schule immer in Gruppen eingeleitet wird, muß die Bedeutung der unterschiedlichen Unterrichts- bzw. Gruppendynamiken ebenfalls in den Blickpunkt kritischer und reflektierter pädagogischer Überlegungen gerückt werden. Die Beziehungsmuster spielen sich nicht nur in einer dyadischen Kommunikation zwischen einzelnen Auszubildenden bzw. Auszubildende(m) und Lehrer/in, sondern auch zwischen möglichen Subgruppen untereinander oder zwischen Dozent/in und Gruppe(n). Im Verlauf einer Unterrichtseinheit verlagern sich die Schwerpunkte zwischen den einzelnen Interaktionskonstellationen ständig.

In diesen Gruppenzusammenhängen – Klassengemeinschaften – wird die Motivation für das Lernen gelegt, die bei den Auszubildenden berufsspezifische Handlungskompetenzen einleiten sollen. Betrachten wir eine Klassengemeinschaft als eine soziale Gruppe, so bietet diese den Auszubildenden soziale Lernmechanismen, die sich als grundlegende Formen sozialer Interaktionen, «als Formen des argumentativen Dialogs rekonstruieren lassen»[11]. Die Gruppe ist damit nicht nur Bedingungsfaktor, sondern Unterricht gestaltet sich als Gruppenprozeß. Von daher findet zugleich das Lernen einer Gruppe und das Lernen in einer Gruppe statt. Inwieweit eine Gruppe das Lernen des einzelnen fördert bzw. behindert, wird von vielfältigen Faktoren und dem situativen Unterrichtsgeschehen mitbestimmt. Dabei entsteht fast zwangsläufig ein Spannungsverhältnis zwischen Subjektivität und gruppenorientiertem Arbeiten. Innerhalb dieser Auseinandersetzungsprozesse werden die bewußten/unbewußten «Normen», Regeln, Rituale und Interaktionsstrukturen einer Gruppe ausgehandelt.

---

[11] Miller, Max: Kollektive Lernprozesse. Studien zur Grundlegung einer soziologischen Lerntheorie. Frankfurt am Main 1986, S. 210.

Dies führt sowohl im Unterricht als auch in dem beruflichen Alltag – dort findet Lernen ebenfalls in unterschiedlichsten Teamkonstellationen und Stationsdynamiken statt – zu dem kaum aufhebbaren Widerspruch von größtmöglicher und notwendiger Autonomie des Subjekts und dessen Fremdbestimmung in Lern- und Arbeitsprozessen.

Die Qualität der Gruppe als Ganzes sowie die Lernbereitschaft und Lernfähigkeit der einzelnen bedingen sich somit gegenseitig, was wiederum Auswirkungen auf die Entwicklung einer potentiellen beruflichen Identität hat, auf die Auseinandersetzungsfähigkeit und Konfliktfähigkeit aber auch auf die Konsensfähigkeit der einzelnen sowohl innerhalb schulischer Dynamiken als auch in dem beruflichen Alltag mit Kolleg(inn)en und Patient(inn)en.

Betrachten wir diese unterschiedlichen Einfluß- und Störfaktoren, so kann konstatiert werden, daß das komplexe Gesamtunterrichtsgeschehen lediglich ein Wissens- und Handlungspotential für den einzelnen zur Verfügung stellen kann, «das in Abhängigkeit von den vorgängigen Erfahrungen der Rezipienten zur Erweiterung von Handlungskompetenzen führt oder aber folgenlos versiegt»[12].

4. Handlungsorientierung und das Erlernen von Schlüsselqualifikationen

Didaktische Überlegungen zur Frage des handlungsorientierten Unterrichts beziehen sich zumeist auf die kognitive Seite einer systematischen Aneignung von Inhalten und Techniken, die das Verhältnis von Hand- und Kopfarbeit als eine den Lernprozessen begleitende dynamische

[12] Euler, Dieter: Theoretische Fundierungen von Transferprozessen. In: Twardy, M. (Hrsg.): Modellversuchsforschung als Berufsbildungsforschung. Köln 1995, S. 225–252.

Wechselwirkung ansehen[13], wodurch wiederum eine ganzheitliche Sichtweise im Unterricht gewährt werden soll. Im Unterricht werden Lehr-Lernarrangements implementiert, die «authentische, simulierte und/ oder symbolisch repräsentierte Arbeitshandlungen ermöglichen»[14].

Schwierigkeiten zwischen schulischem Lernarrangement und praktischem Vollzug in der beruflichen Realität zeichnen sich für die Auszubildenden dort ab, wo die Patient(inn)en im Unterricht lediglich als imaginäre Dritte symbolisch in das Lerngeschehen einbezogen werden können. Die Auszubildenden müssen eine Vorstellung, ein inneres Bild von einem Menschen entwickeln, den sie in seiner Eigenheit nicht kennen, um das, was sie gerade lernen, in der Praxis wiederfinden zu können. Da aber selbst einfache Handlungsabläufe im Krankenhaus immer in komplexen Kommunikationszusammenhängen eingebettet sind und die Individualität der Patient(inn)en affektive Reaktionen bei den Auszubildenden selbst auslöst, gestaltet sich Praxis gegenüber den schulischen Lernarrangements vielfältiger, widersprüchlicher und intransparent. Damit ist «zwischen intentionalem (gezieltem, geplantem) und funktionalem (beiläufigem, ungesteuertem) Lernen eine kategorische Grenzlinie»[15] zu ziehen.

Im Kontext der Auseinandersetzung um Schlüsselqualifikationen kann von einer kaum überschaubaren Vielzahl an Begrifflichkeiten mit unterschiedlichsten Bedeutungsinhalten und normativen Ausrichtungen gesprochen werden, bei der eher der Interpretationsreichtum im Vordergrund steht, als daß eine analytische Präzisierung zu einer Klärung beiträgt.

---

13 Vgl. Jank, Werner; Meyer, Hilbert: Didaktische Modelle. Frankfurt am Main 1991, S. 355 ff.

14 Czycholl, Reinhard; Ebner, Hermann G.;: Handlungsorientierung in der Berufsbildung. In: Arnold, R.; Lipsmeier, A. (Hrsg.): Handbuch der Berufsbildung. Opladen 1995, S. 40.

15 Neuberger, Oswald: Personalentwicklung. Stuttgart 1994, S. 163.

Im Gegensatz zu dem Erlernen von Techniken und Fertigkeiten durch eine Handlungsorientierung gestaltet sich der Erwerb von sogenannten Schlüsselqualifikationen im Unterricht uneindeutiger. Die als übergeordnet bezeichneten Kompetenzen (fachliche, sozial-kommunikative, methodische und personale Kompetenzen) strukturieren und ermöglichen ein erfahrungsgeleitetes Arbeiten.

Ausgehend von dem oben Skizzierten kann das im Unterricht erworbene Wissen auf der Handlungs- und Inhaltsebene nicht so ohne weiteres in die Praxis übertragen bzw. erkannt werden. «Transferierbar sind lediglich die subjektgebundenen Voraussetzungen für erfahrungsgeleitetes Handeln – im Sinn von Schlüsselqualifikationen – sowie die subjektiven Strategien des Erfahrungserwerbs.» [16]

Der Erwerb von Schlüsselqualifikationen muß deshalb, bezogen auf das Unterrichtsgeschehen und die Unterrichtsdynamik zielgerichteter gestaltet, reflektiert und analysiert werden. Dieses reflexive Lernen bezieht sich sowohl auf die Inhalte, als auch auf die Einstellung und die Reaktionen der einzelnen in der Gruppe, in denen sich Normen, Werte und Interessen als ethische Begründung widerspiegeln. Reflexives Lernen im Unterricht ist als eine Lernhaltung anzusehen, die Lernprozesse überprüft und transzendiert.

Intransparenz und Widersprüchlichkeit der Praxis können im Unterricht deshalb lediglich unter dem Gesichtspunkt der Unwägbarkeiten hinsichtlich der jeweiligen thematischen Schwerpunkte berücksichtigt werden, die sich nach internen und externen Einflußfaktoren analysieren lassen.

Da bisher kaum eine Unterscheidung zwischen Alltagskompetenzen – als soziales Handeln verstanden, das jede/r sich im Laufe ihrer/seiner Sozialisation angeeignet hat und praktiziert – und der Ausdifferenzierung der im Kontext des professionellen Handeln notwendigen Sozialkompetenzen getroffen wurde, bleiben die inhaltlichen Darstellungen

[16] Bauer, H. G. et al.: a. a. O. S. 9.

zum Beispiel von Schlüsselqualifikationen eher plakativ.[17] Alltagspraktische Kommunikation gewährleistet durchaus die Sicherstellung von Interaktionen «im Horizont der sozialen Situation»[18] im Unterricht. Da Gruppen eine gemeinsame Gruppenaffektivität und damit auch Abwehrformen – als interpersonelle Abwehr – ausbilden, die auch aus den individuell erlebten «Zumutungen» und Überforderungen resultieren und sich in vielfältigen Reaktionen darstellen, gilt es, diese im Unterricht bewußt zu berücksichtigen, um Kompetenzen wie zum Beispiel Wahrnehmungs- bzw. Konfliktfähigkeit zu schulen. Im Sinne von Bauer et. al. ist es die Ausbildung dieser subjektgebundenen Fähigkeiten, die den Auszubildenden in der Praxis adäquate Reaktionen auf die vielfältigen Bedingungen ermöglicht.

Eine Sensibilisierung für Phänomene wie zum Beispiel Angst und Angstverhalten im Unterricht kann deshalb nicht nur durch eine kognitive Darstellung verbal thematisiert werden, die in Verhaltensregeln einmündet. Vielmehr dürfen auf die Gruppendynamik bezogen, die Gruppenthemen, Konflikte und die unvorhergesehenen Reaktionen im Unterricht, die sich durch die Themenbearbeitung ergeben, nicht wegrationalisiert bzw. als störend übersehen werden, sondern sie müssen aufgegriffen und hinsichtlich ihres Bedeutungsgehaltes reflektiert und verstanden werden. Das Einbeziehen und Thematisieren dieser Dynamiken ermöglicht den einzelnen im Unterricht die Auseinandersetzung mit anderen vor dem Hintergrund der eigenen Erfahrungen, Werte und Vorstellungen; damit wird die Wechselbeziehung von Unterrichtsthema und Gruppenreaktion berücksichtigt. Unterricht, Lehren und Lernen ist dann als soziales und reflektiertes Handeln zu interpretieren.

---

17 Oelke, Uta: Schlüsselqualifikationen als Bildungsziele für Pflegende. In: Pflege Pädagogik 2. Heft 1998, S. 42–46.

18 Leithäuser, Thomas; Volmerg, Birgit: Die Entwicklung einer empirischen Forschungsperspektive aus der Theorie des Alltagsbewußtseins. In: Leithäuser, Thomas, Volmerg, Birgit; Salje, Gunther; Volmerg, Ute; Wutka, Bernhard: Entwurf zu einer Empirie des Alltagsbewußtseins. Frankfurt am Main 1981, S. 53.

In den jeweiligen Lernsituationen eines Gruppengeschehens gilt es demzufolge, subjektive Handlungspotentiale und Einstellungen mit den objektiven Handlungsanforderungen zu verknüpfen. Weder können Lernchancen noch Lernprozesse nur von den objektiven Gegebenheiten (Inhalte) noch von den subjektiven Potentialen der einzelnen Auszubildenden her beliebig initiiert werden. Sie stehen in einem dialektischen Verhältnis zueinander.

Die Gruppe steuert diese Lernprozesse mehr oder weniger bewußt. Darüber hinaus geht es darum, daß im Unterricht vermehrt die Komplexität pflegerischer Situationspezifik im Sinne ihrer affektiven Bedeutung, die von der Individualität der Patient(inn)en und der Pflegepersonen als Beziehungsdynamik geprägt ist, berücksichtigt wird und Lernsituationen diesen Anforderungen entsprechend gestalten werden.

Die Eigenheit einer Beziehungsdynamik – zum Beispiel zwischen den Auszubildenden – kann im Unterricht durch Lernmethoden, die kreativitätsfördernd und offen sind, nachvollzogen werden. Als ein wichtiges Thema wäre zum Beispiel die Nähe-Distanz-Problematik, die auch für die einzelnen Beziehungen innerhalb der Klassengemeinschaft eine Bedeutung hat, zu nennen. Können die Auszubildenden ihre individuellen Erfahrungen und Reaktionen im Unterricht bewußter verstehen und lernen, diese eigenverantwortlich zu steuern, werden sie zunehmend in die Lage versetzt, diese Kompetenzen zielgerichtet in das jeweilige Praxisfeld einzubringen.

5. Curriculum: Eine IUE ist mehr als nur die Integration verschiedener Fächergebiete

Unter dem Blickwinkel der Persönlichkeitsentwicklung, der sowohl die unterschiedlichen Problemlagen der Interaktionszusammenhänge zwischen Pflegeperson und Patient(inn)en als auch die unterschiedlichen Teamdynamiken in der Praxis auf einer reflexiven Ebene einbezieht, spielen innerhalb des Ausbildungskonzeptes deshalb Angebote der beruflichen Selbsterfahrung (in der ersten Hälfte der Ausbildung) und der Balintgruppenarbeit (daran anschließend) eine zentrale Rolle.

Beides ist fester Bestandteil der Ausbildung und erscheint uns, nimmt man den Anspruch einer Patientenorientierung und einer Persönlichkeitsentwicklung der Auszubildenden ernst, als unverzichtbare Elemente zur Erlangung einer entsprechenden beruflichen Kompetenz. (Diese Aspekte werden in einem anderen Beitrag inhaltlich entfaltet). Das Lehren und Lernen anhand von integrierten Unterrichtseinheiten berücksichtigt zum einen die unterschiedlichen Aspekte des Individuellen und der Gruppenzusammenhänge der Teilnehmer(inn)en, zum anderen wird eine Verknüpfung unterschiedlicher Inhalte hergestellt, die den einzelnen eine größere Sicherheit bei der Gestaltung des Lerntransfers in die Praxis bieten sollen.

Projekte, die den Abschluß der jeweiligen Unterrichtseinheiten darstellen, werden in der Praxis erprobt. Diese Projekte sind als ein wichtiger Schritt hin zu einer Lernortkooperation anzusehen. Die individuellen Erfahrungen in und mit der Praxis hinsichtlich der Projektarbeit fließen wieder in den Unterricht zurück, werden reflektiert und können als Brücke zwischen Schule und Praxis verstanden werden.

Um die Bedeutung der Individualität der Pflegepersonen zu unterstreichen, werden auf einer übergeordneten Ebene die IUE's zu Beginn der Ausbildung unter folgenden Gesichtspunkten strukturiert:

Die ersten integrierten Einheiten befassen sich intensiv mit der Fragestellung, die die Auszubildenden zu Beginn an sich selbst stellen müssen:

- «Wer bin ich und welche Erfahrungen habe ich bisher mit Krankheit und der Organisation ‹Krankenhaus› gemacht?».

Als weitere Schwerpunkte befassen sich darauf aufbauend die nächsten Einheiten mit den Themen:

- «Wie bin ich in der Auseinandersetzung mit anderen fremden Menschen?»
- «Wer und wie bin ich in der Konfrontation mit pflegebedürftigen, abhängigen Menschen?»

Weitere Themen werden zu einem späteren Zeitpunkt im Kontext institutioneller und organisatorischer Zusammenhänge aufgeworfen, z. B.:

- «Wie definiere ich meine Rolle und was sind meine zukünftigen Aufgaben(felder)?»

Wie zu Beginn schon angesprochen, sollen in den IUE vertiefend und möglichst umfassend spezielle Problematiken erhellt werden, die für die Inhalte des beruflichen Alltags von grundlegender Bedeutung sind. Die integrierten Unterrichtseinheiten orientieren sich an einer holistischen Betrachtung des Unterrichtsgegenstandes und der Unterrichtsdynamiken durch eine multiperspektivische Sichtweise.

Ein Beispiel mag dies verdeutlichen:

Zum besseren Verständnis wird auf die im deutschsprachigen Raum gut eingeführten Lebensaktivitäten (LA) Bezug genommen und der Ansatz einer IUE vermittelt.

Die «LA Atmen», als themenzentrierte Unterrichtseinheit angeboten, umfaßt Fachgebiete wie Anatomie, Krankheitlehre, Krankenpflege und Atemgymnastik. In der Regel werden die einzelnen Fachgebiete vom entsprechenden Dozent(inn)en angeboten.

Vor dem Hintergrund des Verständnisses von integrierten Unterichtseinheiten heißt dann das Thema zum Beispiel «Atmen und Angst». Damit sollen der pflegerische, der psychologische und psychosomatische Aspekt des Themas vernetzt angeboten und so eine andere inhaltliche Akzentuierung vollzogen werden. Mit dieser Vernetzung wird zum einen das Ineinandergreifen der psychosozialen und somatischen Aspekte dargelegt. Zum anderen wird gleichzeitig die für die Betreuungssituation wichtige therapeutisch-pflegerische Handlung und Haltung der Pflegeperson, die die Interaktion mitgestaltet, thematisiert.

Die intensive Beschäftigung mit den unterschiedlichen Aspekten macht es möglich, daß durch einen prozeßgesteuerten Unterricht und durch reflexives Lernen die Eigenerfahrungen der Auszubildenden mit einbezogen und analysiert werden.

Innerhalb des Unterrichtsgeschehens erhält das Thema «Angst» aus psychosozialer Sicht einen besonderen Stellenwert. Da Angst sich als ein übergeordneter Einflußfaktor, als ein lebenswichtiges Phänomen und Gefühl in vielfältigen Situationen nur individuell begreifen läßt, kann die Frage nach der eigenen Angsterfahrung an die Auszubildenden gestellt werden. Welche Angstphänomene (er)kennen die einzelnen an sich selbst, welche Erfahrungen haben sie bisher mit der Angst anderer gemacht und welche Verhaltensweisen haben sie an sich selbst wahrgenommen?

Im Unterricht betrachten die Auszubildenden für sich selbst besonders angstauslösende Situationen – zum Beispiel erster Einsatz auf einer Station, erster Tag auf einer neuen Station, ein Pflegefehler ist unterlaufen sowie die Fragestellung: Welche Pflegesituationen lösen bei den einzelnen welche Ängste aus, oder auch Erfahrungen außerhalb der Pflegeausbildung. Die Auszubildenden setzen sich in der Nachträglichkeit mit ihren Gefühlen auseinander und arbeiten Möglichkeiten einer Bewältigung aus.

Um die unterschiedlichen Angstreaktionen und -äußerungen der Patient-(inn)en in den spezifischen pflegerischen Situationen erkennen können, müssen die einzelnen ihre eigenen Ängste wahrnehmen, damit sie zwischen eigenen und den Ausdrucksformen anderer unterscheiden lernen. Eine weitere Fragestellung kann dann aufgeworfen werden: Wie können diese Gefühle der Angst sich auf die Atmung bei einem kranken im Unterschied zu einem gesunden Menschen auswirken. Besonderes Augenmerk wird auf Angsterfahrungen und die damit verbundenen, individuellen Bewältigungsmöglichkeiten – Copingverhalten – gelegt.

Die unterschiedlichen Angstphänomene und die eigenen Erfahrungen werden mit der Darstellung der psychosomatischen Situation der Patientin/des Patienten verknüpft. Dadurch wird den Auszubildenden ermöglicht, eine Differenzierung, bezogen auf Angstphänomene und Angstbewältigung als rollen-, krankheits- oder persönlichkeitsgebundenes Verhalten herauszuarbeiten und unterscheiden zu lernen.

Die Sensibilisierung im Unterricht hinsichtlich eigener Erfahrungen und Vorstellungen sowie die reflektierte Auseinandersetzung mit anderen Gruppenteilnehmer(inne)n und einem Thema wie «Angst», ermöglicht das Erkennen unterschiedlicher Standpunkte und Reaktionen darauf. Mit diesen inneren Bildern der Vielfältigkeit werden die Auszubildenden für die Individualität der Patient(inn)en und deren spezifische Verhaltensweisen sensibilisiert. Damit werden sie im Unterricht in die Lage versetzt, ihre eigenen Erfahrungen und Reaktionen mit denen anderer Auszubildender – als ein Interaktionsgeschehen – emotional zu verknüpfen. Die unterschiedlichen Äußerungen und Darstellungen schaffen für die einzelnen eine Basis, die es ihnen erlaubt, sich auf die Unwägbarkeiten, die Vielfältigkeit und die nicht planbaren Situationen in der Praxis emotional einlassen zu können.

Das Konzept der integrierten Unterrichtseinheiten mit den didaktisch-methodischen Schritten, das die Verknüpfung der unterschiedlichen inhaltlichen Ebenen mit den spezifisch individuellen und gruppalen Dynamiken gewährleistet, ermöglicht den Lehrer(inne)n und Dozent(inn)en im Unterricht je nach Situation – wie unter einem Mikroskop – entweder die Individualität der einzelnen, die Gruppendynamik oder die inhaltlichen Themen in den Vordergrund zu rücken und zu fokussieren.
Der Anspruch, fächerintegrativ zu lehren und zu lernen, setzt nicht nur vielfältige Lehr-/Lernmethoden voraus, sondern fordert zwangsläufig eine veränderte Haltung den Auszubildenden gegenüber.

Ein verändertes Ausbildungs- und Unterrichtskonzept beinhaltet ebenfalls ein anderes Rollenverständnis der Lehrer(inn)en. Analog hierzu werden neue, vernetzte Wege in einer gemeinsamen Unterrichtsvorbereitung und -konzeptionierung mit Fremddozent(inn)en und/oder Kolleg(inn)en beschritten.

Kapitel 3

Beate Groß

Selbst-Erfahrung und die Erfahrungen des Lernens

*Auf befremdliche Weise ist der Fremde in uns selbst:
Er ist die verborgene Seite in unser Identität, der Raum,
der unsere Bleibe zunichte macht, die Zeit, in der das
Einverständnis und die Sympathie zugrunde gehen.*

(Julia Kristeva: Fremde sind wir uns selbst)

*Ohne Zweifel dienen die individuellen Strukturen,
die durch die Institutionen geschaffen worden sind,
der Erhaltung eben dieser Institutionen.*

(Otto Fenichel: Psychoanalytische Neurosenlehre)

1. Vorbemerkungen

In der pflegewissenschaftlichen Bedeutungslandschaft werden vielfältige Forschungsschwerpunkte gesetzt, die z. B. die Subjektivität der Patient(inn)en mit und in ihren sozialen Gefügen sowie Erlebniszusammenhängen in den Mittelpunkt pflegerischer Theoreme stellen. Dabei kann eine deduktive Schlagseite gegenüber den multiplen Wirklichkeiten und der Praxisrealität nicht übersehen werden. So wird im Kontext der Pflegebeziehung kaum die Frage aufgeworfen – hier die Perspektive auf die Auszubildenden gerichtet –, wie sich die täglichen Erfahrungen mit den Patient(inn)en und Kolleg(inn)en zu einem Erfahrungswissen konstellieren und wie dabei organisationale Zwänge gleichzeitig die Individualität der Lernenden in der Ausbildung steuern.

Das Forschungsinteresse an der praktischen Ausbildung, an den Lernbedingungen und -prozessen, an dem Lernort sowie an der Fragestellung: «Was kann im Hinblick auf die unterschiedlichen Organisations- und Beziehungsdynamiken, wo Lernen und Arbeiten zusammenfallen, wie gelernt werden», ist – gegenüber der schulischen Erstausbildung – zur Zeit eher als marginal zu bezeichnen.

Um die Bedeutung der individuellen Erfahrungen im Arbeitsalltag für die Lernprozesse der einzelnen innerhalb des Ausbildungssystems hervorzuheben, werde ich Überlegungen aufwerfen, die sich sowohl auf die Einflußfaktoren institutioneller Dynamiken beziehen, als auch die spezifischen Erfahrungen innerhalb der pflegerischen Beziehungen kennzeichnen. Vor diesem Hintergrund erhält «Lernen durch Erfahrungen» eine zentrale Bedeutung. Damit soll gleichzeitig ein tieferes Verständnis des Ineinandergreifens von psychischer und institutioneller Dynamik verdeutlicht werden.

2. Erstausbildung: Organisation und Subjekt

Halten wir uns vor Augen, daß der Beginn einer Ausbildung und der Einstieg in ein Praxisfeld wie das eines Krankenhauses für die Lernenden mit der Undurchsichtigkeit eines Labyrinths zu vergleichen ist, wo institutionelle Dynamiken sowie die Arbeit am / mit den Patient(inn)en in raumzeitlichen Dimensionen als fremd erlebt werden. In der Organisation bestimmt nämlich jene Zeitvorstellung die Arbeitszusammenhänge, «die der Optimierung von Arbeitsprozessen dienlich ist»[1]. Jedoch wird in Anleitungs- und Ausbildungssituationen a) der Zeitfaktor von den einzelnen Akteuren auf sehr unterschiedliche Weise wahrgenommen und b) spielen sich emotionales und Erfahrungs-Lernen in anderen zeitlichen und sinnlich-symbolischen Dimensionen ab.

Für die Auszubildenden stellen sich mit Ausbildungsseinstieg die familiären Erfahrungen und die Innenwelt der Organisation als «moderne Antagonismen» dar, die als «individuelle Bruchsituationen» wahrgenommen werden, insofern die Arbeitswelt rsp. die Praxis an die einzelnen spezifische institutionelle Verkehrsformen stellt, die oftmals in einen Widerspruch geraten zu den individuell ausgebildeten Interaktionsformen und den Bedürfnissen, «anderen Menschen helfen zu wollen». Insbesondere dort, wo durch die Überdeterminierung der institutionellen Dynamiken sowie die Konfrontation mit den Patient(inn)en die einzelnen von ihren eigenen Vorstellungen und Phantasien überflutet werden.

Organisationale Regeln, Rituale und Strukturen übernehmen im Sinne einer notwendigen Rationalität zum einen schützend-abwehrende Funktionen sprich: Abwehrmechanismen. Obholzer spricht hier von

---

1 Geissler, Karlheinz A.: Zeit leben – Vom Hasten und Rasten, Arbeiten und Lernen, Leben und Sterben. Weinheim und Berlin 1987, S. 92.

einer «sozialen Haut»[2] als einem sozialen Abwehrsystem, mit der sich Institutionen umgeben. Diese bieten den einzelnen dort Halt bzw. eine Rückzugmöglichkeit, wo Ängste und Überforderung z. B. der Auszubildenden situativ eine Bedeutung erhalten.

Die Komplexität des Alltagsgeschehens verbunden mit einem Nicht-Wissen über die tieferen Zusammenhänge rufen bei den Auszubildenden zwangsläufig Verunsicherung und Abgrenzungsbedürfnisse hervor, die sich wiederum in den unterschiedlichsten individuellen Abwehrformen ausdrücken, jedoch bisher kaum reflektiert werden.
Zum anderen bestimmen organisationale Rahmenbedingungen die Beziehungen und Verkehrsformen sowohl zwischen den Mitarbeiter(inn)en als auch zu bzw. gegenüber den Patient(inn)en, die vielfach als hierarchisch und wenig beeinflußbar erlebt werden. «Institutionelle Imperative pflegen eine gewisse Eigenständigkeit zu haben und oft stärker zu sein als psychische Motive.»[3] Die unterschiedlichen Handlungsprinzipien, die strukturell und organisational vorbestimmt sind, können von den einzelnen nicht so ohne weiteres abgelehnt oder verändert werden. So gesehen impliziert der Kompetenzerwerb, der mit der beruflichen Sozialisation einhergeht, zuallererst eine bewußte Einübung in die organisationalen Verkehrsformen «im Sinne nicht einer Internalisierung, wohl aber der interessengeleiteten Aneignung der nötigen Spielkompetenz»[4]. Mit Blick auf Sozialisierungsprozesse geht es um Dualitäten von Strukturen, da individuelle und organisationale Bestimmungen nicht ohne weiteres kompatibel sind. Weder kann individuelles Handeln gemäß den institutionellen Spielregeln einfach psychologisch gedeutet werden, noch können spezifische organisationale Standards,

---

[2] Obholzer, Anton: Das Unbewußte bei der Arbeit. In: Eisenbach-Stangl, Irmgard; Ertl, Michael (Hrsg.): Unbewußtes in Organisationen. Wien 1997, S. 22.

[3] Otrmann, Günther: Organisation und Psyche. In: Volmerg, Birgit; Leithäuser, Thomas; Neuberger, Oswald; Ortmann, Günther; Siebers, Burkhard: Nach allen Regeln der Kunst – Macht und Geschlecht in Organisationen. Freiburg i. Br. 1995, S. 205.

[4] Ortmann, Günther: Unter der Hand. In: Volmerg, Birgit; Leithäuser, Thomas; Neuberger, Oswald; Ortmann, Günther; Siebers, Burkhard: Nach allen Regeln der Kunst – Macht und Geschlecht in Organisationen. Freiburg i. Br. 1995, S. 263.

Formalisierungen, Hierarchien etc. auf gleichgerichtete Motivationen und Bedürfnisse der Akteure zurückgeführt werden.[5]

Innerhalb des organisationalen Gefüges sehen sich die Auszubildenden in ihren Anfangssituationen mit einem «quasi» Dreieck von Organisation-Team-Patient(inn)en konfrontiert. Innerhalb dieses (Beziehungs)-Rahmens werden sie hineinsozialisiert bzw. von diesem assimiliert. «Assimiliert» insofern die praktische Ausbildung immer den organisationalen Ablaufbedingungen untergeordnet ist und die einzelnen Auszubildenden sich in die unterschiedlichen Teams einzufügen haben, wollen sie sich nicht als Außenseiter erleben. Der organisationale Rahmen hat die einzelnen somit schon gefangengenommen, bevor sie sich mit den Patient(inn)en und deren Problemen konfrontiert sehen.

So gesehen bestimmen Interaktionen und weniger Individuen die Elemente der Organisation: «Erstere, nicht letztere werden durch formale Regeln (mehr oder minder erfolgreich) gesteuert und koordiniert»[6]. Gleichzeitig findet aber auch individuell eine aktive Beteiligung der Auszubildenden statt, da sie sich selbst auch diesem System einfügen und anpassen. Berufliche Sozialisation impliziert damit nicht nur Fremdsozialisation sondern auch Selbstsozialisation.

Durch dem Eintritt in eine Organisation sind die Lernenden während ihrer dreijährigen Ausbildungspraxis nicht nur mit sehr heterogenen organisationalen Strukturen der einzelnen klinischen Bereiche und analog dazu auch mit entsprechenden Aufgabenstellungen konfrontiert, sondern die Arbeitsfelder werden auch von unterschiedlich ausgebildeten Kolleg(inn)en, sprich Persönlichkeiten, vorstrukturiert und bestimmt.

Da die Auszubildenden gleich zu Beginn zu einem reibungslosen, organisationalen Arbeitsablauf beizutragen haben, bedeutet dies für die Lernenden, sich gleichzeitig mit unterschiedlichen Teamkonstellationen und Anleitungspersonen, die zum Teil täglich wechseln, auseinan-

5 Ortmann, Günther: Organisation und Psyche: S. 211.

6 Ebd. S. 210.

dersetzen zu müssen. Angesichts dieser ersten Anpassungsleistungen treten die Patient(inn)en mit ihren Bedürfnissen erst einmal in den Hintergrund.

Im Hinblick auf den Kompetenzerwerb im pflegerischen Alltag, der durch die unterschiedlichsten Beziehungsdynamiken mit den Patient(inn)en und Kolleg(inn)en, durch die Strukturlogik des Aufgaben- und Lernfeldes sowie seinen Unwägbarkeiten gekennzeichnet ist, bedeutet Professionalität im Zusammenhang mit der Vielschichtigkeit pflegerischer Handlungsspezifik: «eine Antwort auf komplexe, instabile, einzigartige und unsichere Situationen zu [er]finden, von denen man selbst ein Teil ist»[7].

In der Erstausbildung geht es damit um die Dialektik der «gesellschaftlichen Formiertheit individueller Subjektivität»[8] im Kontext organisationaler Anforderungen, die die Vermittlung und das Zusammenspiel von Arbeit und Sozialisation kennzeichnet. Darüber hinaus gilt es zu berücksichtigen, daß jede Handlung der Pflegeperson ihr Gegenstück im Handeln der Patient(inn)en zu suchen hat. Die Vielschichtigkeit der Praxis und die verschiedensten Einflüsse auf die Lernprozesse erfordern eher «die Organisation von Spontaneität»[9], eine Anforderung, die angesichts organisationaler und personeller Vorgaben als paradox anzusehen ist.

Damit müssen die unterschiedlichen sozialisatorischen Bedingungen der Praxis sowie ihre Intransparenz, die Interdependenz also von Organisation und Individuum mit ihren nicht-intendierten Folgen, mehr als bisher in den Blickpunkt der inhaltlichen Auseinandersetzung rücken.

---

7 Buchholz, Michael B.: a. a. O. S. 89.

8 Volmerg, Birgit: Verkehrsformen und Interaktionsformen – ein sozialpsychologischer Ansatz zur Vermittlung von Arbeit und Sozialisation. In: Belgrad, J. u. a.: Zur Idee einer psychoanalytischen Sozialforschung. Frankfurt am Main 1987, S. 180 ff.

9 Schülein, Johann August: Selbstbetroffenheit. Giessen 1986, S. 29.

Die Lernprozesse der Auszubildenden sind von einem Zusammenspiel individueller, organisationaler und interpersoneller Einflüsse gezeichnet. Daß die einzelnen hierbei gezwungen werden, widersprüchliche und konfliktträchtige institutionelle Auffassungen, Arbeitsaufträge und Erlebnisse auszuhalten sowie Anpassungsleistungen zu erbringen, gehört ebenfalls dazu. Innerhalb dieses Arbeitsfeldes vollziehen sich die alltäglichen und existentiellen Entscheidungen deshalb oftmals als Balanceakt, wo kaum definitive Lösungen auf die Praxisfragen und -konflikte existieren können, was aber eher verleugnet wird. Betrachtet man die vielfältigen nicht vorhersehbaren und planbaren Einflüsse und Ereignisse innerhalb des Arbeitsalltages, so dominieren diese Unwägsamkeiten gegenüber den initiierten Anleitungssituationen innerhalb des Ausbildungsprozesses. In diesem Zusammenhang erweist sich der Begriff Lernen dann auch «als eine ziemlich grobe Umschreibung eines hoch komplexen Gefüges psychischer und sozialer Prozesse. Bisher fehlt eine Theorie, die der Komplexität gerecht würde.» [10]

Die Individualität, die innere Welt des Menschen kann deshalb als ein soziales System als eine «imaginary institution» [11] verstanden werden, da das Eintreten in eine Organisation die Struktur der Persönlichkeit verändert. Die Bedeutung der Individualität der Pflegepersonen findet jedoch weder in der theoretischen Bestimmung [12] pflegerischer Handlungsspezifik noch in der beruflichen Erstausbildung eine adäquate Berücksichtigung, da es irrelevant erscheint, welche Persönlichkeit die Patient(inn)en versorgt «solange die Pflegeperson die jeweiligen Techniken korrekt ausführen kann» [13].

---

[10] Wellendorf, Franz: Lernen durch Erfahrung und die Erfahrung des Lernens. In: Forum Psychoanalyse 1995, 11: 251.

[11] Menzies Lyth I.: The dynamics of the sozial. Free Association. London 1989. Zitiert nach: Wellendorf, Franz: Lernen durch Erfahrung und die Erfahrung des Lernens. In: Forum Psychoanalyse 1995, 11: 250–265.

[12] Eine Ausnahme bildet hier z. B. das Konzept der «interpersonalen Beziehung» von Peplau, die explizit die Aufgaben der Erstausbildung erwähnt.

[13] Huck, Gerhard: Beziehungspflege. In: Psych. Pflege Heute, 2. Jg., 3. Heft/1996, S. 144–147.

Die Sichtweise der bisherigen Ausbildungsziele und -konzepte kennzeichnet meines Erachtens ein eher rückwärtsgewandtes Pflegeverständnis in dem Sinne, daß die Fokussierung des Blickes sich nach wie vor ausschließlich und einseitig auf das Individuum «Patient/in» konzentriert.

3. Didaktik und Lernen im Praxisvollzug

Im schulischen Unterricht sollen mit Hilfe didaktischer Konzepte die pflegerischen Inhalte, theoretisches Wissen und seine Umsetzung, für die Praxis erschlossen werden. Konzentriert man den Blick jedoch auf die zuvor erwähnten vielfältigen und konflikthaften Gegebenheiten und Erfahrungen in der und durch die Praxis, so kommen die Didaktik-Konzepte über eine Aneinanderreihung wahrgenommener Phänomene, die aus den Praxiskontext herausgehoben und damit reduziert werden, nicht hinaus. «Gute Methoden können Lernprozesse beschleunigen, nicht aber produzieren; das müssen die Lernenden schon selbst tun.(...) Die Phänomene, die sie zu Gesicht bekommt, sind allesamt bloß Wirkungen – eines geistigen Vermögens, an das keine Erfahrungswissenschaft heranreicht, weil es aller Erfahrung zugrunde liegt und sie überhaupt erst möglich macht. Hätte der menschliche Intellekt nicht eine spezifische Struktur an sich, die ihn befähigt, die Vielfalt von Sinneseindrücken unter Begriffe zu fassen und diese Begriffe zu Urteilen und Schlüssen zu verknüpfen, wäre er also nicht dies produktive Vermögen zur geistigen Synthesis, das Erfahrung erst ermöglicht – kein Mensch könnte etwas lernen.» [14]

Herkömmliche didaktische Modelle können deshalb informelle Lernprozesse an «nicht lernsystematisch organisierten Orten kaum berück-

[14] Türcke, Christoph: Vermittlung als Gott – Kritik des Didaktik-Kults. Lüneburg 1994, S. 17/18.

sichtigen»[15]. Wie noch aufzuzeigen sein wird, können Lernprozesse, die aus der Dialektik von individuellen (Vor)Erfahrungen und der Konfrontation mit fremden Menschen resultieren, für die Lernenden nicht auf Stufen- und Ablaufmodelle oder auch auf ausdifferenzierte Anleitungskonzepte reduziert werden.

Die Erfahrungen im interaktionellen Raum, in dem sich die pflegerische Beziehung entfalten kann (oder auch nicht), sind als nicht-lineare Lernprozesse – im Gegensatz zur theoretischen Wissensaneignung als lineare Prozesse – zu verstehen.

4. Was ist unter theoriegeleitetem Handeln zu verstehen?

Die Auseinandersetzung «hinter den Kulissen» pflegewissenschaftlicher Provenienz, inwieweit theoriegeleitetes Handeln in der Praxis deduktiv entwickelten Theorien verpflichtet ist[16], will sie als professionell verstanden werden, ist für die konkreten Lernerfahrungen und ihre Analysen in der Ausbildung kaum relevant. Im schulischen Unterricht wird die Aneignung bestimmter Theorien, Modelle bzw. Konzepte zwar zunehmend zu einem Standard erhoben, der für die Praxis hinsichtlich der Ausbildung und des pflegerischen Handelns als richtungsweisend gilt. Den Auszubildenden wird damit aber ein «Objektivismus» angeboten, da die «Individualität» der Patient(inn)en im Unterricht lediglich in einem «Begriff» ihren Ausdruck findet. Individualität erschließt sich

15 Denbostel, Peter; Markert, Werner: Neue Lernwege – eine Synthese von intentionalem und Erfahrungslernen?. In: BWP 28/1999, S. 6.

16 Benners theoretische Entfaltung – als induktives Modell – der Aneignung klinischen (Erfahrungs)Wissens und des Erwerbs, angelehnt an das Dreyfus-Modell, findet im deutschsprachigen Raum immer größere Beliebtheit. Dabei werden meines Erachtens ihre theoretischen Rückschlüsse auf Heidegger und ihre Ausführungen u. a. zu dem Begriff «Sorge» unkritisch rezipiert und übernommen.

letzlich nur über Sinneswahrnehmungen in der konkreten Praxis und kann deshalb auch nur in der Nachträglichkeit interpretiert werden.

In den konkreten Handlungsfeldern sind es somit die jeweiligen individuellen Sinneswahrnehmungen, die erst Individualität, Intersubjektivität und ihren Bedeutungsgehalt im Hinblick auf das gegenseitige Handeln bestimmen. Der Objektivismus der Schule «setzt eine schroffe Diskontinuität zwischen der wissenschaftlichen und der praktischen Erkenntnis» [17].

Die theoretischen Anforderungen von seiten der Schule an die Praktiker/innen wiederum, die wissenschaftlichen Erkenntnisse und Konzepte umzusetzen, läßt eine latent hierarchische Denkweise durchscheinen, die wir aus der traditionellen Wissenschaftsentwicklung kennen: Die Trennung von Hand und Kopfarbeit in zwei unterschiedliche Wertungen, sowie die Vorstellung, daß wissenschaftlich entwickeltes Wissen über das des Praxiswissens und -handelns zu stellen ist.

Um hier eine Standortbestimmung vorzunehmen: Praxishandeln unterliegt einer eigenen Handlungslogik und Alltagstheorie, die vielfältiger und widersprüchlicher als deduktiv entwickelte Theorien oder Modelle sind. «Wissenschaftliches Wissen wendet gefundene Gesetzmäßgkeiten auf konkrete Fälle an» [18], jedoch sind die Probleme der Praxis kaum so gelagert, daß abstraktes Wissen so ohne weiteres anwendbar wird, denn dann müßte die Komplexität der Situationen vollständig skizziert sein. Theoretisches Wissen steht lediglich der Praxis zur Seite, zumal es erst in der Nachträglichkeit evaluierbar wird.

Die Intersubjektivität, das Beziehungsgeschehen mit all seinen z. T. widersprüchlichen und einmaligen Facetten – als Logik des Praxisvollzuges – kann von der Logik eines theoretischen Konzeptes nicht vorgedacht werden. Für dieses Praxisverstehen und damit auch Lernen im

---

17 Bourdieu, Pierre: Sozialer Sinn. Frankfurt am Main 1987, S. 51.

18 Buchholz, Michael B.: Wirksamkeitsforschung in der Psychoanalyse. In: Akademie für Psychoanalyse und Psychotherapie e. V. München: Psychoanalytiker nehmen Stellung. München Heft 1/1997, S. 83.

beruflichen Alltag gibt es bisher in den pflegewissenschaftlichen Auseinandersetzungen keine geeigneten Theorien und Konzepte.

5. Die Konfrontation mit den Patient(inn)en als Fremde

Das Erlernen von Wissen und Fähigkeiten in der Praxis vollzieht sich in der Auseinandersetzung mit unterschiedlichen Menschen – Patient(inn)en wie Kolleg(inn)en. Jede individuelle pflegerische Versorgung ist sowohl für die Auszubildenden als auch für die Patient(inn)en mit höchst interpersonellen, körperbezogenen und emotionalen Erfahrungen verbunden. Krankheit zwingt Betroffene wie Pflegende sich in den jeweiligen Situationen mit vielfältigen körperlichen Phänomenen, Symptomen, Affekten und Phantasien zu beschäftigen. Die Erwartungshaltung der Patient(inn)en gegenüber den Pflegepersonen bzw. den Auszubildenden läßt sich aus den individuellen Vorstellungen als «Schema von Beziehungsstrukturen» und Interaktionsformen aus der eigenen Biographie ableiten.

Gleichzeitig entstehen in der konkreten Zusammenarbeit über verbale, averbale und körperbezogene Interaktionen innere Bilder und Vorstellungen des jeweils anderen. In der Konfrontation mit den Patient(inn)en geht es den Auszubildenden und auch den Pflegepersonen immer wieder aufs neue um einen mehr oder weniger bewußten Umgang mit der Erfahrung von Fremdheit von Personen, Körpern, Gerüchen, Verhaltensweisen und Ritualen. Es geht damit auch um eine Auseinandersetzung mit einem Spannungsverhältnis in einem selbst, das aus der eigenen personalen, sozialen und kulturellen Identität gegenüber den anderen zu verstehen ist. Damit verbunden lösen bestimmte Aspekte und Verhaltensweisen des Handelns Erinnerungen und Reaktionen im Gegenüber aus. Verständigung richtet sich auf eine Vielschichtigkeit, die nur über eine bewußte Wahrnehmung der eigenen Position und der unterschiedlichen Sinnwelten gestaltet werden kann.

Von daher ist es notwendig, in der Ausbildung eine Unterscheidung zwischen einer instrumentellen bzw. reflexiven Aneignung von Wissen zu treffen. Das Erlernen von Fertigkeiten als «instrumentelle Ich-Erweiterung», die sich auf die technische Seite einer Handlung bezieht, wirkt sich kaum auf die psycho-soziale Identität aus.[19] Betrachten wir uns dagegen die Aneignung des Wissens um die Dimensionen von Leid, Kummer, Sterben oder Schmerzen etc. der Patient(inn)en im Sinne eines «Verstehens», mit denen sich die Auszubildenden tagtäglich auseinanderzusetzen haben, so verändert sich das eigene Verhältnis dazu auch durch die Art und Weise, wie sich die einzelnen Patient(inn)en mit diesen Themen beschäftigen und ihre Gefühle individuell auszudrücken versuchen. Die Identität der Auszubildenden wird naturgemäß da berührt, wo die Anteilnahme an dem komplexen Krankheitsgeschehen bei ihnen ein inneres Echo auslöst.

Denn von den einzelnen Pflegepersonen wird als Berufsanforderung erwartet, daß sie angemessen mitfühlen sollen. Dabei ist nicht nur Mitfühlen gefordert, sondern es sind auch Fähigkeiten im Umgang mit Gefühlen notwendig. Gefühle bzw. Affekte dienen auch hier der Koordination eigener Handlungen, sie repräsentieren somit Körperlichkeit in ständiger Vermittlung mit Sozialität.

Wie entsteht z. B. Mitgefühl in den jeweiligen Situationen und kann hier überhaupt von «Lernen» gesprochen werden? Wie lernen die Auszubildenden mit den unterschiedlich gelebten Formen der Patient(inn)en von Leid, Schmerz, Trauer und Sterben professionell umzugehen? Tätigkeit, Handeln und Gefühlsäußerungen treten in interaktionellen Prozessen gleichzeitig auf.

Als Voraussetzung, daß fachliche Kompetenz überhaupt wirksam werden kann, ist deshalb die Fähigkeit sowohl zur geschärften Wahrnehmungen auf unterschiedlichen Ebenen notwendig, als auch die Reflexion des eignen Handelns, um angemessen agieren, reagieren und handeln zu können.

---

[19] Schülein, Johann: Selbstbetroffenheit. Frankfurt am Main 1986, S. I.

Wahrnehmung, bezogen auf die Patient(inn)en, konzentriert sich auf das Vermeiden von Verschlimmerungen körperlicher und seelischer Beschädigungen, auf die Unterstützung vorhandener Ressourcen und den Wunsch der Patient(inn)en nach Eigenständigkeit. Damit wird ein Spannungsbogen von Vergangenem – Gegenwärtigem – Zukünftigem als Prozeß mitgedacht. Die Wahrnehmung schließt immer alle Sinne mit ein, die wiederum Bilder, Affekte und Phantasien bei der Pflegeperson, bezogen auf die Patient(inn)en und die Situationsspezifik, evozieren. Diese verknüpfen sich bewußt/unbewußt mit vergangenen Erfahrungen pflegerischer Interaktionen und Tätigkeiten sowie eigenen biographischen Erfahrungen.

Erleben, Beobachtung und Wahrnehmung innerhalb des diskursiven sowie averbalkörperlichen Interaktionsgeschehens zwischen Pflegeperson und Patient(inn)en vollziehen sich in der Verwobenheit mit je eigenen sinnhaften Vorstellungen und Erfahrungen. Die Verwobenheit produziert etwas Neues, was diese spezifische Beziehung ausmacht.

Je nach Verarbeitung bzw. Einordnung der subjektiven Wirklichkeiten und Erfahrungen der Patient(inn)en im Umgang mit Pflegepersonen und Medizinern können die Ereignisse als beruhigend oder als bedrohlich erlebt werden. Mit diesen Entscheidungen fällt gleichzeitig auch die Entscheidung, wie der Körper auf die Erlebnisse reagiert. Ob und wie die einzelne Pflegeperson in der Lage ist, die Erfahrungen für die Patient(inn)en zu strukturieren, hängt von ihrer Beobachtung, Wahrnehmung und Interpretation der Situation ab. Dabei ist Wahrnehmung nie eindeutig, da sie sich situativ auf eine fragmentierte Wirklichkeit von Szenen, Erlebnissen und Bezügen einlassen muß. Diesen Lern- und Wahrnehmungsprozessen sind die Auszubildenden während ihrer Zusammenarbeit mit anderen Pflegepersonen ausgesetzt.

Die Auszubildenden können sich zu Beginn ihrer ersten Praxiseinsätze jedoch nur auf ihre «privaten» Hintergrunderfahrungen emotional beziehen. Damit werden emotionale Einstellungen und Einschätzungen gegenüber Patient(inn)en von den einzelnen Teams der Stationen sehr oft vorbestimmt, da der stationäre Ablauf Vorrang vor der individuellen Versorgung hat.

Lernen im Krankenhaus geht immer mit Beziehungen und emotionalen Erfahrungen einher und ist von «der Erfahrung der Ungewißheit, Verwirrung und Chaos nicht zu trennen»[20]. In diesem Zusammenhang bilden Affekte[21] die Grundlage des Handelns. Man kann dabei sowohl von «bewußten» Gefühlen und Emotionen, als auch von «unbewußten» Stimmungen und Empfindungen sprechen, die auch expressive, psychomotorische, hormonale und neurophysiologische Komponenten umfassen. Affekte sind damit eminent «psychosomatisch», sie sind, wie Ciompi schreibt, «nicht nur mit jeglichem Denken untrennbar verbunden», sondern sie erfüllen auch «ständig lebenswichtige organisatorisch-integratorische Aufgaben»[22]. Im Laufe unserer täglichen Arbeit wählen wir aus dem Bereich «der möglichen kognitiven Wahrnehmungen und Denkverbindungen vorwiegend diejenigen aus, die zu unserer Grundstimmung passen. Unsere Bewußtseinsinhalte sind deshalb stets affektiv mitbestimmt. (...) Affekte wirken wie Schleusen und Pforten, die den Zugang zu unterschiedlichen Gedächtnisspeichern öffnen oder schließen»[23].

Was bedeutet dies für die Auszubildenden in der Auseinandersetzung mit Patient(inn)en ?

In der Auseinandersetzung und Wahrnehmung der unterschiedlichen Gegebenheiten fließen eigene Erfahrungen, Interpretationen und Projektionen mit ein.

---

20 Wellendorf, Franz: Lernen durch Erfahrung und die Erfahrung des Lernens. In: Forum Psychoanalyse 1995, 11: 250–265.

21 «Affekt ist eine von inneren oder äußeren Reizen ausgelöste, ganzheitliche psychophysische Gestimmtheit von unterschiedlicher Qualität, Dauer und Bewußtseinsnähe.» In: Ciompi, Luc: Die emotionalen Grundlagen des Denkens. Göttingen 1997, S. 67.

22 Ciompi, Luc: Zu den affektiven Grundlagen des Denkens. In System Familie (1997) 10: 128–134.

23 Ciompi, Luc: Die emotionalen Grundlagen des Denkens. Entwurf einer fraktalen Affektlogik. Göttigen 1997, S. 96/97.

Das, was sich im Erstkontakt mit den Patient(inn)en als Selbstverständlichkeit darstellt, wird im Kontext der Interaktion, der täglichen Versorgung und Abhängigkeit auf beiden Seiten fremder und vertrauter zugleich, da Fremdheit sich erst in einem Beziehungsmodus zeigt. Damit wird es notwendig, daß sich die Auszubildenden selbst mit ihren Affekten erkennen, um die Position der anderen ausmachen zu können. Die Beziehungsstruktur erhält durch die Geschlechter- und Generationendifferenz eine zusätzliche Konnotation. Verständigung ist damit ein vielschichtiger Prozeß und kann nur über eine bewußte Wahrnehmung der eigenen Position und der unterschiedlichen Sinnwelten gestaltet werden. Zwingend notwendig ist es deshalb, daß sich die Auszubildenden mit ihren eigenen Erlebnissen und Werten, gesellschaftlichen Vorstellungen z. B. gegenüber alten Menschen, Körperideologien, Ästhetik, Religion etc. auseinandersetzen.

Das Sehen als dominante Beziehungsebene beschränkt sich nicht nur auf die Faceto-face-Kommunikation, sondern bezieht Körpernähe und damit eigenes Körpererleben sowie sprachlichen Austausch ständig mit ein. Gesichtsausdruck, Gerüche, körperliche Berührungen erhalten den Charakter eines «Dialogs», wobei Sprache und verbale Mitteilungen eine untergeordnete Rolle spielen können.[24]

Pflegerische Versorgung im Sinne von «sich mit dem Körper des anderen beschäftigen» korrespondiert mit Haut, Sehen, Anfassen, Berühren, Bewerten; die damit verbundenen Erfahrungen können als ein somatisch-emotionaler Dialog[25] verstanden werden. Haut stellt eine organische und imaginäre Gegebenheit dar, die sowohl als Schutzvorrichtung für unsere Individualität dient, als auch als Instrument und als Ort des Austausches mit anderen.[26] Der Kontakt mit fremden Menschen ruft

---

24 Böhle, Fritz; Brater, Michael; Maurus, Anne: Pflegearbeit als situatives Handeln. In: Pflege 1997; 10: 18–22.

25 Duhme, Heidje: Das Phänomen der Übertragung und Gegenübertragung in der Feldenkrais-Arbeit. In: Steinaecker, Karoline von: Der eigene und fremde Körper – Übertragungsphänomene in der Atem- und Leibpädagogik. Berlin 1994, S. 31.

26 Anzieu, Didier: Das Haut-Ich. Frankfurt am Main 1991, S. 13.

deshalb in einem selbst eine Vielzahl von Reaktionen und Gefühlen hervor, die nicht ohne die anderen zu denken sind, da man sich selbst gegenüber nicht neutral sein kann.

6. Das Unsagbare sagbar machen

Betrachtet man unter dem Blickwinkel des hier Skizzierten konkret die praktischen Arbeits- und Ausbildungsbedingungen, so kann konstatiert werden, daß Ausbildung strukturell weder systematisch in der Organisation angelegt noch berücksichtigt wird, sondern, daß sie eher den betriebswirtschaftlichen Interessen der Organisation unterworfen wird.

Fragestellungen, die sich mit dem Lernen in Teams bzw. Gruppen beschäftigen, die Strukturen und Dynamiken der pflegerischen Handlungsfelder sowie deren Inhalte im Hinblick auf Sozialisierungs- und Professionalisierungsprozesse der Erstausbildung berücksichtigen, bedürfen nach wie vor einer kritischen und differenzierten Analyse. Wir wissen kaum etwas über die individuellen Auswirkungen der ge- und erlebten (Lern)Erfahrungen nicht nur der Auszubildenden, sondern auch der Patient(inn)en. Wie sich das Schicksal dieser unterschiedlichen Lernprozesse im beruflichen Alltag darstellt, entzieht sich bisher der Reflexion. Jedem Lehren und Lernen liegen neben bewußten Zielen auch unbewußte Motive zugrunde, die Denken, Erleben und Handeln eng miteinander verknüpfen. Da Lernen in der Praxis nicht nur mit den eigenen individuellen (Vor)Erfahrungen sondern auch mit denen sowohl der Patient(inn)en als auch der Kolleg(inn)en im Kontext von Arbeits- und Kommunikationszusammenhängen verwoben ist, wird es notwendig sein, die Vielschichtigkeit pflegerischer Situationsspezifik schon von Beginn an für die Auszubildenden transparent und nachvollziehbar zu machen. Damit könnte den einzelnen u. a. die Möglichkeit geboten werden, einen eigenen Interpretationsrahmen zu finden und sich weniger ausgeliefert zu fühlen.

In der Ausbildung wird der Hauptakzent des Lehrens und Lernens jedoch bisher meist auf die kognitiven Lernleistungen, die überwiegend auf der Inhaltsseite angelegt sind, gesehen. Es wird deshalb vielmehr in der Ausbildung darum gehen müssen, der sinnlichen Wahrnehmungsfähigkeit, dem assoziativen Denken und dem Erlernen von Reflexionsfähigkeit eine größere Beachtung zukommen zu lassen. Lernprozesse in der Krankenpflege werden über vielfältige, emotionale Sinneseindrücke und affektive Erfahrungen, die auch mit der körperlichen Nähe des Gegenübers verbunden sind, gesteuert. Die Ereignisse wirken sich wiederum auf Lernbereitschaft, Lernfähigkeit und Lernintention aus.

Von den Lernenden werden schon zu Beginn der Ausbildung Fähigkeiten gefordert, die eigentlich Ausbildungsziele sind. Die Erfahrungen, die die Auszubildenden in der Schule mit den dort ausgeführten Übungen erleben, können sie nicht in der Praxis an den Patient(inn)en reproduzieren. Erfahrungen selbst sind nicht reproduzierbar, da der Moment, in dem etwas geschieht, nicht mehr wiederholt werden kann.

Die Praxis bringt wiederum Erlebnisse in anderen Kontexten mit sich. Dabei legt sich die eine Erfahrung über die andere, diese wiederum müssen emotional und kognitiv miteinander verknüpft und damit transformiert werden. Lernen beginnt dort, wo in der eigenen Vertrautheit von Handlungen und Sprache ein Bruch entsteht. «In Ermangelung der Worte gerät man ohne es zu wissen dahin, einen anderen Boden zu berühren»[27].

Um diese Erfahrungen adäquat verarbeiten zu können, ist es für die Auszubildenden notwendig, einen Übergangsraum im Sinne eines «Spiel-Raums»[28] zu erhalten, in dem sie sich in der Abstraktion und in Distanz zu der Praxis mit ihren Erfahrungen, Gefühlen sowie Vorstellungen und Phantasien bewußt auseinandersetzen können.

---

[27] Pontalis, J.-P.: Ins Beginnen verliebt. Tübingen 1989, S. 253.

[28] Als Spiel-Raum wird ein «intermediärer Raum» als Erlebnis und Erfahrungsbereich bezeichnet, «der zwischen innerer (subjektiver) und äußerer (objektiver), intersubjektiv objektiver, normativer Realität liegt» zitiert nach Haubl. Rolf: Kreativer Raum und Gruppeninszenierung. In: Belgrad, Jürgen et. al.: Sprache – Szene – Unbewußtes. Frankfurt am Main 1988, S. 246.

Mit Beginn der praktischen Einsätze werden deshalb in Nürnberg in der ersten Hälfte der Ausbildung regelmäßig Gesprächsgruppen – zur beruflichen Selbsterfahrung – angeboten, damit die Auszubildenden ihre Erlebnisse nochmals in Szene setzen können, um zu überprüfen, wie diese in der Nachträglichkeit auf die einzelnen wirken. In diesen Gruppengesprächen geht es primär darum, daß die unterschiedlichsten Erfahrungen innerhalb der Organisation und mit Kolleg(inn)en nicht in einem vorsprachlichen Bereich verhaftet bleiben, sondern, daß sie durch die Reflexion von den Auszubildenden selbstbewußt als (Erfahrungs)Wissen abgerufen und damit auch verarbeitet werden können.

Im Unterschied dazu, wird in der zweiten Hälfte der Ausbildung als «Reflexionsraum» die Balintgruppenarbeit angeboten. Hier geht es darum, ein Verstehen für die Wechselseitigkeitsbeziehung zwischen Patient(inn)en und Pflegeperson zu entwickeln. Die Reflexion dieser Beziehungsdynamik erhält dort eine wichtige Funktion, wo die Erinnerungen an bestimmte Patient(inn)en von den Auszubildenden nicht abgelegt werden können, weil der Verlust der «Intimitätsdistanz» zu subjektiven Beeinträchtigungen im Handeln führt.

Nur wenn den Auszubildenden die Möglichkeit geboten wird, eine andere Wahrnehmungseinstellung, ein «Oszillieren zwischen Erleben und Reflektieren»[29] zu sich selbst und zu anderen erlernen und praktizieren zu können, wird es meines Erachtens gelingen, eine patientenorientierte und professionelle Ausbildung zu gewährleisten.

[29] Seidler, Günter H.: Zur Theorie der Balintgruppe. In: Gruppenpsychother. Gruppendynamik 1995, 31: 264–280

Kapitel 4

Michael Fries – Hans- Joachim Lenz – Maria Plesinger – Peter Timpe

IUE Kommunikation

Unser Denken und Tun
ist begrenzt durch das, was wir nicht bemerken.
Und weil wir nicht bemerken, daß wir nicht bemerken,
haben wir kaum eine Chance etwas zu ändern – bis wir bemerken,
wie nicht bemerken unser Denken und Tun formt.

(R. D. Laing)

1. Einführung

Die Fähigkeit zur Kommunikation ist eine der wichtigsten Kompetenzen der professionell Pflegenden. Erst durch das Gespräch mit dem Patienten wird die Einleitung des Pflegeprozesses und damit der Aufbau einer Beziehung zwischen Patient und Pflegeperson möglich. Pflege kann auf dieser Grundlage als bedeutsamer zwischenmenschlicher Prozeß verstanden werden. Die Beziehungsarbeit als Basisdimension wird damit zu einem zentralen Thema der Pflege und der Pflegeausbildung.

Die wichtigen Elemente zur Gestaltung einer zwischenmenschlichen Beziehung sind Einfühlungsvermögen, Offenheit und vor allem das Zuhören und Fragen. Bereits zu Beginn der Ausbildung sollte dem Thema Kommunikation besonders viel Raum gegeben werden, um diese Schlüsselkompetenz zu betonen. Aus diesem Grund hat die «IUE» Kommunikation im Einführungsblock eine zentrale Position. Darüber hinaus wird mit dieser Einheit versucht, der Situation eines «Anfängers» Rechnung zu tragen, d. h. für die eigene Unsicherheit, mögliche Ängste, die eigene Lerngeschichte, die unter Umständen als belastende Hypothek mitgebracht werden, zu sensibilisieren und die Möglichkeit zur Reflexion zu geben. Eine positive Auswirkung kann die «IUE» des weiteren auf gruppendynamische Prozesse in der Klasse haben.

Die Schülerinnen und Schüler beschäftigen sich in der «IUE» mit den Grundlagen der Kommunikation. Durch die Einheit von Inhalt, Lehrerverhalten, Lehr- bzw. Lernmethoden und Medien wird deutlich, welche Prozesse die menschliche Kommunikation steuern und beeinflussen. Die Schülerinnen und Schülern erhalten dadurch die Chance, über Möglichkeiten, aber auch Grenzen des eigenen Kommunikationsverhaltens nachzudenken.

Mit Hilfe der gewählten Methoden wird angestrebt, kognitives und affektives Lernen zu verknüpfen und ein offenes Lernklima zu schaffen, das zu selbständigem Lernen anregt. Die Botschaft: «Kommunikation macht Spaß!» wird im Unterrichtsverlauf deutlich. Lebendiges Lernen macht hier Mut zum Ausprobieren. So werden im Verlauf dieser Unterrichtseinheit auch Entspannungsmethoden wie z. B. Mandala ausmalen, Tai Chi, Yoga und Phantasiereisen vorgestellt und ausprobiert, um die «Lernlust» zu unterstützen.

Wichtig scheint uns eine Sitzordnung in Kreisform zu sein, bei der ein ständiger Blickkontakt aller TeilnehmerInnen jederzeit gewährleistet ist.

2. Lernziele

Die Schülerinnen und Schüler sollen:

- ein Grundlagenwissen haben über:
  Wahrnehmung, Selbstwahrnehmung, Fremdwahrnehmung, Körpersprache, Feedback, geschlechtsspezifische Aspekte der Kommunikation, Störungen und ihre Bewältigung;
- einen Überblick haben über die Grundlagen der TZI, den methodischen Hintergrund, Grundaxiome, Grundpostulate, Hilfsregeln und Störungen;
- die Grundlagen der Gesprächsführung kennenlernen und in der Praxis anwenden können;
- die Fähigkeit entwickeln, sich mit positiven und negativen Merkmalen der Kommunikation auseinanderzusetzen und sich über die Folgen in der praktischen Anwendung bewußt werden;
- ein Bewußtsein für das aktive Zuhören entwickeln;
- nonverbale Botschaften adäquat deuten können;
- geeignete Frageformen in der Praxis anwenden können;
- die Verbalisierung emotionaler Erlebnisinhalte in entsprechenden Situationen der Pflegepraxis anwenden können;
- Begriffe wie Akzeptanz, Wertschätzung und Echtheit kennenlernen und in das kommunikative Geschehen integrieren können;
- die Biographie als wichtigen Bestandteil der Pflegeanamnese im Kontext des Pflegeprozesses verstehen;
- die Grundzüge der Pflegetheorien am Beispiel eines Interaktions- und eines Bedürfnismodells kennenlernen;

- die Bedeutung der Pflegetheorie von Hildegard Peplau für die Kommunikation erkennen;
- die Wichtigkeit eines verantwortlichen Umgangs mit sich selbst als Angehörige eines sozialen Berufes erkennen;
- einen Einblick in die Spannungsfelder der verschiedenen Berufsgruppen im Krankenhaus erhalten und Konflikte bewältigen können;
- eine Kursgemeinschaft entwickeln.

3. Stundentafel

Tabelle 4.1

Stundenzahl	Fachgebiet KrPflG APrO	Lernziel CULP
2	Fach 1: Ethik	1.2.3
52	Fach 7: Psychologie, Pädagogik, Soziologie	3.2, 3.3
20	Fach 8: Krankenpflege	8.1.2, 8.1.4, 8.2.10.3, 8.3.1

entspricht zehn Tagen Unterricht

4. Dozenten

- FachdozentIn für Fach 7 (Psychologie / Soziologie / Pädagogik)
- LehrerIn für Pflegeberufe mit Lehrgenehmigung für Fach 7
- LehrerIn für Pflegeberufe

5. Stundenplan

Tabelle 4.2

1. Tag	2. Tag
Fach 7 Ankommen	Fach 7 Grundlagen der Kommunikation
Fach 7 Ankommen	Fach 7 Grundlagen der TZI
Fach 7 Einführung ins Thema	Fach 7 TZI-Regeln
Fach 7 Einführung ins Thema	Fach 7 TZI-Regeln
6. Tag	**7. Tag**
Fach 7 Gruppenarbeit	
Fach 7 Auswertung	
Fach 7 Verständnis, Wertschätzung, Echtheit	
Fach 1 / Fach 8 Selbstwahrnehmung, Selbstpflege	

6. Inhalte

6.1 Ankommen

- Lockerungsübungen, um anfängliche Ängste und Unsicherheiten abzulegen und Vertrauen finden zu können.
- Die anderen wahrnehmen lernen.
- Auseinandersetzen mit dem Lernen:
  - meine Lernerfahrungen und Abbau möglicher Lernblockaden
  - persönliche Lernziele der «IUE» klären
  - Dokumentation des persönlichen Lernprozesses in dieser IUE durch ein Tagebuch

– erkennen von verschiedenen Lernformen und des Unterschiedes zwischen kognitivem und affektivem Lernen sowie zwischen Theorielernen und Erfahrungslernen.

6.2 Einführung in die IUE Kommunikation I

- Dozenten stellen sich und ihren Ansatz vor
- inhaltlicher Überblick über die «IUE's» Kommunikation I-III
- Methoden in der «IUE»: wie werden wir arbeiten?

6.3 Vorverständnis von Kommunikation klären

- Reflexion: was ist Kommunikation?
- Auseinandersetzung mit dem persönlichen Vorverständnis von Kommunikation und Klärung, was für eine geglückte Kommunikation erforderlich ist.
- Bewußtwerdung, was «angemessene» von «unangemessener» Kommunikation unterscheidet.
- Einfluß des eigenen Kommunikationsverhaltens auf andere.

6.4 Grundinformationen über Kommunikation

- die etymologische Bedeutung des Begriffes «Kommunikation»
- ein einfaches Kommunikationsmodell
- ein komplexes Kommunikationsmodell
- die Kommunikationskanäle
- die verschiedenen Ebenen von Kommunikation
- das «Eisbergmodell»
- Körpersprache und Kommunikation
- Das Kommunikationsmodell nach Watzlawick: die fünf Axiome
- geschlechtsspezifische Kommunikation
- Kommunikationsprobleme im Krankenhaus.

6.5 Einführung in die Themenzentrierte Interaktion (TZI)nach Ruth Cohn

- Basisinformationen über TZI
  - was TZI ist
  - philosophischer Hintergrund
  - Geschichte und Anliegen der Humanistischen Psychologie
  - Ruth Cohn: Leben und Werk.
- methodischer Hintergrund von TZI
- Grundlagen: Grundaxiome, das Dreieck, Grundpostulate, Hilfsregeln
- Störungen: Definition und Störungsquellen.

6.6 Lernen am Modell

- Die Schülerinnen und Schüler erfahren die kongruente Kommunikation der Seminarleiter untereinander.

6.7 Gesprächstechniken

- konstruktiv
- destruktiv.

6.8 Gesprächshaltung nach Carl Rogers

- Wertschätzung/Geringschätzung
- Verständnis/Unverständnis
- Echtheit/Unechtheit
- Zuhören.

6.9 Bedeutung von Fragen und Frageformen

7. Unterrichtsverlaufsplan

Tabelle 4.3

Zeit	Inhalt	Methoden / Medien	DozentIn
1. Tag 10′	Aufwärmübung: «Do it» Vorstellung der Dozentinnen und Dozenten	Anleitung mit flotter Musik (z. B. Gipsy Kings) im Hintergrund	IUE-Team (LP + DozentIn mit Lehrgenehmigung für Fach 7)
15′	Wie war das Wochenende? Was ist seit dem vergangenem Freitag geschehen? Wer hat etwas Besonderes erlebt?	GA	
5′	Gibt es noch Inhalte aus der vergangenen Woche, die mich beschäftigen?	GA	
60′	«Etwas von sich zeigen» Kartenrunde • Jeder wählt sich eine Karte, die ihm am besten gefällt: • Jeder äußert spontane Gefühle und Gedanken zu diesem Bild. • «Wie bin ich angekommen und wie heiße ich?»	GA Bildkarten	
15′	Aufmerksamkeitsschärfer: «Intelligenztest»	AB	
30′	«Die Vergangenheit ist anwesend» Meine Erfahrungen mit der Schule • Was war gut? • Was war schlecht? • Was heißt für mich «lernen»? • Was brauche ich, damit ich gut lernen kann?	GA Ergebnisdokumentation	
15′	Gegenseitiges Vorstellen der Ergebnisse und erarbeiten, welche Lernarten es gibt.	LSG	
10′	Verschiedene Lernarten	LV, Folie	
20′	Lockerung: Katz und Maus-Spiel		
60′	Abbau alter Lernblockaden: Desuggestion	EA, LSG	

Zeit	Inhalt	Methoden / Medien	DozentIn
10′	Persönliche Lernziele klären: Jeder bekommt zwei verschieden-farbige Kärtchen: «In diesem Seminar wünsche ich mir...» «In diesem Seminar will ich nicht...» die Kärtchen werden an zwei Pinwände geheftet	EA	
30′	Ordnen und Gespräch über Erwartungen und Befürchtungen	LSG	
20′	**Einführung in die IUE** • Inhaltlicher Überblick über die IUE Kommunikation I-III • Wie werden wir arbeiten? • Absprachen (u. a. Tagebuch, Samen einpflanzen und beobachten)	LV, LSG	
40′	Spiele zur Lockerung und Entspannung: • Ebbe und Flut • Stille Post • Obstsalat		
20′	Auswertung • Wie haben wir heute gearbeitet? • Was habe ich heute gelernt? • Was war wichtig für mich?	LSG	
2. Tag 10′	Ankommen Aufwärmübung: Fuseln	Anleitung mit ruhiger Musik	
10′	• Was habe ich beim Tagebuch schreiben erlebt? • Was habe ich beim Wässern der Samen erlebt?	LSG	
15′	• Wie bin ich heute angekommen? Unser neuer Gast wird vorgestellt: Claudio (Stofftier)		
10′	**Vorverständnis von Kommunikation klären** «Ich kann nicht immer gut kommunizieren?» Was fördert und was behindert	Impuls EA	

Zeit	Inhalt	Methoden / Medien	DozentIn
	meine Möglichkeit zur guten Kommunikation?		
20′	• Was ist wichtig für eine geglückte Kommunikation?	GA Ergebnis-dokumentation	
40′	«Damit Menschen sich verstehen und verstanden werden können ist wichtig…» • Ergebnisse der Kleingruppe vorstellen • Auswertungsgespräch und sammeln der wichtigsten Punkte	LSG TA	
30′	Spiele zur Lockerung und Entspannung: • Katz und Maus • Obstsalat		
10′	**Grundinformationen über Kommunikation** Teil 1 • Das Wortfeld Kommunikation	Folie LV	
15′	• Theorie und Anwendung: • Einfaches Kommunikationsmodell • Komplexeres Kommunikationsmodell • Feedback	Folien LV	
20′	Praktische Anwendung durch Übungen: • Blinken • Wechselnde Distanz	Übung Folien LSG	
20′	**Grundinformationen über Kommunikation** Teil2 • Kommunikationskanäle • Die verschiedenen Ebenen der Kommunikation (bewußt/unbewußt) • Das Eisbergmodell (Sach-, Beziehungs- und psychosoziale Ebene)	LV LSG Folien	
50′	• Praktische Anwendung des Kommunikationsmodells und Auswertungsgespräch • Kontakt	LSG	

Zeit	Inhalt	Methoden / Medien	DozentIn
	• Gesichter weitergeben • Spiegeln		
30′	Vertiefungsphase: Textarbeit • Sachebene und psychosoziale Ebene • Feedback	GA Ergebnis-dokumentation	
20′	Ergebnisse vorstellen und Auswertungsgespräch	LSG	
20′	«Ein Tisch ist ein Tisch»: eine Geschichte von Peter Bichsel im Gespräch	LV LSG	
20′	Auswertung • Wie haben wir heute gearbeitet? • Was habe ich heute gelernt? • Was war wichtig für mich?	LSG	
3. Tag 10′	Aufwärmübung		
15′	• Wie bin ich angekommen?	LSG	
10′	**Grundinformationen über Kommunikation** Teil 3 • Körpersprache	Übung	
50′	Praktische Anwendung durch Übungen und Evaluation Widersprüchliche Kommunikation Körperbewußtsein	LSG	
35′	Die Unterscheidung von Wahrnehmung und Vorstellung	TA, LSG	
25′	Praktische Anwendung durch Übungen mit anschl. Auswertungsgespräch: Ich nehme wahr, ich stelle mir vor,…	PA LSG	
30′	• Vertiefung durch Textarbeit: Wahrnehmung allgemein Selbstbild/Fremdbild oder «Gibt's mich gar dreimal?»	GA Ergebnis-dokumentation	
20′	Ergebnisdokumentation	LSG	
30′	Spiele zur Lockerung und Entspannung: • Katz und Maus • Obstsalat • Scharaden raten		

Zeit	Inhalt	Methoden / Medien	DozentIn
40′	**Grundinformationen über Kommunikation** Teil 4 Kommunikationsmodell nach Paul Watzlawick: die fünf Axiome der menschlichen Kommunikation	LV LSG CR	
30′	Hörcassette «An der Wiege der Mißverständnisse.» Paul Watzlawick und die Störungen der Kommunikation Gespräch	LSG	
15′	Phantasiereise mit anschl. Gespräch	LV LSG	
30′	Spiele zur Lockerung		
20′	Auswertung: • Wie haben wir heute gearbeitet? • Was habe ich heute gelernt? • Was war wichtig für mich?	LSG	
4. Tag: 10′	Ankommen: • Aufwärmübung		
15′	• Wie bin ich heute angekommen?	LSG	
25′	**Prozeßorientierte Einführung in die TZI** • Basisinfos über TZI philosophischer Hintergrund Geschichte und Anliegen der Humanistischen Psychologie	LV Folien TA	
20′	Ruth Cohn: Leben und Werk, was ist TZI? die Axiome	LV Folien, AB, LSG	
60′	• der methodische Hintergrund von TZI das Dreieck Ich, Wir, Thema (und Globe), Grundpostulate, Hilfsregeln	Folien, LSG	
20′	Störungen • Definition • Störungsquellen	LSG	
15′	• Praktische Anwendung durch Übungen:		

Zeit	Inhalt	Methoden / Medien	DozentIn
60′	Sprich per Ich Aussagen statt Fragen Spiegelung		
15′	Auswertung	LSG	
40′	• Vertiefende Textarbeit mit Besprechung: TZI: Grundlagen, Arbeitsweisen, Spielregeln, die Balance zwischen dem Ich, dem Wir und dem Thema	GA	
40′	Spiele zur Entspannung		
20′	Phantasiereise	LSG	
20′	Auswertung • Wie haben wir heute gearbeitet? • Was habe ich heute gelernt? • Was war wichtig für mich?	LSG	
5. Tag 10′	• Aufwärmübung		
15′	• Wie bin ich heute angekommen?	LSG	
20′	**Wiederholung und Anwendung von TZI** Hier und Jetzt Mitteilung von Störungen	 LSG PA	
65′	**Kommunizieren Männer wie Frauen und Frauen wie Männer?** • Wie reden wir hier miteinander? • Wie reden Männer und Frauen miteinander? • Gibt es geschlechtsspezifische Unterschiede?	LV LSG	
45′	Hörcassette «Sprachkrankheiten» – Kommunikation im Krankenhaus Herausarbeiten der wichtigsten Kommunikationsprobleme im Krankenhaus	Hörcassette LSG	

Zeit	Inhalt	Methoden / Medien	DozentIn
45′	**Auswertung der Woche** • Bild malen in drei Farben: Was war gut? Was war schlecht? Was war neutral?	GA	
60′	• Bilder vorstellen • Auswertungsgespräch	 LSG	
10′	Ausblick auf die kommende Woche		
6. Tag 180′	Gesprächsführung Erarbeitung von positiven und negativen Gesprächsmerkmalen; Klärung des Wortes «Gesprächsführung»	OHP, Folien GA SV LSG	LP mit Lehrgenehmigung für Fach 7
90′	Gesprächsführung nach Rogers Definition der Begriffe: Wertschätzung / Geringschätzung Verständnis / Unverständnis Echtheit / Unechtheit Zuhören Akzeptanz – Bedeutung für die Krankenpflege Verbalisieren emotionaler Erlebnisinhalte	LV, LSG	
90′	Selbstwahrnehmung Fremdwahrnehmung	Brief zum Thema an sich selbst verfassen	LP
7. Tag 180′	Frageformen: offene Fragen, direkte Fragen, suggestive Fragen, alternative Fragen Bedeutung und Anwendung in der Praxis Verbalisierung der Fragen	AB: Übungsbögen für Frageformen AB	LP-Team
180′	Gespräch / Pflegeanamnese ATL's	Anamnesebogen GA: gegenseitige Anamanese	
8. Tag 60′	Fortsetzung der Themen des 2. Tages	Lernen anhand von AB (Anlage 2)	LP-Team
90′	Vorbereitung und Erklärung der Rollenspiele	LSG	

Zeit	Inhalt	Methoden / Medien	DozentIn
210′	Rollenspiele in vier Gruppen, Arbeitsauftrag: Kreieren Sie eine Situation aus dem persönlichen oder beruflichen Leben. Versuchen Sie nach eigenen Vorstellungen, Bedürfnissen, Wünschen eine soweit möglich reale, positive oder negative Situation darzustellen, in dem Sie ein Erstgespräch mit einem Patienten durchführen.	GA Videoaufzeichnung	
9. Tag 180′	Rollenspiele	Videoaufzeichnung LP-Team	
180′	Auswertung der Videoaufzeichnungen Kriterien: Verbale / nonverbale Kommunikation beachten. Wie fühlt sich der Patient? Ist die Pflegeperson auf den Patienten eingegangen? Akzeptanz? Zuhören?	Video LSG	
10. Tag 90′	Klausur Inhalte: positive wie negative Verhaltensweisen und Aussagen; Gestaltung von offenen Fragen und Klärung der Bedeutung; Analyse von Patientenaussagen; Eisbergmodell / menschliche Kommunikation; Axiome der menschlichen Kommunikation nach Watzlawick; Beschreibung des Unterschieds zwischen Wahrnehmung und Vorstellung; Hintergrundmodell von TZI	LP	
90′	Auswertung der IUE (Lob und Kritik)	FB LSG	LP-Team

8. Methoden / Medien (exemplarisch)

8.1 Fragebogen zur IUE- Kommunikation

Was kann ich ?
Was möchte ich aus der IUE- Kommunikation für meine Pflegetätigkeit mitnehmen ?
(Antwort auf rosa Blätter)

Was war für mich persönlich besonders wichtig ?
(Antwort auf grüne Blätter)

Was war aus der IUE- Kommunikation wichtig für die ganze Klasse ?
(Antwort auf gelbe Blätter)

Welches Thema aus der IUE- Kommunikation war für mich persönlich so wichtig, daß ich es im Selbststudium vertiefen möchte ?
(Antwort auf blaue Blätter)

Für die nächste IUE- Kommunikation wünsche ich mir:

8.2 Infoblatt 1

Verhaltensmerkmale beim Gespräch

1. Wertschätzung	Geringschätzung
• Anhören von Meinungen	• Aufzwingen von Meinungen
• Akzeptieren von Äußerungen	• Abblocken von Äußerungen
• zugewandter, bejahender Kontakt	• abweisen, kühler Kontakt
• höfliche Umgangsform	• unhöfliche Umgangsform
• persönliche Anrede	• unpersönliche Anrede

2. Verständnis	Unverständnis
• Eingehen auf die individuelle Situation	• Ignorieren der persönlichen Bedürfnisse
• sich hineinversetzen in das Erleben des anderen, in seine Befindlichkeit (= Empathie).	• egozentrisches Reden
• verständliche, konkrete Ausdrucksweise	• abstrakte, unverständliche Ausdrucksweise
• höfliche Umgangsform	• unhöfliche Umgangsform
• persönliche Anrede	• unpersönliche Anrede

3. Echtheit	Unechtheit
• ehrliches Auftreten	• unehrliches Auftreten
• Übereinstimmen des Verhaltens mit der inneren Einstellung	
• natürliches Verhalten	• professionelles Gehabe
• Aufrichtiges Eingestehen, Freisetzen der Gefühle	

8.3 Infoblatt 2

Gesprächsführung

Gruppe 1: Welche Verhaltensweisen, Aussagen können sich auf Gespräche positiv auswirken?

Bitte begründen Sie Ihre Entscheidungen.

Gruppe 2: Welche Verhaltensweisen, Aussagen können sich auf Gespräche negativ auswirken ?

Bitte begründen Sie Ihre Entscheidungen.

Gruppe 3: Klären Sie das Wort Gesprächsführung. Versuchen Sie Ihre Beobachtungen, die Sie in Gesprächen mit Patienten, Eltern, Mitarbeitern und Vorgesetzten gemacht haben, zu diskutieren.

(Eigene Reaktionen und Patientenreaktionen)

Gruppe 4 : Schauen Sie sich Ihr Leben in einer Rückblende an, und überlegen Sie sich welches Gespräch mit Eltern, Vorgesetzten oder Lehrern entscheidende Veränderungen gebracht hat. Was war positiv, was negativ?

Gruppe 5: Was bedeutet es für mich, wenn ich vom Gesprächspartner:
Wertschätzung, Akzeptanz und Verständnis erfahre?

Versuchen Sie die oben genannten Begriffe zu klären.

9. Literaturverzeichnis

Baer U. (1990). 500 *Spiele für jede Gruppe, für jede Situation.* Remscheid.

Bichsel P. (1995). *Ein Tisch ist ein Tisch: Eine Geschichte.* Frankfurt.

Henley N. M. (1988). *Körperstrategien. Geschlecht, Macht, Nonverbale Kommunikation.* Frankfurt.

Langmaack B. (1994). *Themenzentrierte Interaktion. Einführende Texte rund ums Dreieck.* Weinheim.

Langmaack B., Braune, Krickau M. (1989). *Wie die Gruppe laufen lernt: Anregungen zum Planen und Leiten von Gruppen.* München

Löhmer C. Standardt R. (1995). *Pädagogisch – Therapeutische Gruppenarbeit nach Ruth C. Cohn,* Klett-Cotta Verlag

Prochazka R., Schmalzried L. (o. J.). *Arbeitsheft zum Audiolehrgang Individuelles Pflegegespräch. o. O.*

Sieczta H. (o. J.) *Mit Liebe einander begegnen.*

Vopel K. W. (1978). *Interaktionsspiele 1* – 6. Hamburg: Iskopress.

Wallenstein G. F. (1995). *Der Punkt auf dem i: Kreative Übungen zum Lernen mit Spaß.* Basel Weinheim: Beltz.

Watzlawick P. (1996). *Menschliche Kommunikation. Formen, Störungen, Paradoxien.* Bern: Huber.

Kapitel 5

Karin Schulze-Rostek – Peter Timpe – Maria Vaas

IUE Berühren – Berührt werden

«Wenn ich einen Körper berühre,
fasse ich immer einen ganzen Menschen an.»

(Dürkheim)

1. Einführung

Die «IUE» Berühren – Berührt werden bildet – zusammen mit der allgemeinen Einführung und der «IUE» Kommunikation – den sogenannten Einführungsblock.

Die Berührung ist ein Element des Pflegealltags, denn bei vielen Pflegetätigkeiten wird der Patient berührt. Wichtig ist hierbei, ob die Berührung bewußt oder unbewußt von den Pflegenden ausgeführt wird und welche Qualität sie hat.

In der «IUE» Berühren – Berührt werden geht es darum, die Bedeutung des (manuellen) Kontakts zwischen Menschen bewußt zu machen. Dieser zentralen Qualifikation soll entsprechend Raum und Zeit gegeben werden. Das Ziel der «IUE» ist es, den Schülerinnen und Schülern den Unterschied zwischen «zufälligem» oder notwendigem Anfassen bei Pflegehandlungen und der individuellen, gezielten und therapeutischen Berührung aufzuzeigen.

Die Schülerinnen und Schüler sind am Beginn ihrer Ausbildung in der Regel sehr motiviert. Wichtig ist, daß sie sich bereits zu diesem Zeitpunkt bei den alltäglichen Pflegehandlungen darüber bewußt werden, welche Chancen und Möglichkeiten sie als Pflegepersonen mit der Qualität der Berührung haben. Daneben übernehmen Pflegende z.B. bei der Körperpflege Tätigkeiten, die diese Personen normalerweise in ihrer ganz individuellen Weise selbständig ausführen würde. Für diese spezifische Art und Weise der Körperpflege, die dem Patienten Sicherheit und Ordnung vermittelt, zu sensibilisieren, ist ein weiteres Ziel der «IUE».

Unsere Gesellschaft ist tendenziell berührungsfeindlich, doch gerade in der Pflege werden Intimitätsgrenzen oftmals überschritten, ohne daß dies erkannt wird. Für die am Anfang den Ausbildung stehenden Schülerinnen und Schüler birgt gerade dieser Aspekt Probleme und Ängste in sich. Die oftmals erst 17- bis 20jährigen Schülerinnen und Schüler, die zum großen Teil gerade selbst ihre erste Liebe erleben und ihre Intimität und Sexualität entdecken, benötigen gerade für diese Thematik eine langsame Hinführung und einen angemessenen Freiraum.

Die «IUE» Berühren ist so aufgebaut, daß sich Selbsterfahrung, Reflexion und das Erlernen von neuem Fachwissen (z. B. Grundsätze, Techniken zur Körperpflege) abwechseln. Grundlagen der Soziologie (Werte und Normen), Grundlagen der Psychologie (Nähe und Distanz) und die Anatomie der Haut vertiefen das Verständnis des Erlebten.

Der erste Tag beginnt mit der Auseinandersetzung mit dem eigenen Körpergefühl. Die Schülerinnen und Schüler beschäftigen sich mit ihren Händen und erleben die Verschiedenheit der Qualität der Berührung innerhalb der Klasse – das Vertrauen zueinander wächst. Darauf aufbauend lernen sie die Haut als Spiegel der Seele, als Sender und Empfänger kennen. Sie denken darüber nach, was notwendig ist, um sich in der eigenen Haut wohl zu fühlen. Sie erkennen und reflektieren ihre eigenen Bedürfnisse in Bezug zu Berührung, Körperpflege und Kleidung.

Das Fußbad ist die erste «Technik», die sie aneinander ausprobieren, nachdem zwei Lehrkräfte dies praktisch demonstriert und theoretisch untermauert haben. Bei allen Demonstrationen spielt die Vorbildfunktion dieser beiden LehrerInnen und ihr Umgang miteinander eine besondere Rolle.

Im weiteren Verlauf der «IUE» lernen die Schülerinnen und Schüler theoretisch und praktisch mit verschiedenen Techniken der Körperpflege, Verwendung von Handschuhen, Hände waschen und Händedesinfektion kennen. In praktischen Übungen haben sie die Möglichkeit, sich in die Rolle des «Berührten» hineinzuversetzen.

Den Abschluß der Einheit bilden Projekte und deren Präsentation. Alle Schülerinnen und Schüler haben die *Möglichkeit*, in Kleingruppen (2–4) die erlernten *Möglichkeiten* der Körperpflege zu erfahren und zu üben. Zusätzlich wird durch verschiedene Projektangebote die Auseinandersetzung mit dem Thema Berühren gefördert und vertieft. Diese Projektarbeiten zeigen die verschiedenen Dimensionen von Berührung auf und die Kreativität wird gefördert. Einzelne Schülerinnen und Schüler können ihre individuellen Fähigkeiten einbringen und die Bereitschaft, sich mit Forschungsergebnissen zu beschäftigen, wird angeregt. (Beispiele sind Photographien, die später im Schulhaus ausgestellt werden oder auch die Untersuchung und Vorstellung von Begrüßungsritualen in anderen Kulturen.

2. Lernziele

Die Schülerinnen und Schüler sollen:

- sich der Wichtigkeit und Bedeutung ihrer Hände im Pflegeberuf bewußt werden und Kriterien der Hautbeobachtung sammeln;
- soziale Normen und Werte im Bezug auf Berührung, Körperlichkeit und «Schönheit» kennenlernen;
- über gängige Körpernormen und -werte, deren Entstehung und Auswirkungen reflektieren
- die Wichtigkeit von individueller Kleidung als Ausdruck der Persönlichkeit erkennen
- sich ihrer eigenen Berührungsbiographie bewußt werden;
- wissen und akzeptieren, daß es für jeden einzelnen verschiedene Tabuzonen mit unterschiedlicher Ausprägung gibt;
- erfahren, welche Nähe bzw. Distanz sie zu einzelnen Mitschülerinnen und Mitschülern benötigen;
- die Wichtigkeit des gezielten Einsatzes von Nähe und Distanz kennen;
- unterschiedliche Berührungsmöglichkeiten und deren Wirkung kennen;
- verschiedene Berührungsqualitäten erfahren;
- die Anatomie und Physiologie der Haut kennen;
- die Haut als Kontaktorgan mit emotionaler Wechselwirkung verstehen («Sender und Empfänger»);
- verschiedene Bedürfnisse und Rituale in der Körperpflege erkennen können
- mit den in der Klinik üblichen ätherischen Ölen und Emulgatoren umgehen können und ihre Wirkung und Anwendungsmöglichkeit kennen;
- ein Fußbad mit ätherischen Ölen durchführen können;

- die Vorbereitungsmaßnahmen zu den verschiedenen Körperpflegemöglichkeiten (Duschen, Vollbad, am Waschbecken, im Bett) benennen können;
- die Techniken des Haarewaschens im Bett kennen und durchführen können;
- Prinzipien und Bedeutung der Zahn- und Prothesenpflege erläutern können;
- das Zähne putzen an einer anderen Person durchführen können;
- die wichtigsten Prinzipien zur Körperpflege kennen;
- die Prinzipien der Intimpflege kennen;
- Signale der Körpersprache erkennen können;
- sich über den Zusammenhang der Dimensionen Abhängigkeit und Macht im Kontext Berührung bewußt werden;
- sich in der passiven Haltung des Ausgeliefertseins, der Hilflosigkeit und der Desorientierung erleben;
- die Grundlagen des Händewaschens und -desinfizierens verstehen und durchführen können;
- den sinnvollen Einsatz von Handschuhen verstehen;
- die kulturellen Unterschiede im Körperkontakt kennenlernen.

3. Stundentafel

Tabelle 5.1

Stundenzahl	Fachgebiet KrPflG APrO	Lernziel CULP
4	Fach 1: Berufsethik	1.2.1, 1.2.3
4	Fach 2: Hygiene	2.1.3, 2.5.2, 2.5.3
2	Fach 3: Anatomie	3.2.13
14	Fach 7: Psychologie, Soziologie, Padägogik	7.1.1, 7.2.1, 7.2.2, 7.3.2, 7.4.3
28	Fach 8: Krankenpflege	8.2.3.1, 8.2.3.2, 8.2.3.4, 8.2.10.2, 8.2.11.2, 8.2.11.1, 8.2.12.2, 8.3.1

entspricht sechs Tagen Unterricht, inklusive zwei halben Tagen Projekt, einem Tag Auswertung (dabei zweimal ein Freitag mit jeweils sechs Stunden Unterricht).

4. Dozenten

- LehrerInnen für Pflegeberufe
- SozialwissenschaftlerIn
- AnatomiedozentIn

5. Stundenplan

Tabelle 5.2

1. Tag	2. Tag	3. Tag	4. Tag
Fach 8 Vorstellung der «IUE» Haut und Hände	Fach 3 Anatomie Haut,	Fach 8 Beobachtung Haut und Hautpflege	Fach 7 Normen und Werte
Fach 8 Körperannahme	Fach 1 Sprachgebrauch, Haut, Fragebogen	Fach 8 Vorbereitung der Körperpflege	Fach 7 Soziale Normen
Fach 8 «Streicheleinheiten», die eigene Berührungsbiographie	Fach 8 ätherische Öle, Emulgatoren und ihre Anwendung	Fach 8 Haarpflege, Zähne putzen	Fach 8 Prinzipien der Körperpflege
Fach 8 Nähe – Distanz, Berührungs-unterschiede	Fach 8 Füße waschen in Theorie und Praxis		Fach 8 Rasieren, Nagelpflege

5. Tag	6. Tag	7. Tag
Fach 2 Händedesinfektion	Fach 8/Fach 1 Projektarbeit	Fach 7 Präsentation der Projekte
Fach 8 Berührung, Macht – Ohnmacht	Fach 8/Fach 2 Projektarbeit	Fach 7 Präsentation der Projekte
Fach 8/Fach 1 Projektarbeit	Fach 7 Nähe und Distanz	Fach 7 Auswertung der Projektarbeiten und der IUE
Fach 8/Fach 2 Projektarbeit	Fach 7 Nähe und Distanz	

6. Inhalte

6.1 Einführung

- Vorstellen der DozentInnen, der Lernziele und der Einheit
- Punktabfrage zum Thema Berührung.

6.2 Bedeutung unserer Hände

- Assoziationen zu den eigenen Händen
- Hände der Mitschülerinnen und Mitschüler blind erkennen
- Kriterien, die die Hand als Individuum ausmachen.

6.3 Körperakzeptanz

- Ideale und Vorbilder
- was gefällt den TeilnehmerInnen an ihrer Person, was nicht
- was braucht jeder einzelne, um sich in seiner Haut wohl zu fühlen?

6.4 Körpergrenzen

- die eigene Berührungsbiographie
- Zonen, die man bei fast allen Menschen berühren darf und Tabuzonen
- Nähe und Distanz, die jede/jeder zulassen kann.

6.5 Anatomie/Physiologie der Haut

- Hautschichten
- Hautfunktionen.

6.6 Beobachtung Haut

- Kriterien der Beobachtung
- physiologische Veränderungen
- die individuelle Hautpflege.

6.7 Normen und Werte

- Entstehung und Auswirkung von Normen und Werten auf den einzelnen
- kulturelle Unterschiede im Körperkontakt
- Schönheitsideale

6.8 Die Rolle der Pflegeperson

- Möglichkeiten der Abgrenzung
- Macht und Ohnmacht
- Beziehungssituation zwischen Pflegeperson und PatientIn.

6.9 Berührung

- Sprache im Zusammenhang mit Haut und Berührung
- Auswirkung von Einflüssen der Umwelt und geistig-seelischer Faktoren auf die Haut
- Berührungsqualitäten
- Reaktionen auf Berührung
- unterschiedliche Berührungsmöglichkeiten und ihre Wirkung
- unterschiedliche Berührungsintentionen und ihre Wirkung.
- kulturelle Unterschiede

6.10 Körperpflege

- Ziele der Körperpflege
- verschiedene Bedürfnisse und Rituale
- ätherische Öle, Emulgatoren und deren Anwendung
- Fußbad in Theorie und Praxis
- Prinzipien der Körperpflege
- Intimpflege
- Maßnahmen zur Vorbereitung eines Vollbades, einer Dusche und einer Ganzkörperwäsche am Waschbecken und im Bett
- Techniken des Haarewaschens im Bett
- Prinzipien der Zahn- und Prothesenpflege.

6.11 Hygiene

- Grundlagen des Händewaschens und -desinfizierens
- sinnvoller Einsatz von Handschuhen.

7. Unterrichtsverlaufsplan

Tabelle 5.3

Zeit	Inhalt	Methoden / Medien	DozentIn
1. Tag			
15′	Begrüßung,	Sitzkreis	«IUE» Team
30′	Wunschvorstellung In welchem Körper möchte ich für einen Tag sein?	Blitzlicht	2 LP
60′	«Handwerkszeug» Assoziation zu: Meine Hände sind…		
15′	Gedicht		
45′	Körperannahme Feldenkrais-Check up – Mein Selbstbild	AA, Pinwand, LSG Übung siehe 8 Fragebogen, LSG	2 LP

Zeit	Inhalt	Methoden / Medien	DozentIn
20′	Auseinandersetzung mit der eigenen Berührungs-Biographie	Punktabfrage	2 LP
40′	Verknüpfung mit der Pflegetheorie von Peplau	LSG	
60′	Intimsphäre Menschenskizze Nähe und Distanz	 AB, LSG	
70′	Wahrnehmungsübung Berührungskreis	 Übungen Matten	1 LP
5′	Schlußblitzlicht		
2. Tag 90′	 Anatomie: Hautschichten, Hautfunktion	 LV, LSG	 Anatomie-dozent
60′	Sprachgebrauch Haut/Berührung Haut als Sender und Empfänger	AB, LSG TA	2 LP
30′	Körperpflege	Fragebogen	2 LP
180′	Ätherische Öle Theorie/Praxis Vorbereitung, Durchführung eines Fußbades	LV, AB, LSG LSG, OHP Materialien für Fußbad Demonstration	1 LP 2 LP
3. Tag 90′	 Kriterien der Hautbeobachtung pathologische und physiologische Veränderungen	 LV, LSG AB	 1 LP
20′	Einstieg: Situation im Krankenhaus Reflexion	Phantasiereise siehe 8.	2 LP
60′	«Frau Winter»: Arbeitsauftrag	GA, Plakate	
10′	Ziele der Körperpflege	LSG, OHP	
30′	Besprechen der verschiedenen Möglichkeiten des Haarewaschens im Bett	LSG, AB Demonstration Material	2 LP
60′	Erarbeiten der Prinzipien für die Körperpflege. Praktische Übung	AB, TA	

Zeit	Inhalt	Methoden / Medien	DozentIn
4. Tag			
90′	Normen und Werte	LSG, AA	Soziologe
90′	Soziale Normen	LSG, AB, OHP	
90′	Intimpflege Aspekte im Umgang mit Sexualität	LSG, AA	2 LP
90′	Rasur und Nagelpflege	Demonstration Material LSG, AA, PA	2 LP
5. Tag			
90′	Hygiene Händewaschen und -desinfizieren	LV, LSG	1 LP
90′	Berührung: Macht-Ohnmacht Selbsterfahrungsübung	GA LSG Matten	2 LP
30′	Besprechung der Projektarbeiten	LV, LSG	«IUE» Team
150′	Projektarbeit in Gruppen	LV, LSG GA	
6. Tag			
180′	Fortsetzung der Projektarbeiten	GA	«IUE» Team
180′	Nähe und Distanz	LSG, AB	Soziologe
7. Tag			
180′	Präsentation der Projekte		«IUE» Team
90′	Auswertung der Projektarbeit und der «IUE»		

8. Methoden / Medien (exemplarisch)

8.1 Abschluß der Assoziationen zu den eigenen Händen, s. 6.2

Die Bedeutung unserer Hände

Ich habe Hände

Hände reißen an sich – Hände lassen los

Hände jagen fort – Hände laden ein

Hände wehren ab – Hände öffnen sich

Hände lassen fallen – Hände heben auf

Hände verweigern – Hände empfangen

Hände verführen – Hände weisen den Weg

Hände verletzen – Hände heilen

Hände schlagen – Hände liebkosen

Hände verstoßen – Hände verzeihen

Hände drohen – Hände grüßen

Hände ballen sich zur Faust – Hände falten sich zum Gebet

Hände töten – Hände beleben

Was geschieht durch meine Hände?

Was geschieht durch deine Hände?

Norbert Scholl
Quelle unbekannt

8.2 Arbeitsauftrag Hinführung, Beschäftigung mit dem eigenen Körper

8.2.1 Methodische Anweisung:

Die Schülerinnen und Schüler liegen oder sitzen auf Matten, sie malen blind ihren Körperumriß. Sie fühlen und erleben ihren Körper nach Vorgabe der Lehrerin durch einen *Feldenkrais – check up*:

Lehrerin gibt folgende Anweisungen:

- Legen Sie sich bitte bequem auf den Boden.
- Wenn sie bequem liegen, dann bewegen Sie sich nicht mehr.
- Bitte verändern Sie Ihre Lage nicht während dieser Übung – es geht um die Wahrnehmung!
- Spüren Sie nun in Ihre Fersen hinein, nehmen Sie wahr, wie die Auflagefläche ist: auf beiden Seiten gleich, oder ist ein Fuß mehr nach außen oder nach innen geneigt?
- Wie liegen Ihre Unterschenkel – liegen beide gleichmäßig schwer auf oder besteht ein Unterschied?
- Wie nah sind Ihre Kniekehlen am Boden – liegen sie ganz auf oder besteht ein Zwischenraum?
- Wie ist es mit den Oberschenkeln – ist es rechts und links gleich? Wenig Auflagedruck oder viel? Liegen Ihre Oberschenkel parallel nebeneinander oder schräg im Winkel nach außen?
- Wie ist die Auflagefläche Ihres Beckens – rechts genauso groß wie links – oder ist das Becken nach einer Seite geneigt?
- Der Rücken – spüren Sie Ihre Wirbelsäule in gesamter Länge oder in Abschnitten? An welchen Stellen liegt die Wirbelsäule nicht ganz auf?
- Spüren Sie Ihre Schulterblätter – auf beiden Seiten ?
- Liegen die Rippen hinten auf dem Boden auf? Ist das Gewicht gleichmäßig auf beide Seiten verteilt? Spüren Sie eine Seite mehr, wenn ja welche?
- Gleichen Sie nichts aus, bleiben Sie so, wie Sie liegen!
- Jetzt gehen Sie in Ihre Arme und vergleichen Sie: wie liegt der rechte Arm, wie liegt der linke Arm – welcher liegt schwerer? Wie ist es mit dem Ellenbogen ?

- Wie liegen Ihre Hände – die Finger – ähnlich oder verschieden?
- Was spüren Sie?
- Wie ist es mit Ihrer Halswirbelsäule – liegt sie auf an einer Stelle? Ist sie eher wie eine gebogene Brücke oder mehr wie ein gerader Steg?
- Wieviel Auflagefläche hat Ihr Kopf? Liegt er gerade?
- Steht Ihr Kinn in der Mitte oder ist es mehr schräg?
- Jetzt ist es Zeit noch einmal tief durchzuatmen – sich vom Körper zu verabschieden und langsam – ganz langsam hoch zum Sitzen zu kommen.
- erneutes blindes Malen des Körperumrisses

8.2.2 Auswertung

- Reflexion über das Erlebte
- Austausch der gemachten Erfahrungen
- Vergleich der Unterschiede.

8.3 Was braucht jeder einzelne Mensch, um sich in seiner Haut wohl zu fühlen?

8.3.1 Fragebogen

Wann fühle ich mich wohl in meiner Haut?

1. Wie beginnt ein normaler Tag, nachdem der Wecker klingelt?
   (Was tue ich? Was fühle ich? Was brauche ich?)

___

___

___

2. Was gönne ich meiner Haut besonderes?

___

___

___

3. Wann wähle ich meine Kleidung aus für diesen Tag?
- am Abend zuvor
- direkt nach dem Aufstehen
- nach dem Frühstück/Bad
- ______________________________

4. Nach welchen Kriterien wähle ich meine Kleidung aus?

____

____

____

5. Zu meinen Lieblingskleidungsstücken gehört

____

weil ______________________________

6. Meine Lieblingsfarbe ist ______________________________

weil ______________________________

Die Farbe ______________ mag ich überhaupt nicht,

weil ______________________________

7. Woran liegt es, daß manche Tage schon am Morgen gelaufen sind?

____

____

____

8. Wie ist ein Raum gestaltet, in dem ich mich wohl fühle?

____

____

____

9. Welche Wirkung hat der letzte Blick in den Spiegel, bevor ich morgens das Haus verlasse?

____

____

____

8.3.2 Auswertung

Die verschiedenen Gewohnheiten und Ansichten werden in Partnerarbeit verglichen und ausgetauscht. Danach erfolgt mit der gesamten Klasse eine Diskussion darüber, was diese Erkenntnisse für PatientInnen bedeuten und wie Pflegende dies berücksichtigen können.

8.4 Arbeitsblatt: Nähe-Distanz

«Menschenskizze» – Körpergrenzen – Nähe - Distanz

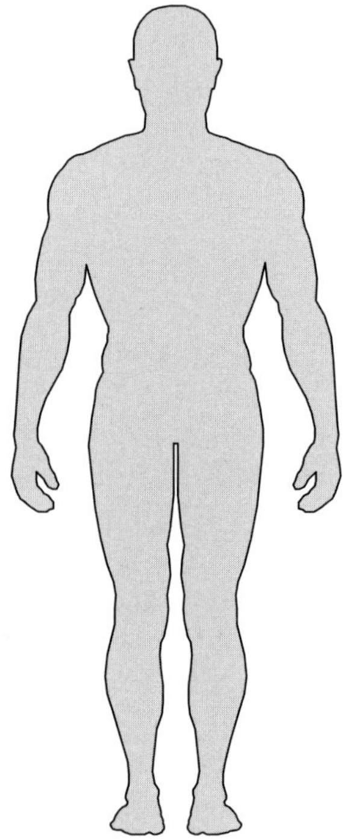

8.4.1 Auswertung

- Bitte kennzeichnen Sie in dieser Skizze mit den drei verschiedenen Farben, wo Sie sich von welchen Menschen berühren oder nicht berühren lassen würden.
- **Grün**: Diesen Bereich darf eigentlich **jeder Mensch** berühren.
- **Blau**: Hier dürfen mich **Freunde und Familienangehörige** berühren.
- **Rot**: Nur ich selber, höchstens mein **Partner**, meine **Partnerin** berühren diese Breiche.

nach: Bienstein, Christel: Basale Stimulation in der Pflege, Verlag Selbstbestimmtes Leben, Düsseldorf 1991.

8.5 Arbeitsauftrag zum Thema Körperpflege und zum Rollenverständnis einer Pflegenden

8.5.1 Methodische Anleitung:

Die Schülerinnen und Schüler sitzen entspannt und haben die Augen geschlossen – sie sollten möglichst ruhig atmen. Sie hören folgende Erzählung an.

Kleine Phantasiereise

- «Vorgestern bin ich mit Freunden zu einem Kurzurlaub für eine Woche in die Berge gefahren. Das Wetter ist wunderschön – blauer Himmel, strahlender Sonnenschein.
- Die Pension ist super. Das Essen paßt. Der Wein schmeckt. Es geht mir so richtig gut.
- Und gestern dann die erste Wanderung, vorbei an prachtvollen Laubbäumen. Die Luft ist frisch.
- Wir sind alle gut gelaunt. Der Aufstieg ist nicht sehr anstrengend und nach drei Stunden ist das Ziel erreicht.
- Der Blick ist herrlich. Ein Genuß ist dieser Tag.
- Nach einer ausgiebigen Pause mit guter Brotzeit geht's an den Abstieg. Es geht flott voran und ich bin guter Dinge.
- Kurz vor dem Tal – ich passe nicht auf – knicke um – rutsche aus – versuche noch mich mit der rechten Hand abzustützen und schon liege ich da. Ende der Tour. Der Fuß tut sehr, sehr weh und auch die rechte Hand – ich kann nicht mehr aufstehen.
- Mit dem Krankenwagen geht's in die nächste Klinik.
- Nach dem Röntgen kommt die Diagnose: Der Fuß ist gebrochen und die Handwurzelknochen auch. Ich werde eingegipst und irgendwann liege ich in einem Dreibettzimmer.
- Es ist schon spät. Ich will nur noch meine Ruhe haben und schlafe endlich ein.
- Der neue Morgen bricht an, es dämmert noch und schon kommt eine Krankenschwester ins Zimmer, wünscht fröhlich guten Morgen und meint, sie wolle mich jetzt waschen.»

8.5.2 Auswertung

LehrerIn fragt nach der Geschichte sofort:
Was geht Ihnen spontan durch den Kopf?
Alle Gefühle werden an der Tafel gesammelt. In der Zwischenzeit haben sich die Schülerinnen und Schüler etwas von dem Schreck erholt und dürfen sich überlegen, was sie sich von der Pflegenden wünschen, damit sie sich wohlfühlen können.

- Was wäre hilfreich am Verhalten der Schwester? Was täte gut?
- Gibt es eigene ähnliche Erlebnisse?
- Gefühle, Wünsche und Lösungsmöglichkeiten werden erarbeitet.

8.6 Maßnahmen zur Vorbereitung eines Vollbades, einer Dusche und einer Ganzkörperwäsche am Waschbecken und im Bett anhand eines Fallbeispiels

8.6.1 Methodische Anleitung

- Frau Winter wird vorgestellt: Plakat mit Photo und Kurzbiographie.
- Jede Gruppe bekommt ihr Arbeitsblatt mit den Fragen für einen Tag.

Beispiel:
Frau Theresa Winter, geb. 4. 6. 17 in Nürnberg, sie hat zwei Kinder, eine Tochter (58) und einen Sohn (52).Die Tochter lebt mit ihrer Familie in Bielefeld, der Sohn alleine in Lauf.

Sie führte mit ihrem Ehemann zusammen bis zum Rentenalter einen Friseursalon.

Vor 10 Jahren starb ihr Mann im Alter von 72 Jahren – sie waren fast 50 Jahre verheiratet

Seitdem lebt sie alleine in einer 3-Zimmer-Wohnung in der Schnieglinger Straße (im 2. Stock).

Sie konnte immer schlechter die Treppe laufen – Nachbarn kümmerten sich ab und zu um sie und verständigten auch ihren Sohn, als sie eine ganze Weile nichts von ihr gehört hatten.

Vor einer Woche wurde sie vom Hausarzt ins Klinikum eingewiesen. Sie hat stark abgenommen, wiegt nun bei 1,60 m nur 48 kg. Frau Winter hatte zu wenig getrunken und war teilweise verwirrt.

Jetzt kann sie wieder alleine aufstehen und kurze Strecken alleine gehen (z. B. zur Toilette). Sie hat jedoch fast immer Schmerzen in den Gelenken und fühlt sich auf glatten Fußböden unsicher.

Aufträge an die Arbeitsgruppen:

- *Heute* wünscht Frau Winter sich ein Vollbad, weil sie sich das gerne einmal in der Woche gönnt.
- *Heute* fühlt sich Frau Winter etwas «wacklig» auf den Beinen, sie möchte aber trotzdem duschen, weil sie in der Nacht stark geschwitzt hat (ein Vollbad wäre ihr zu anstrengend und aufwendig).
- *Heute* wäscht sich Frau Winter wie immer am Waschbecken.
- Letzte Nacht konnte Frau Winter vor Schmerzen kaum ein Auge zu tun, sie möchte sich *heute* im Bett waschen.

8.6.2 Auswertung:

In vier Arbeitsgruppen werden die Fragen bearbeitet, die Ergebnisse werden auf Plakaten festgehalten und von der Gruppe vorgestellt.

9. Projekt

9.1 Projektbeschreibung

Wie schon in der Einleitung beschrieben, sind die Schülerinnen und Schüler am Beginn der Ausbildung oft erst 17 bis 20 Jahre alt – sie sind in der Spätadoleszenz – einem Lebensabschnitt, in dem sie sehr mit sich und ihrem Körper beschäftigt sind. Ausgeprägtes Schamgefühl, Gekicher beim Thema Haut und souveränes Reden über Nacktheit, Nähe und Distanz wechseln in rascher Reihenfolge.

Damit die Schülerinnen und Schüler in einem geschützten Rahmen üben und reflektieren können, haben sie vier Unterrichtsstunden Zeit, sich zu zweit gegenseitig zu waschen. Eine Lehrerin/ein Lehrer steht zur Verfügung – Betten, Waschschüsseln, Kopfwaschvorrichtungen usw. werden organisiert, während Waschutensilien, Shampoo, Nagelnecessaire und ähnliches oft aus dem privaten Haushalt stammen. Jede/r liegt einmal selbst im Bett und erfährt, wie angenehm oder unangenehm eine Körperpflege von einer anderen Person sein kann. Jede/r bemüht sich, der Schülerin – dem Schüler etwas «Gutes» zu tun. Jede/r erfährt, wie ihre/seine Art zu berühren empfunden wird und übt sich im Nachfragen.

Die andere Hälfte der Klasse wählt sich ein anderes Projekt und bearbeitet es in Kleingruppen.

Das Thema ist immer Berühren – Was berührt wie oder wen? Wie kann ich Berührung darstellen?

Die Ergebnisse werden am letzten Tag der «IUE» in feierlichem Rahmen präsentiert. Alle Dozenten, die in dieser Einheit unterrichtet haben, werden eingeladen.

9.1.2 Projekte zur Auswahl:

- Erstellen einer Photoserie – möglichst schwarz-weiß.
- Ein Gedicht oder eine Geschichte finden/erfinden, vertonen, vortragen, darstellen illustrieren.
- Ein Theaterstück zum Thema (live oder als Video) auf- bzw. vorführen.
- Gipsmasken modellieren: Dabei erlebt man intensiv Berührung, Macht und Abhängigkeit – beim Bemalen und Präsentieren «berühren» verschiedene Stimmungen und Gefühle.
- Töne – Geräusche - Musik
  «Von Wonneriesel bis Gänsehaut!»
- Mit dem Kassettenrekorder in der Stadt unterwegs:
  Interviews – Meinungen – Werte – kulturelle Unterschiede.

10. Fazit

Der amüsanteste «Zufall» in dieser Einheit Berühren ist zweifelsohne, daß bisher nacheinander drei (!) Kolleginnen, die bei der verantwortlichen Gruppe mitgearbeitet haben, schwanger geworden sind.

Es kann von großem Vorteil sein, wenn bei dieser Thematik Zeit und Möglichkeiten gegeben sind, um auf Stimmungen und spontane Ideen und Fragen eingehen zu können. Bei der Nachfrage, warum «Pink» eine sehr unbeliebte Farbe sei, kam die Antwort, das sei schwul! Im Rahmen der «IUE» war es möglich, zu reagieren und das Thema Homosexualität angemessen zu besprechen. Die Schülerinnen und Schüler konnten von ihren Erlebnissen, Ängsten und Wertungen erzählen. Ein Mitschüler berichtete, wie er es erlebt hatte, wegen seiner Kleidung mit Vorurteilen konfrontiert zu werden. Es war eine gute Gelegenheit für jede Person, die eigenen Verhaltensweisen – gerade in Bezug zu Nähe und Distanz – zu hinterfragen.

Eine konträre Diskussion ergibt sich immer wieder – sowohl bei den KollegInnen, als auch bei den Schülerinnen und Schülern – wenn es darum geht, ob es sinnvoll ist, wenn sich die Schülerinnen und Schüler gegenseitig waschen. Manche sind strikt dagegen, die Wahrung der Intimsphäre müsse Vorrang haben. Andere meinen, man könne die Selbsterfahrung nicht hoch genug einschätzen. Wichtig ist, sich dieser Problematik bewußt zu sein, sie anzusprechen und damit ein Stück Realität aus dem Krankenhausalltag in die Schule zu transportieren: PatientInnen geht es oft ähnlich, und auch dann ist es notwendig, eine individuelle Lösung zu finden. Natürlich bleibt es den Schülerinnen und Schülern überlassen, inwieweit sie sich von einer Mitschülerin, einem Mitschüler waschen lassen, doch Haarpflege, das Waschen von Armen und Beinen, die Nagelpflege und Hautpflege wird von ihnen erwartet.

Die Auswertungen haben gezeigt, daß fast alle Schülerinnen und Schüler die Möglichkeit des gegenseitigen Waschens sehr geschätzt haben. Beim Waschen in den Kleingruppen ist es möglich, Nähe und

Berührung zuzulassen und zu genießen. Darüber hinaus ist es möglich, alle Fragen zu stellen, die man sich im großen Klassenverband wahrscheinlich nicht zu stellen wagt.

Es ist unglaublich, welche Ideen die Schülerinnen und Schüler haben und verwirklichen, wenn der Anstoß und die Rahmenbedingungen stimmen. Die intensive und kreative Arbeit macht Spaß und integriert auf unauffällige Weise eine Vertiefung und «Lernzielkontrolle» zu den verschiedenen Ebenen des Themas. Wir Lehrkräfte sind jedesmal wieder etwas ängstlich gespannt, welche Ergebnisse am letzten Tag präsentiert werden – und jedesmal ist die Präsentation ein kleines Fest. Die folgenden «Kostprobe» spricht für sich selbst:

Gedicht, das zu einem Bilderzyklus entstand:

be-Rührung

Berührung
ist sein

eintauchen ins innere Ich
sich treiben lassen
auf den Stromschnellen der Nervenbahnen

alle Sinne geschärft
nur warten auf den nächsten Anstoß
erwartungsvoll hingegeben

ergeben an diese Macht
wird Zeit bedeutungslos gar undefinierbar
beeinflußt der Dinge Lauf stetig

ist Berührung sein

K. Köck (A 98 I)

11. Literaturverzeichnis

Anzieu D. (1991). *Das Haut-Ich.* Frankfurt: Suhrkamp.

Authenieu L. (1988). Zwischen Berührungsangst und Routineberührung. *Die Schwester/Der Pfleger,* 10, 783–785.

Bienstein C. *Begegnen und Berühren.* Vortrag zum XIX. Internationalen Kongress für Pflegeberufe in Salzburg, 21./22.10.1995.

Bienstein C., Fröhlich A. (1991). *Basale Stimulation in der Pflege.* Düsseldorf: Verlag Selbstbestimmtes Leben.

Grossmann-Schnyder M. (1996). *Berühren.* Stuttgart: Hippokrates.

Grün H. (1995). *Frauen wollen immer nur das eine, und Männer können nicht Auto fahren. Das Buch der Vorurteile.* Frankfurt: Eichborn.

Hag Reiner, Suriaa (1988). Routinierte Berührung. *Die Schwester/Der Pfleger,* 10, 770–772.

Hillgen W. (1995). *Gesellschaft und Staat.* Lexikon der Politik. München: Vahlen.

Hilsberg R. (1993). *Körpergefühl.* Reinbek: rororo.

Inhester O.(1992). Analyse einer komplexen Situation als Beitrag zur Förderung pflegerischen Denkens. *Die Schwester/Der Pfleger,* 8, 712–717.

Inhester O., Zimmermann I. (1996). *Ganzkörperwaschung in der Pflege.* Hannover: Schlütersche.

Isler M. (1988). ...aus Sicht einer Krankenschwester. *Die Schwester/Der Pfleger,* 10, 780–783.

John D. (1994). *Touch, die Berührung.* Paderborn: Junfermann.

Juchli L. (1991). *Krankenpflege.* Stuttgart: Thieme.

Leboyer F. (1979). *Sanfte Hände.* München: Kösel.

Meyer E. (1992). Ganzkörperwaschung in der Pflege. *Die Schwester/Der Pfleger,* 8, 703–710.

Montague A. (1987). *Körperkontakt.* Stuttgart: Klett-Cotta.

Nydahl P.; Bartoszek G. (2000) Basale Stimulation – neue Wege in der Intensivpflege. UFI, München.

Schaub M. (1994). *Psychologie für die Pflegeberufe.* Berlin: Springer.

Schaubelt K. (1995). *Neue Aromatherapie.* Köln: vgs-Verlagsgesellschaft.

Scheich S. (1994). Hautpflege – das Streicheln der Seele. *Altenpflege,* 10, 635–637.

Schmidt R. F. (1993). *Neuro- und Sinnesphysiologie.* Berlin: Springer.

Stead C. (1991). *Aromatherapie.* Düsseldorf: Econ.

Werner M. (1996). *Ätherische Öle.* München: Gräfe und Unzer.

Zeller-Schüle. (1988). Umgang mit der Sexualität in der Krankenpflege. *Die Schwester/Der Pfleger,* 10, 770–772.

Zimbardo P. G. (1995). Psychologie. Berlin: Springer.

Zimmer K. (1989). Mit der Haut sprechen wir, lange bevor wir ein Wort sagen können. *Stern,* 34, 22–26.

Kapitel 6

Eva-Maria Hufnagel – Fritz Hupfer – Elfriede Reith – Brigitte Swieca

IUE Bewegen und Bewegt werden

Leben bedingt Bewegung
Bewegung ist Fortschritt
Fortschritt ist Entwicklung
Entwicklung ist Reifen

1. Einführung

Pflege geht in ihrer modernen Betrachtung von einem Menschenbild aus, in der den Aspekten der Bewegung, der Entwicklung und des Wachstums eine besondere Bedeutung zukommt. Der Mensch ist für Bewegung, aus der Wachstum und Entwicklung entstehen, angelegt. Je nachdem unter welchen Bedingungen er heranwächst, entwickelt er sich körperlich und geistig in unterschiedlicher Weise.

Durch den technischen Fortschritt in unserer Gesellschaft ist die körperliche Bewegung immer weniger nötig geworden. Diese Entwicklung hat eine Verhaltensänderung bewirkt, in der Fortbewegungsmittel wie Autos und Aufzüge an die Stelle der Fortbewegung durch die eigene Kraft getreten sind. Sport als Bewegung hat oftmals Kultcharakter und verhilft dem Einzelnen nicht, sein Gefühl für die eigene Körpersteuerung zu verbessern. Im Gegenteil: gewohnte, nicht unbedingt günstige Haltungsmuster werden dadurch noch verstärkt. Wir können uns nur so gut bewegen, wie wir es gelernt haben. Dies geschieht meist völlig unstrukturiert und unbewußt. Wir achten darauf, wohin wir gehen und was wir tun, aber nicht darauf, wie wir uns bewegen. Denken Sie, z. B. einmal daran, wie Sie aus der Sitzposition aufstehen. Wie machen Sie das? Was passiert da? Was bewegt sich wann und wo? Normalerweise denken Sie daran aufzustehen, und das nächste, was Sie wissen ist, daß Sie stehen. Wenige Menschen denken über ihren Körper nach, ehe er sich nicht durch Schmerzen oder Probleme bemerkbar macht.

Bis zu dem Moment, in dem wir merken, daß etwas nicht stimmt, bewegen wir uns möglicherweise lange Zeit auf eine ungünstige oder sogar gefährliche Weise. Da wir die physiologischen Bewegungsmuster zu wenig kennen und integrieren passiert es, daß wir uns auf Arten und Weisen bewegen, die unserem Körperbau und damit uns selbst nicht entsprechen.

Dennoch hat ein gesellschaftlicher Prozeß begonnen, in dem der Verantwortung jedes einzelnen Menschen im Umgang mit sich selbst und mit anderen zunehmend mehr Bedeutung zukommt. In diesem Zusammenhang rückt auch die Frage der Bewegung des Menschen an eine zentrale Position, eine Frage, die bis in die Pflege hineinwirkt.

Das Verständnis für den entwicklungsgeschichtlich bedingten Umgang mit dem eigenen Körper und den Zusammenhängen zwischen gesellschaftlicher Bedingtheit und der Bedeutung von Krankheit hat sich in der Krankenpflege in den letzten Jahren zunehmend entwickelt. Somit ist ein Prozeß in Gang gekommen, welcher es den Pflegepersonen und nicht zuletzt den Patienten ermöglicht, ein besseres Verständnis für Gesundheit und Krankheit zu entwickeln

Durch das Wissen um das sensomotorische Zusammenspiel von Wahrnehmung und Bewegung können zunächst gelernte und verfestigte Bewegungs- und Verhaltensmuster besser erkannt werden. Darüber hinaus ist es mit Hilfe von neuen Konzepten wie der Kinästhetik und der Feldenkraismethode möglich, ein größeres Spektrum an Möglichkeiten im Umgang mit Patienten und deren Gesundheit-Krankheit einzusetzen. Die Berufsgruppe der Pflegenden ist täglich mit Menschen konfrontiert, deren Bewegungsmöglichkeiten verändert, wenn nicht gar eingeschränkt sind. Es ist daher dringend erforderlich, sich den Aspekten von Bewegungswahrnehmung und Bewegungsanbahnung durch professionelle Pflege während der Ausbildung vermehrt zuzuwenden.

In der «IUE» «Bewegen – Bewegt werden» sollen die Schülerinnen und Schüler die Bewegung des menschlichen Körpers bewußt erfahren. Der Zusammenhang von Körperwahrnehmung und der Bedeutung von Gesundheit-Krankheit wird im Zusammenspiel von Knochen, Muskeln und Gelenken erlebbar gemacht. Dabei werden psychomotorische, affektive und kognitive Lernebenen miteinander verknüpft. Bei der Vertiefung der Inhalte im weiteren Verlauf der Ausbildung sollen die Schülerinnen und Schüler die Fähigkeit erlangen, Bewegung und Bewegungswahrnehmung bzw. die Reflexion der gemachten Erfahrungen, in die Arbeit mit Menschen zu integrieren, Probleme zu erkennen und neue Lösungsansätze zu finden.

Die Abbildung 6.1 zeigt die Vernetzung der Wirkungsweise der Bewegung:

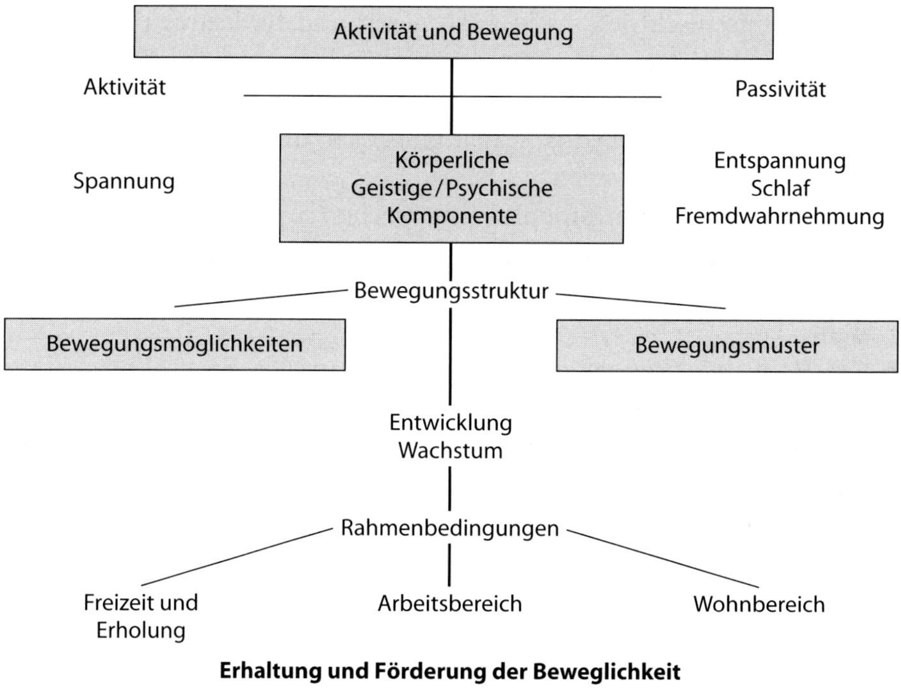

Abbildung 6.1

2. Lernziele

Die Schülerinnen und Schüler sollen:

- die Bedeutung der Bewegung für die menschliche Entwicklung erkennen und Ziele der Bewegung nennen können;
- ein Bewußtsein für das Zusammenspiel der Knochen und Muskeln entwickeln;
- die isometrische und isotonische Bewegungsart unterscheiden können;
- den Zusammenhang zwischen körperlicher und geistiger Haltung nachvollziehen und den Zusammenhang zwischen Bewegung und deren Ausdrucksform verstehen;
- die Verantwortung jedes einzelnen Menschen im Umgang mit sich und anderen begreifen;

- Bewegungseinschränkungen analysieren und Bewegungsabläufe beschreiben können;
- die eigenen Bewegungen so leicht wie möglich durchführen können und die eigene Bewegung gezielt einsetzen, um Patienten mit wenig Anstrengung zu bewegen;
- das Konzept der Kinästhetik kennenlernen, um eine effektive Interaktion durch Berührung und Bewegung mit Patienten zu gestalten;
- eine kranke Person zur Mobilisation vor das Bett vorbereiten können;
- Möglichkeiten kennenlernen, Patienten in der Entwicklung ihrer eigenen Gesundheit zu unterstützen;
- die persönlichen Bewegungs- und Handlungsmöglichkeiten erweitern, um das Risiko von berufsbedingten Verletzungen und Belastungsschäden zu reduzieren;
- die eigene wirbelsäulenschädigende Haltung erkennen und eine rückenschonende Verhaltensstrategie entwickeln;
- durch die Verhaltensregeln eigene Bewegungsabläufe verändern.

3. Stundentafel

Tabelle 6.1

Stundenzahl	Fachgebiet KrPflG APrO	Lernziel CULP
14	Fach 3: Anatomie, Physiologie	3.2.3.3, 3.2.3.4, 3.2.3.5
64	Fach 8: Krankenpflege (inkl. Feldenkrais, Kinästhetik, Rückenschule)	8.2.1.3, 8.2.2.1, 8.2.2.2, 8.2.2.3, 8.2.5.1, 8.2.2.3

entspricht acht Tagen Unterricht, einem Tag Projekt und einem Tag Auswertung.

4. Dozenten

- LehrerInnen für Pflegeberufe
- Anatomie-/ Physiologiedozentin.

5. Stundenplan

Tabelle 6.2

1. Tag	2. Tag	3. Tag	4. Tag	5. Tag
Fach 8 Einführung	Fach 3/Fach 8 Knöcherner Thorax, Atmung (Rippen)	Fach 8 Ausdruck, Haltung, Mimik	Fach 8 Rückenschule	Fach 3/Fach 8 Armgelenke, Feldenkrais (Ellenbogen, Hand)
Fach 3/Fach 8 Wirbelsäule, Feldenkrais (Wirbel)	Fach 3/Fach 8 Thoraxmuskulatur, Atmung (Zwerchfell)	Fach 8 Kinästhetik	Fach 3/Fach 8 Schultergürtel (Knochen), Feldenkrais (Schulter)	Fach 3/Fach 8 Obere Extremität (Muskeln), Feldenkrais (Finger)
Fach 3/Fach 8 Rückenmuskulatur, Feldenkrais (Strecker)	Fach 8 Kinästhetik	Fach 8 Kinästhetik	Fach 3/Fach 8 Schultergürtel (Muskeln), Feldenkrais	Fach 8 Rückenschule
Fach 8 Rückenschule	Fach 8 Kinästhetik	Fach 3/Fach 8 Becken und Muskulatur, Feldenkrais (Beuger)	Fach 3/Fach 8 obere Extremität Feldenkrais (Schulterblatt)	
6. Tag	**7. Tag**	**8. Tag**	**9. Tag**	**10. Tag**
Fach 3/Fach 8 Untere Extremität, Feldenkrais (Fuß)	Fach 3/Fach 8 Muskeln, Hüftgelenk, Feldenkrais (Hüftgelenksbewegung)	Fach 8 Kinästhetik	Beobachtungsprojekt auf Station, mit schriftlicher Ausarbeitung	Auswertung: Pantomime im Vergleich mit der schriftlichen Ausarbeitung
Fach 3/Fach 8 Beingelenke, Feldenkrais (Zusammenhang Knie und Hüfte)	Fach 8 Rückenschule	Fach 8 Kinästhetik		
Fach 8 Kinästhetik	Fach 8 Kinästhetik	Fach 3/Fach 8 Beinmuskeln, Feldenkrais		
Fach 8 Kinästhetik	Fach 8 Kinästhetik	Fach 8 Vorbereitung Projekt		

6. Inhalte

6.1 Einführung

Vorstellung der Dozentinnen und Dozenten, der Lernziele und des geplanten Unterrichts.

6.2 Anatomie

- Skelett und Muskeln (außer Schädel und Gesichtsmuskeln).

6.3 Feldenkrais

- Bewußtheit über die eigene Bewegung
- Verbesserung und Erweiterung der eigenen Bewegung
- Wirkung der verbesserten Beweglichkeit auf das Körpergefühl
- Bewußtheit, daß mit der Vorstellungskraft über eine bestimmte Bewegung gearbeitet werden kann.

6.4 Kinästhetik

- Konzepte der Kinästhetik: Inhalte eines Grundkurses
- Interaktion (Sinnesfunktion, Interaktionsformen, Bewegungselemente)
- Funktionale Anatomie (Massen, Zwischenräume, Orientierung)
- Menschliche Bewegung: Bewegung in eine Richtung (Haltungsbewegung) Bewegung in viele Richtungen (Transportbewegung)
- Menschliche Funktion (Grundpositionen, Bewegung am Ort, Fortbewegung) Anstrengung (Beziehungselemente, Hängen und Verstreben)
- Gestaltung der Umgebung
- Praktische Anwendung von Kinästhetik in der Pflege.

6.5 Rückenschule

- Funktionsgymnastik
- Verhaltenstraining und Bewegungslernen (Sitzen/Aufstehen, Liegen/Aufstehen, Stehen, Bücken, Heben, Tragen).

6.6 Ausdrucksformen von Bewegung

- Isotonie
- Isometrie
- Zielsetzung von Bewegung
- Krankenbeobachtung während der Bewegung.

7. Unterrichtsverlaufsplan

Tabelle 6.3

Zeit	Inhalt	Methoden/ Medien	Dozent/In
1. Tag			
10′	Vorstellung der «IUE»	Folie	«IUE» Team
30′	Einführung in die Kinästhetik Geschichte der Kinästhetik Vorstellung des Handlungs-konzepts und der Begründer	LV	LP
30′	Wer oder was ist Feldenkrais? Biographie von Moshe Feldenkrais Zielsetzung	LV	LP
20′	Einführung und Erläuterung der Notwendigkeit der Rückenschule	LV	LP
45′	Die Wirbelsäule	LV, AB, Skelett	Anat. Doz.
45′	Feldenkrais: einzelne Wirbel	Ü	LP
45′	Rückenmuskulatur	LV, AB, Skelett	Anat. Doz
45′	Feldenkrais Kopf heben, Bezug zur Rückenmuskulatur	Ü	LP
20′	Vorerfahrungen, eigene Probleme – Ursachen für Rückenschmerzen	LV, SG	LP

Zeit	Inhalt	Methoden / Medien	Dozent / In
25′	Sitzen, Aufstehen, Hinsetzen Sch. sitzen im Kreis, «Sitzhaltung wird eingefroren, Erarbeitung der optimalen Sitzhaltung	Ü	LP
15′	Nachteile schlechter Haltung, Sch. fassen schriftl. zusammen, was unter physiologischem Sitzen verstanden wird.	LV, LSG, Folie	LP
15′	Sch. sitzen im Kreis, jede / r TeilnehmerIn steht einzeln auf, LP gibt Information.	Ü	LP
15′	Dehnungs – und Entspannungs-übungen nach längerem Sitzen werden gezeigt und ausprobiert.	Ü	LP
2. Tag			
45′	Knöcherner Thorax	LV, AB, Skelett	Anat. Doz.
45′	Feldenkrais, Atmung	Ü	LP
45′	Zwischenrippenmuskulatur, Zwerchfell	LV, AB, Skelett	Anat. Doz.
45′	Feldenkrais, Atmung	Ü	LP
30′	Einstiegsrunde, Erwartungen, Empfinden	LSG	LP
60′	Ermittlung der Sinne	Ü, CR	LP
90′	Funktion der Sinne	AA, SV, GA, PA	LP
3. Tag			
10′	Physiol. Darstellung der Bewegung	AB, Folie, LSG	LP
10′	Ziele der Bewegung	Brainstorming, TA	LP
15′	Bewegungsarten, um Ziele zu erreichen	LV, AB	LP
10′	Grundsätze vor einer Mobilisation	LSG	LP
45′	Ausdrucksformen	Sketch	S
30′	Erfahrung des kinästhetischen Sinns am eigenen Körper	PA, TA	LP
60′	Umgang mit den einzelnen Sinnen und deren Bedeutung für die Arbeit mit Patienten	LSG	LP
90′	Interaktionsformen	LV, PA, CR	LP

Zeit	Inhalt	Methoden/ Medien	Dozent/In
45′	Knöchernes Becken, Beckenmuskulatur	LV, AB, Skelett	Anat. Doz.
45′	Feldenkrais, Beckenbewegung und Richtung	Ü	LP
4. Tag			
40′	Sch. sitzen im Kreis, Gegenstände liegen auf dem Boden und die Sch. heben diese auf: Beobachtung der gängigsten «Bückvarianten»	Ü	LP
	L/S – Kommentar über Technik	LSG	
35′	Physiol. Tragen und Befördern von leeren Wasserkästen	LV, Folie, Ü	LP
15′	Progressive Muskelrelaxation mit 4 Muskelgruppen	Ü	LP
45′	Schultergürtel: Knochen	LV/AB/Skelett	Anat. Doz.
45′	Feldenkrais, Form des Schultergürtels	Ü	LP
45′	Schultergürtel: Muskeln	LV/AB/Skelett	Anat. Doz.
45′	Feldenkrais, Schulterblattbewegung	Ü	LP
45′	Obere Extremität, Knochen	LV, AB, Skelett	Anat. Doz.
45′	Feldenkrais, Schultergelenk	Ü	LP
5. Tag			
45′	Gelenke des Arms (Schulter, Ellbogen, Hand)	LV, AB, Skelett	Anat. Doz.
45′	Feldenkrais, Ellbogen, Hand	Ü	LP
45′	Muskeln obere Extremität	LV, AB, Skelett	Anat. Doz.
45′	Feldenkrais, Fingerbewegung	Ü	LP
20′	Sch. stehen im Kreis und testen, wie sie am liebsten stehen und wie lange dies ertragen wird. Tut was weh? Wenn ja, was?	Ü	LP
15′	Feststellung der Körperhaltung der einzelnen Schüler mit Hilfe eines Lots	GA	LP
10′	Stehen: LP demonstriert physiol. Stehen. Sch. stehen an Wand, um Unterschied wahrzunehmen, wenn Knie gebeugt sind, oder durchgestreckt.	Ü	LP

Zeit	Inhalt	Methoden/ Medien	Dozent/In
15′	Übung in Rückenlage: was verändert sich im LWS- Bereich, wenn ich die Beine aufstelle? Im Nackenbereich, wenn das Kinn sich in Richtung Brustkorb bewegt?	PA	LP
10′	Brainstorming: Bei welchen alltäglichen Tätigkeiten stehe ich? Wie können diese Tätigkeiten wirbel säulengerecht durchgeführt werden?	LSG	LP
20′	Entspannungsübung mit dem Igelball	PA, CR	LP
6. Tag			
45´	Knochen: untere Extremität	LV, AB, Skelett	Anat. Doz.
45′	Feldenkrais: Fußbewegung	Ü	LP
45′	Beingelenke (Hüfte, Knie, Fuß)	LV, AB, Skelett	Anat. Doz.
45′	Feldenkrais, Zusammenhang Knie, Hüfte	LV, AB, Skelett	LP
60′	8.2.2.3. Unterschiede zwischen einseitiger, schrittweiser und gemeinsamer Interaktion	LV, PA, LSG, TA	LP
60′	Bewegungselemente und ihr Einfluß auf jede Bewegung bzw. Interaktion.	Ü, PA, LSG, TA	LP
60′	Funktionale Anatomie	Ü, LSG, EA, PA	LP
7.Tag			
45′	Muskeln des Hüftgelenks	LV, AB, Skelett	Anat. Doz.
45′	Feldenkrais: Hüftgelenkserfahrung.	Ü	LP
10′	Vorstellen von Sitzhilfsmitteln: z. B. Pezziball, Keilkissen, LWS Kissen usw.	LV	LP
10′	Sch. zeigen mit Hilfe eines Bettes wie sie sich hinlegen und aufstehen	Ü	LP
10′	LP demonstriert physiologisches Hinlegen und Aufstehen, welche Matratze ist förderlich ?	LV	LP
15′	Schüler üben die Bewegung ein. Vergleich mit der ursprünglichen Bewegung. Wie liege ich bequem?	Ü, SV	LP

Zeit	Inhalt	Methoden / Medien	Dozent / In
20′	Gezielte Wiederholung der prakt. Anteile aus den letzen U-Einheiten Umgang mit Hilfsmitteln, Info über wirbelsäulenstabilisierende Gymnastik	Ü, LV	LP
25′	Entspannungsübungen in Stufen-bettlage mit Musik.	CR	LP
90′	Erfahren der Unterschiede von Massen und Zwischenräumen Umsetzung des Wissens am Patienten	Ü, EA, PA	LP
90′	Orientierung am Körper versus am Raum, Erfahren der Richtungen im menschlichen Körper	Ü, PA, AA	LP
8. Tag			
90′	Menschliche Bewegung: Haltungs- und Transportbewegung. Unterschied zwischen paralleler und spiraliger Bewegung	Ü, EA, TA, LSG	LP
90′	Anwendung am Krankenbett	Ü, PA	LP
45′	Muskelgruppen untere Extremität	LV / AB / Skelett	Anat. Doz.
45′	Feldenkrais, Wirkung von Fußbewe-gungen	Ü	LP
90′	Projekt: Planung und Bedeutung Zeit für Klärung und Fragen	LSG	LP
9. Tag	Projektdurchführung: Beobachtungsauftrag für die Praxis		
10. Tag 360′	Auswertung des Projekts: Schüler stellen das Projekt in Form eines Berichtes und mittels Pantomime dar. Vergleich: Ist das Geschriebene kongruent mit dem Gesehenen?	SV, LSG	LP

8. Methoden / Medien (exemplarisch)

8.1 Arbeitsblatt: *Ziele der Bewegung*

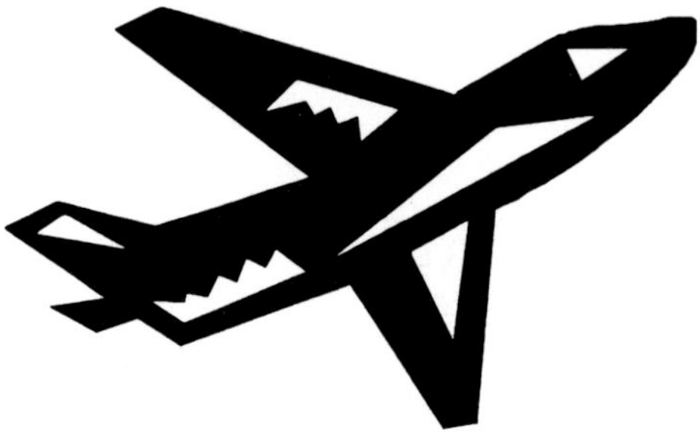

- Kreislauf anregen, Herz und Lunge trainieren, Stoffwechsel erhalten, Gelenkfunktionen erhalten (wer rastet, der rostet), Immobilität vorbeugen, den Muskelaufbau fördern, bzw. den -abbau verhindern
- Einbeziehung der Ressourcen des Patienten
- Wohlbefinden steigern und den Heilungsverlauf unterstützen.

Tabelle 6.4

Bewegungsarten nicht zu verwechseln mit Bewegungsformen		
	isometrische Art (Muskellänge bleibt)	**isotonische Art** (Muskelspannung bleibt)
Muskelspannung	ändert sich kurz und maximal	ändert sich soweit, daß das Ziel erreicht wird
Lage der Gliedmaßen	bleibt unverändert	ändert sich
Kreislaufbelastung	keine	belastet das Herz
Entspannung	kurzzeitig komplett	Restspannung bleibt (physiologische Stellung)
Kontraindikation	frischer Infarkt	Herzinfarkt, best. OP's

8.2 Arbeitsblatt: Druckverteilung

Der Druck, der auf der Bandscheibe ruht, ist abhängig von der Körperhaltung!

Liegen	25 kg
Stehen	100 kg
korrektes Sitzen	140 kg
vornüberbeugen	250 kg
Gewicht von 50 kg mit nach vorne geneigtem Oberkörper anheben	700–800 kg

Durch richtiges Heben kann die Belastung auf «25 %» der oben genannten Summe reduziert werden!

9. Projekt

9.1 Auftrag zur Beobachtung

Beobachtungsauftrag zur Bewegungsfähigkeit

Die Bewegungsfähigkeit ist eine wichtige Ressource des Menschen, die von Pflegenden genutzt werden kann, um die Selbständigkeit der Patienten zu unterstützen.

Sie beobachten die Bewegungsform eines Patienten über einen längeren Zeitraum und lernen Ihr Augenmerk auf eine bestimmte Situation zu richten.

Das Ziel dieses Projektes ist es, die in der «IUE» gewonnenen Bewegungserfahrungen in den täglichen Arbeitsablauf einfließen zu lassen, die Konzentrationsfähigkeit zu erweitern und analytisch an einen Zusammenhang heranzugehen.

Versuchen Sie während der Beobachtungsphase möglichst das Typische am Bewegungsablauf der bevorzugten Person zu erfassen, damit Sie in der Lage sind, Ihren Mitschülern und Mitschülerinnen an Hand einer Pantomime zu zeigen, wie der Verlauf aussieht.

Name: Klasse:

Uhrzeit: von bis:

9.1.1 Arbeitsauftrag

- Entscheiden Sie sich für einen Patienten oder eine Patientin mit Bewegungseinschränkungen und finden Sie heraus, welche Körperteile (Knochen und Muskeln) der Patient vermehrt bewegt bzw. noch bewegen kann und wie groß der Bewegungsradius (Spielraum) des jeweiligen Körperteiles ist .
- Beschreiben Sie die vorhandenen Möglichkeiten des Patienten oder der Patientin.
- Entweder nehmen Sie den anamnestischen Teil der Bewegungsfähigkeit oder sie beobachten den Patienten während einer Tätigkeit: z. B. essen, gehen, sich setzen und sitzen, sich ins Bett legen und darin liegend oder drehend oder während der Körperpflege.

10. Literaturverzeichnis

Bayerisches Landesinstitut für Arbeitsschutz. Heben und Tragen von Lasten. München 7/86.

Bayerisches Staatsministerium f. Arbeit (1980). Sitzen Sie richtig? Reg. Nr. 10/77/12. München.

Bundesverband d. Unfallversicherungsträger. Modellseminar. GUV 28.

Errath P. o. J. Lehrbriefe der Sebastian Kneipp Akademie. Gesundheitspädagogik II. Bad Wörishofen.

Errath P. o. J. Lehrbriefe der Sebastian Kneipp Akademie. Gesundheitspädagogik III. Bad Wörishofen.

Feldenkrais M. (1968). *Bewußtheit durch Bewegung (Der aufrechte Gang)*. Frankfurt/Main: Insel Verlag.

Feldenkrais M (1977). *Abenteuer im Dschungel des Gehirns (Der Fall Doris)*. Frankfurt/Main: Insel.

Feldenkrais M (1985). *Die Entdeckung des Selbstverständlichen*. Frankfurt/Main: Insel.

Feldenkrais M (1990). *Das starke Selbst (Anleitung zur Spontanität)*. 2. Auflage. Frankfurt/Main: Insel.

Feldenkrais M (1994). *Der Weg zum reifen Selbst (Phänomene menschlichen Verhaltens)*. Paderborn: Jungfermann Verlag.

Hanke A. (). *Rückenschule für Pflegekräfte*. Barmer EKK. Lambertus Verlag.

Hatch F., Maietta L., Schmidt S. (1992). *Kinästhetik*. Frankfurt/Main:

Hatch F., Maietta L. (1993). *Kinästhetik in der Pflege. Grundkurs-Unterrichtshandbuch*. Berlin: Institute for Kinaesthetics.

Hatch F., Maietta L. (1999). *Kinästhetik-Gesundheitsentwicklung und Menschliche Funktionen.* 1. Auflage. Ullstein Medical.

Junghans H. (1979). *Die Wirbelsäule in der Arbeitsmedizin.* Stuttgart: Hippokrates Verlag.

Kempf H. D. (1991). Die Rückenschule. *Das ganzheitliche Programm für einen gesunden Rücken.* Reinbeck: Rowohlt Verlag.

Knobel-Bachmann S. (1994). *Wie man sich bettet, so bewegt man.* Eine Pilotstudie im Rahmen der Diplomarbeit der Ausbildung HöFa II / SBK. Schübelbach.

Krämer M. (1989). *Bandscheibenschäden.* München: Heine Verlag.

Miller H. (1990): Sitzen Sie richtig? *Sicherheit im öffentlichen Dienst,* 6.

Preibsch M., Reichert H. (1991). *Schongymnastik.* München: BLV.

Quak H-K. (1993). Ausgleichsübungen am Arbeitsplatz. *Sicherheit im öffentlichen Dienst,* 1, GUV 28.1.1.

Soyka M. (2000) *Rückengerechter Patiententransfer.* Huber, Bern.

Spring H., Illi U., Kunz H. R., Röthlin K., Schneider W., Tritschler T. (1992). *Dehn- und Kräftigungsgymnastik. Stretching und dynamische Kräftigung.* Stuttgart: Thieme Verlag.

Wurm-Fenkl I. (o. J.). Lehrbriefe der Sebastian Kneipp Akademie. Gesundheitsgymnastik und Entspannung. Praxisschwerpunkt Bewegung X.

Wurm-Fenkl I (o. J.). *Gesundheits- und Wirbelsäulengymnastik.* Bad Wörishofen: Kneipp Verlag GmbH.

Kapitel 7

Andreas Beirer – Michael Fries – Marianne Horn –
Peter Schendzielorz – Franz Wagner

IUE Gesundheit

1. Einführung

Die «IUE» Gesundheit steht in der Reihenfolge der «IUE»s an vierter Stelle. Sie hat an dieser prominenten Stelle einen besonderen Stellenwert, denn mit dieser «IUE» wird eine weitere Ebene der beruflichen Tätigkeit erschlossen. Nach der Beschäftigung mit sich selbst und danach mit dem Gegenüber wird nun die gesellschaftliche Dimension der Pflege angesprochen.

Diese Akzentuierung will einem grundlegenden Wandel im aktuellen Verständnis von Pflege Rechnung tragen: Pflege wird hierin als ressourcenorientierte «Gesundheitspflege» verstanden, anstelle der in der Vergangenheit überbetonten defizitorientierten «Kranken»-Pflege.

Bereits zu Beginn der Pflegeausbildung ist eine Auseinandersetzung mit Themen wie Gesundheit, Gesundheitsverständnis und Gesundheitsförderung wichtig. Diese Themen stellen eine Grundlage für die Entwicklung einer zeitgemäßen Pflegephilosophie dar, in der Gesundheit als dynamischer Prozeß verstanden wird.

Bei der Entwicklung der «IUE» Gesundheit wurden in einem ersten Schritt die für die Ausbildung besonders relevanten Aspekte von Gesundheit herausgearbeitet:

- Definitionen: verschiedene, historisch und gesellschaftlich geprägte Verständnisse von Gesundheit
- Institutionen des Gesundheitswesens
- Pflegeverständnis und Gesundheit
- Gesundheitsverhalten.

Die Schülerinnen und Schüler sollen durch die «IUE» Gesundheit ein Verständnis für den Pflegeberuf als Gesundheitspflegeberuf entwickeln können. Darüber hinaus sollen sie einen Überblick über das nationale wie internationale Gesundheitswesen und die Aufgaben der einzelnen Institutionen erhalten und erkennen, welchen Stellenwert die Pflege in diesem Kontext hat. Exemplarisch sei an dieser Stelle das WHO –

Konzept «Gesundheit für alle bis zum Jahr 2000» genannt, in dem der Pflege eine Rolle im Rahmen der Gesundheitsförderung zukommt.

Ebenso wird mit der «IUE» versucht, eine Grundlage für ein Verständnis der politischen Prozesse im Zusammenhang mit Gesundheit und Krankheit zu schaffen. Das Gesundheitswesen wird immer stärker von Fragen der Finanzierbarkeit bzw. Finanzierungsbereitschaft dominiert. Das Dilemma von «was ist machbar und was ist gesellschaftlich erwünscht», spiegelt sich wieder im Kontrast zwischen der Reaktion der Politik und den Vorstellungen der Pflegenden bezüglich individueller, patientenorientierter Pflege. Ein Ziel dieser «IUE» ist es, die Schülerinnen und Schüler für Möglichkeiten und Grenzen gesundheits- und berufspolitischer Aktivitäten zu sensibilisieren. Unter diesem Aspekt stellt sie auch die Verbindung zur nachfolgenden «IUE» Rolle/Berufsbild her.

2. Lernziele

Die Schülerinnen und Schüler sollen:

- verschiedene Verständnisse und Definitionen von Gesundheit kennen und diskutieren können
- ein Bewußtsein für die Problematik des Gesundheits- und Krankheitsbegriffs entwickeln
- die Bereitschaft haben, einen eigenen Standpunkt zu Gesundheit und Krankheit zu vertreten
- Unterschiede zwischen dem biomedizinischen und dem ganzheitlichen Verständnis von Gesundheit erläutern können
- das eigene Gesundheitsverhalten reflektieren können
- die gesamtgesellschaftliche Bedeutung von Gesundheit verstehen
- Gesundheitsförderung als eine zentrale Aufgabe der Pflege verstehen
- die Struktur und die wichtigsten Institutionen des deutschen Gesundheitswesens kennen und deren Aufgaben erläutern können
- die Aufgaben der WHO kennen

- die aktuelle Entwicklung in der Gesundheitspolitik kennen und verstehen
- unterschiedliche Schwerpunkte von Gesundheitsproblemen im internationalen Vergleich kennen
- Entscheidungsprozesse in politischen Gremien verstehen und die Problematik von Lösungsversuchen bei komplexen Gesundheitsproblemen nachvollziehen können
- Möglichkeiten der Förderung des Gesundheitsverhaltens kennen
- verschiedene Ansätze von Public Health kennen
- die Begriffe primäre, sekundäre und tertiäre Prävention definieren und erläutern können.

3. Stundentafel

Tabelle 7.1

Stundenzahl	Fachgebiet KrPflG APrO	Lernziel CULP
2	Fach 1: Berufskunde	1.1.1
12	Fach 1: Staatsbürgerkunde	1.4.1, 1.4.2, 1.4.3
10	Fach 3: Hygiene	2.1.2, 2.1.3
8	Fach 7: Psychologie, Pädagogik, Soziologie	7.4.1, 7.4.3
6	Fach 8: Krankenpflege	8.1.1, 8.1.2

entspricht fünf Tagen Unterricht (inklusive Projekt)

4. Dozenten

- LehrerInnen für Pflegeberufe
- SozialwissenschaftlerIn
- MitarbeiterIn der Krankenkasse
- Mitarbeiterin des Frauengesundheitszentrums
- MitarbeiterIn des Gesundheitsamts

5. Stundenplan

Tabelle 7.2

1. Tag	2. Tag	3. Tag	4. Tag	5. Tag
Fach 2 Einführung, verschiedene Definitionen von Gesundheit	Fach 7 naturwissenschaftliche und sozialwissenschaftliche Sicht von Gesundheit	Fach 1 nationales und internationales Gesundheitswesen; Aufgaben der WHO	Fach 1 Vorstellung WHO-Projekt Gesunde Städte 2000, Gesundheitsamt	Fach 8 Prävention und Gesundheitsförderung
Fach 2 Einführung, verschiedene Definitionen von Gesundheit	Fach 7 naturwissenschaftliche und sozialwissenschaftliche Sicht von Gesundheit	Fach 1 nationales und internationales Gesundheitswesen; Aufgaben der WHO	Fach 1 Krankenkasse als Teil des Gesundheitssystems (externe Veranstaltung)	Fach 2 Wie halte ich mich gesund? Reflexion des eigenen Gesundheitsverhaltens
Fach 7 soziale und psychologische Einflüsse auf die Gesundheit	Fach 8 Gesundheitsverständnis in den Pflegemodellen von Orem und Peplau	Fach 1 Planspiel: gesellschaftliche Sicht von Gesundheit	Fach 1 Krankenkasse als Teil des Gesundheitssystems (externe Veranstaltung)	Fach 2 Wie halte ich mich gesund? Reflexion des eigenen Gesundheitsverhaltens
Fach 7 soziale und psychologische Einflüsse auf die Gesundheit	Fach 8 Gesundheitsverständnis in den Pflegemodellen von Orem und Peplau	Fach 1 Planspiel: gesellschaftliche Sicht von Gesundheit	Fach 1 Krankenkasse als Teil des Gesundheitssystems (externe Veranstaltung)	Fach 2 Wie halte ich mich gesund? Reflexion des eigenen Gesundheitsverhaltens

6. Inhalte

6.1 Einführung

- Vorstellung der DozentInnen, der Lernziele und des geplanten Unterrichts.

6.2 Gesundheitsverständnis und Definitionen

- persönliche Definition
- Frauengesundheit
- Gesundheits- und Krankheitsverständnis im Vergleich europäischer Länder: D, F, GB
- Gesundheitsverständnis im Mittelalter
- Gesundheitsverständnis in einer primitiven Kultur.

6.3 Gesundheitsbegriff und Pflegetheorien

- Begriffserklärung Pflegemodell und Pflegetheorie
- Orem
- Peplau.

6.4 Sozialwissenschaft

Soziale und psychische Einflüsse auf die Gesundheit:

- Vergleich der Situation in den Industrieländern und in der Dritten Welt
- Einflüsse der sozialen Stellung
- Einflüsse von Belastungen am Arbeitsplatz
- Einflüsse von Wohn- und Siedlungsstrukturen
- Einflüsse in Form von Lebenskrisen
- Arbeitslosigkeit und ihre psychosozialen Folgen
- Mobbing am Arbeitsplatz

Biomedizinisches und psychosoziales Verständnis von Gesundheit.

6.5 Gesundheitssystem

- Aufbau des internationalen und nationalen Gesundheitswesens
- Aufgaben der WHO

- Aufgaben des städtischen Gesundheitsamtes
- Vorstellung des WHO-Projekts «Gesunde Städte 2000»
- Weltgesundheitsbericht.

6.6 Krankenkasse

- Vorstellung einer Krankenkasse inklusive Führung
- Aufbau und Aufgaben der Krankenkasse als Teil des Gesundheitssystems
- Vorstellung des Gesundheitsprogramms der Krankenkasse
- Diskussion über die Gewichtung des Gesundheitsprogramms bezogen auf das gesamte Leistungsangebot einer Krankenkasse
- Einführung in die Pflegeversicherung: Voraussetzungen und Leistungen.

6.7 Prävention, Gesundheitsförderung und Gesundheitserziehung

- Begriffsbestimmung Prävention, Gesundheitserziehung, Gesundheitsförderung
- Herausarbeiten elementarer Unterschiede zwischen Prävention und Gesundheitsförderung
- Darstellung der Aufgabe der Pflege in den oben genannten Bereichen.

6.8 Reflexion des eigene Gesundheitsverhaltens

- Schülerinnen und Schüler stellen ihre Ansätze zu einer gesunden Lebensweise vor
- Darstellung von Möglichkeiten gesunder Lebensweise
- Bewußtsein über das eigene Essverhalten
- Gesundheit und Selbstwertgefühl / Gesundheitsorientierung
- das eigene Gesundheitsverhalten: Vorbild für den Patienten?

6.9 Planspiel

- Meinungsbildung zum Thema Rauchverbot in der Öffentlichkeit. Erarbeiten verschiedener Positionen zum Thema. Anschließend Podiumsdiskussion im Bundesgesundheitsministerium.

7. Unterrichtsverlaufsplan

Tabelle 7.3

Zeit	Inhalt	Methoden / Medien	Dozent / In
1.Tag			
30′	Vorstellung der «IUE» Stundenplan «IUE»-Team	Folie	
40′	Arbeitsauftrag zum Gesundheits-verständnis der Schülerinnen und Schüler	EA GA Pinwand	LP
20′	Diskussion über die Ergebnisse der Gruppenarbeiten	Diskussion	
30′	Frauengesundheit Vorstellung des Frauengesundheits-zentrums mit seinen Aufgaben	LV, LSG Folie	MA FGZ
30′	Gesundheit im Vergleich verschiedener europäischer Länder und den USA	Diskussion Video	LP
30′	Gesundheitsverständnis im Mittelalter und dem Gesundheitsverständnis bei den Urvölkern am Beispiel der Shipibo-Indianer (Amazonas). Vergleich mit aktuellem Gesundheits-verständnis	LV, Folie LSG LV, LSG, Text	LP LP
20′	Einführung in das Thema: soziale und psychische Einflüsse auf die Gesundheit	LV, LSG	Sozialwissen-schaftler
20′	Sammeln von Beispielen zum Thema	LSG, Tafel	
60′	Arbeitsteilige Gruppenarbeit zu folgenden Themen: Vergleich der Gesundheitsstituation in den Industrie-ländern und der 3. Welt	GA Textmaterial	

Zeit	Inhalt	Methoden / Medien	Dozent/In
	Einflüsse der sozialen Stellung auf die Gesundheit Einflüsse von Belastungen am Arbeitsplatz Einflüsse von Wohn- und Siedlungsstrukturen Einflüsse aus der Häufung von lebensverändernden Situationen		
80′	Vorstellung der Gruppenergebnisse	Folien, Plakate Diskussion	
2. Tag			
90′	Vertiefende Aspekte zum Thema: psychosoziale Folgen der Arbeitslosigkeit. Mobbing am Arbeitsplatz	LV, LSG Fragebogen Text, GA	Sozialwissenschaftler
90′	Das biomedizinische und das sozialwissenschaftliche Verständnis von Gesundheit und Krankheit eine vergleichende Betrachtung	LV, Folien, Text Diskussion	Sozialwissenschaftler
15′	Einführung zum Thema Was ist ein Pflegemodell? Was ist eine Pflegetheorie?	Folie	LP
45′	Gesundheitsdefinition nach D. Orem	Folie	
45′	Gesundheitsverständnis nach H. Peplau	Folie	
25′	Arbeitsauftrag: Fallbeispiel	AB, GA	
50′	Vorstellung der Gruppenarbeiten	Tafel, Folien Diskussion	
3. Tag			
20′	Weltgesundheitsbericht der WHO	LV	LP
20′	Einführung in Gesundheitsstatistik: Lebenserwartung Todesursachen Alterspyramide	LV, TA	
30′	50 Fakten zum Weltgesundheitsbericht	LSG	
30′	Unterschiedliche Gesundheitsprobleme in unterschiedlich entwickelten Regionen der Welt	LSG	

Zeit	Inhalt	Methoden/ Medien	Dozent/In
90′	Der Aufbau des nationalen Gesundheitswesens	LV, LSG, PA	LP
20′	Vorbereitung des Planspiels Vorstellung des Themas, der Rollenbeschreibungen; Festlegung der Gruppen, Rahmenbedingungen	LV, Folie Infomaterial	2 LP
60′	Erarbeitung der Arbeitsaufträge	AB	
45′	Podiumsdiskussion, Expertenanhörung, Beobachteraufgaben	Video	
45′	Meinungsbild und -umfrage, Stellungnahmen, Prognosen; Zusammenfassung	LSG, AB Stuhlkreis	
4. Tag			
90′	Vorstellung des Projektes «Gesunde Städte 2000» in der Stadt Nürnberg anschließend Diskussion	Vortrag LSG MA des Gesundheitsamts	
30′	Einführung: Krankenkasse als Teil des Gesundheitswesens in Deutschland	Ma der Krankenkasse	
60′	Vorstellen des Gesundheitsprogramms der Krankenkasse und Diskussion	LV, LSG	
30′	Führung durch die Krankenkasse	Führung	
90′	Einführung in die Pflegeversicherung Diskussion	LV LSG	
60′	Zeitraum zur An- und Abfahrt zur Krankenkasse		
5. Tag			
90′	Public Health Begriffsbestimmung Public Health und Pflege Aufgabenwandel der Pflege von Krankheit zu Gesundheit	Artikel LAASER/ HURRELMANN LSG	LP
	Definition der Begriffe primäre, sekundäre und tertiäre Prävention Möglichkeiten der Prävention anhand	TA LSG, Folie,	

Zeit	Inhalt	Methoden / Medien	Dozent/In
	von aktuellen Beispielen («Keine Macht den Drogen») Peer-groups zur Gesundheitsförderung bei Jugendlichen	Plakat, LP	
10′	Impulsfolie zur Reflexion des eigenen Gesundheitsverhaltens	Folie, LSG	LP
30′	Persönliche Ressourcen zur primären Prävention	AB, LSG	
50′	Visualisieren und Thematisieren von gesundheitsförderndem und -schädigendem Verhalten	Pinwand, Stuhlkreis, LSG	
30′	Bewußtsein für das eigene Essverhalten	AB, Folie, LSG	
60′	Wechselwirkung zwischen Selbstwertgefühl und Gesundheit	Textarbeit, TA, LSG	
30′	Förderung der Gesundheitsorientierung	TA, Brainstorming	
30′	Auswirkungen des eigenen Gesundheitsverhaltens auf die Patienten. Vorbild sein?	GA, LSG	
30′	Auswertung der «IUE»		

8. Methoden / Medien (exemplarisch)

8.1 Reflexion des eigenen Gesundheitsverhaltens

Tabelle 7.4: **Fragebogen zum Ernährungsverhalten**

Mahlzeit	Getränke	Nahrungs-mittel (allgemein)	Obst	Süßes, Knabberei	Essensstil
Frühstück					
Zwischenmahl					
Mittagessen					
Zwischenmahl					
Abendessen					
Nachtessen					

Motivliste (mit je einem konkreten Beispiel)

- Sensorische Qualität (Erdbeeren mit Schlagsahne sind höchster Genuß)
- Hunger, Appetit (Ich habe einfach Hunger/ Ich muß jetzt essen)
- Ökonomische Bedingungen (Das ist im Sonderangebot, das kaufe ich)
- Kulturelle Einflüsse (Morgens Brötchen mit Kaffee)
- Traditionelle Einflüsse (Omas Plätzchen zu Weihnachten)
- Habituelle Bedingungen (Ich esse immer eine Suppe vor der Mahlzeit)
- Emotionale Wirkung (Ein Stück Kuchen in der Streßsituation)
- Soziale Gründe (Bei Fondue läßt es sich gut aushalten)
- Soziale Statusbedingung (Die Schulzes laden wir zu Hummer ein)
- Angebotslage (Man ißt das Mensaessen, weil es dies gerade gibt)
- Gesundheitsüberlegeungen (Soll gesund sein, also esse ich das)
- Fitneßüberlegungen (Soll gut fürs Joggen sein)
- Schönheitsansprüche (Halte Diät, um schlank zu bleiben)

- Verträglichkeit (Grünkohl esse ich nicht, vertrage ich nicht)
- Neugierverhalten (Mal sehen, wie das schmeckt)
- Angst vor Schaden (Esse ich nicht, weil da Schadstoffe drin sind)
- Pädagogische Gründe (Wenn Du Schularbeiten machst, bekommst Du ein Bonbon)
- Krankheitserfordernisse (Zucker darf ich nicht essen, wegen meines Diabetes)
- Magische Zuweisung (Sellerie esse ich wegen der Potenz)
- Pseudowissenschaftlich (zehn harte Eier zum Abnehmen)

aus: Brieskorn-Zinke, 1996, S. 104

9. Projekt

9.1 Planspiel: Expertenanhörung im Bundesgesundheitsministerium zur Frage: «Verbot des Rauchens in der Öffentlichkeit»

Ausgangssituation:

Sieben Experten erhalten die Möglichkeit, im Rahmen einer Podiumsdiskussion ihre Position zu vertreten; gleichzeitig soll diese als Meinungsbildung für weitere Empfehlungen dienen.

Rahmenbedingungen:

Zwei Schülerinnen und Schüler melden sich für die Diskussionsleitung und erhalten Rollenbeschreibungen. Der andere Teil der Klasse teilt sich in sieben Gruppen, jede Gruppe wählt eine/n Vertreter/in als «Experten/Expertin». Die Schülerinnen und Schüler erarbeiten auf der Basis der Rollenbeschreibung und dem Informationsmaterial «ihre Argumente» für die Diskussion.

Vorgehensweise:

Die Zuschauer sollen vor Beginn der Diskussion ihre Meinung zum Thema festlegen und festhalten. Sie verfolgen die Diskussion anschließend mit konkreten Beobachtungsaufgaben. Danach erfolgt eine weitere Meinungsumfrage.

Die Diskussionsleitung erhält nur eine zeitliche Vorgabe; den Ablauf gestaltet sie selbstständig.

Es erfolgt eine Videoaufzeichnung, die in der abschließenden Bearbeitung punktuell Verwendung findet.

Die Schülerinnen und Schüler werden aufgefordert, sich auch Gedanken zu machen wie es nach dieser Expertenrunde weitergehen sollte, damit die Ergebnisse der Gesundheitsförderung zugute kommen.

9.1.1 Gruppeneinteilung zur Expertenanhörung

Leitung der Podiumsdiskussion:

___

Vorsitzende/r des Vereins zum Schutz der Nichtraucher Deutschlands e.V.:

___

Vertreter/in eines Bundesinstitutes für Gesundheit (Ärztin/Arzt):

___

Leiter/in der Abteilung Öffentlichkeitsarbeit eines großen Zigarettenherstellers:

___

Jurist/in, Spezialgebiet Verfassungsrecht:

___

Vertreter/in der Gesundheitsministerkonferenz der Länder:

Vertreter/in der Krankenkassen:

Vertreter/in des Finanzministeriums:

9.1.2 Beobachtungs- und Reflexionsaufgabe:

Sind Sie für oder gegen ein Rauchverbot in der Öffentlichkeit?

- dafür
- dagegen
- weiß nicht.

Beobachten Sie den Verlauf der Diskussion. Welche Beiträge oder welches Verhalten erscheint Ihnen besonders bedeutend?

Wie werden die Argumente eingebracht bzw. wie wird mit Argumenten der anderen umgegangen?

Hat sich Ihre Meinung im Lauf der Diskussion verändert?

- ja
- nein.

Wie ist Ihre Meinung am Ende des Planspiels?

- Ich bin für ein Rauchverbot
- Ich bin gegen ein Rauchverbot

9.1.3 Rollenbeschreibung:

Vertreter/in der Gesundheitsministerkonferenz der Länder:

Ist unentschlossen; glaubt nicht, daß die Länderregierungen ein Verbot mittragen werden.
Gründe **dafür** sind vor allem die hohen Kosten für die Behandlung bei Krankheiten, die durch das Rauchen entstehen. Plädiert als Minimallösung für eine Kostenbeteiligung von Rauchern bei Folgekrankheiten.

Vertreter/in eines Bundesinstitutes für Gesundheit (Ärztin/Arzt):

Grundsätzlich für das Verbot des Rauchens in der Öffentlichkeit.
Besonderes Anliegen ist der Schaden durch Passivrauchen. Kann dies durch eine relativ neue Studie beweisen. Betont besonders Zahlen, die Krankheiten und Todesfälle als Folge des Rauchens zeigen.

Vorsitzende/r des Vereins zum Schutz der Nichtraucher Deutschlands e. V.:

Möchte Rauchen verbieten lassen, wo es nur geht, am besten die Produktion verbieten. Hauptpunkt ist der Schaden für Nichtraucher durch passives Rauchen. Steht auf dem Standpunkt, daß die Verletzung des Wohlbefindens anderer schwerer wiegt, als die Beschränkung der Raucher durch ein Rauchverbot. Verweist auf den Einfluß auf Kinder und Jugendliche, die zum Raucher gemacht werden weil sie Erwachsene nachahmen.

Leiter/in der Abteilung Öffentlichkeitsarbeit eines großen Zigarettenherstellers:

Betont die persönliche Entscheidungsfreiheit des Einzelnen. Niemand wird gezwungen zu rauchen.
Es muß jedem selbst überlassen bleiben, ob er/sie rauchen will oder sich an Orten aufhält, wo geraucht wird. Er/Sie weist auch darauf hin, daß die Zigaretten immer schadstoffärmer werden.

Kennt allerdings eine ältere Studie der Zigarettenindustrie, die beweist, daß Rauchen in wesentlich stärkerem Maß süchtig macht, als bisher angenommen. Offiziell wird die Existenz dieser Studie aber verleugnet.

Jurist/in, Spezialgebiet Verfassungsrecht:

Hält das Verbot von Rauchen als verfassungsrechtlich bedenklich. Rauchen ist eine gesellschaftlich akzeptierte Verhaltensweise und mehr oder weniger in unserer Kultur verankert.
Das Recht auf freie Entfaltung der Persönlichkeit würde durch ein Verbot stark eingeschränkt.

Vertreter/in der Krankenkassen:

Ist für ein Verbot des Rauchens in der Öffentlichkeit. Hält nichts von höheren Kassenbeiträgen oder Selbstbeteiligung, da der Nutzen als Gesundheitsförderung minimal ist.

Vertreter/in des Finanzministeriums:

Ist offiziell für alles, was die Gesundheit fördert. Hat aber Anweisung möglichst zu verhindern, daß die Steuereinnahmen durch die Tabaksteuer drastisch sinken. Schlägt vor, die Tabaksteuer zu erhöhen, um den Verbrauch zu verringern.

10. Literaturverzeichnis

Arets J., Obex F., Vaassen J., Wagner F. (1996). *Professionelle Pflege 1.* Bocholt: Eicanos.

Blohmke M. (1986). *Sozialmedizin.*

Botschafter P., Moers M. Pflegemodelle in der Pflegepraxis. 8. Folge Dorothea Orem – Die Selbstfürsorge-Defizit-Konzeption der Pflege. *Die Schwester/Der Pfleger*, 8, 701–707.

Brieskorn-Zinke M. (1993). Gesundheitserziehung im Wandel. *Deutsche Krankenpflegezeitschrift*, 12.

Brieskorn-Zinke M. (1996). *Gesundheitsförderung in der Pflege.* Kohlhammer.

Gosmann U. (1996). Körperkult als Seifenoper. *Psychologie heute*, 8.

Hambrecht M. (1996). Psychiatrie, Psychosomatik, Psychotherapie. München: Quintessenz.

Heller A., Schaeffer D., Seidl E. (1995). *Akademisierung von Pflege und Public Health. Ein gesundheitswissenschaftlicher Dialog.* Wien: Maudrich.

Hurrelmann K. (o. J.) Männergesundheit – Frauengesundheit. Manuskript.

Juchli L. (1997). *Pflege, Praxis und Theorie in Gesundheits – und Krankenpflege.* 8. Auflage. Stuttgart: Thieme.

Keller B. (1995). *Krank warum? Vorstellungen der Völker, Heiler, Mediziner.* Begleitbuch zur gleichnamigen Ausstellung im Dt. Hygienemuseum. Dresden.

Lafaille R., van Puyvelde E. (1993). Theorievielfalt in der Gesundheitswissenschaft. *Deutsche Krankenpflegezeitschrift*, 12.

Laaser U., Hurrelmann K., Wolters P. (1993). Prävention, Gesundheitsförderung und Gesundheitserziehung; In: Hurrelmann/Laaser (Hrsg.): *Gesundheitswissenschaften.* Weinheim: Beltz.

Mathes-Graubert H. (1993). Gesundheitserziehung in der Krankenpflegeausbildung. *Deutsche Krankenpflegezeitung*, 12.

Müller B., Münch E. (1993). Gesundheitsförderung im Krankenhaus. *Deutsche Krankenpflegezeitschrift*, 12.

Nuber U. (1997). Warum wir schöner sind als wir denken. Ich und mein Körper. *Psychologie heute*, 9.

Olbricht I. (1996) Was Frauen krank macht. München: Goldmann.

Peplau H. (1995). *Interpersonale Beziehungen in der Pflege: Ein konzeptioneller Bezugsrahmen für eine psychodynamische Pflege.* Basel: Recom-Verlag.

Ricka R., Schmidli-Bless C. o.J. Pflegerisches Fachwissen nach dem Modell der Selbstpflege von D. Orem. Die Schlüsselkonzepte in Pflege, 1 Teil. *Die wissenschaftliche Zeitschrift für Pflegeberufe*, 1, 65–72.

Ricka R., Schmidli-Bless C. o. J. Pflegerisches Fachwissen nach dem Modell der Selbstpflege von D. Orem. Die Schlüsselkonzepte in Pflege, 2 Teil. *Die wissenschaftliche Zeitschrift für Pflegeberufe*, 2, 134–144.

Schipperges H. (1990). *Der Garten der Gesundheit. Medizin im Mittelalter.* München: dtv.

Seager J., Olson A. (1992). *Der Frauenatlas – Daten, Fakten und Informationen zur Lage der Frauen auf unserer Erde.* Stuttgart: Fischer.

Simpson H. (1991). *Nursing models in action: Peplau's Model in action.* Price ED. London: Macmillan.

Weidner F. (1995). *Professionelle Pflegepraxis und Gesundheitsförderung.* Frankfurt: Mabuse.

WHO (1998). Weltgesundheitsbericht.

Zapf D., Warth K. (1997). *Mobbing – subtile Kriegsführung am Arbeitsplatz.* In: Psychologie heute, 8.

Video: Andere Länder – andere Pillen. Gesundheits- und Krankheitsverständnis in verschiedenen Ländern im Vergleich (D, F, GB, USA) 60'.

Kapitel 8

Tilo Dulkies – Michaela Woller-Lang – Oliver Urban

IUE Rolle / Berufsbild

Unsere Taten reisen uns noch lange nach.
Die Summe des Bisherigen macht uns zu dem,
was wir jetzt sind.

(George Eliot)

1. Einführung

Die aktuelle Situation in der Krankenpflege ist gekennzeichnet durch gegenläufige Entwicklungen. Zum einen wird das Streben der Pflege nach Autonomie und Abgrenzung deutlich, zum anderen bestehen Bestrebungen von Politik, Gesellschaft und anderen Berufsgruppen Pflege auf ihre traditionelle Rolle festzulegen.

Von Beginn ihrer Ausbildung an erleben die Schülerinnen und Schüler diese Diskrepanz, ohne verstehen und hinterfragen zu können, welche Entwicklungen die gegenwärtige Situation herbeigeführt haben. Dies kann beim Berufsanfänger zu Verunsicherung und Desorientierung führen. Die notwendige Identifikation mit der eigenen Berufsrolle wird dadurch erschwert. Das bekannte Phänomen, berufsständische Interessen nur unzureichend zu vertreten, ist entsprechend als logische Konsequenz anzusehen.

Die «IUE»-Rolle-Berufsbild will daher den Schülerinnen und Schülern die Möglichkeit geben, auf der Grundlage des geschichtlichen Hintergrundes ein Verständnis für die aktuelle berufspolitische Situation zu erlangen. Darüber hinaus ist die Auseinandersetzung mit möglichen berufspolitischen Veränderungen innerhalb des Pflegeberufs Ziel der Unterrichtseinheit.

Der erste Schritt zu einem Verständnis für die gegenwärtige Situation, stellt innerhalb des ersten Teils der «IUE» die gezielte Auseinandersetzung mit der Geschichte des Berufs dar, denn die heute in der Gesellschaft vorherrschende Sicht des Pflegeberufs ist als Folge der Geschichte anzusehen. Innerhalb der «IUE» wird besonderes Augenmerk auf die Entwicklungen ab dem 19. Jahrhundert gelegt, da in diesem Zeitraum gesellschaftliche Zuschreibungen erfolgten, welche es noch heute schwierig machen, Pflege als professionelle Tätigkeit zu etablieren.

Krankenpflege ist noch immer ein traditioneller Frauenberuf. Einen Schwerpunkt bildet daher die Frauenrolle, sowie das von Abhängigkeiten geprägte Verhältnis zur Medizin im 19. und 20. Jahrhundert.

Unser Anliegen ist es darüber hinaus, die Selbst- und Fremdwahrnehmung der Rolle als Pflegende im 2. Teil der «IUE» herausarbeiten zu lassen und kritisch zu hinterfragen. Die jüngere Vergangenheit und die derzeitigen Strömungen, wie Professionalisierungsbestrebungen innerhalb der Berufsgruppe, werden ausführlich diskutiert.

Mit dem Erkennen wünschenswerter berufspolitischer Entwicklungen, sowie dem Nachdenken über Zukunftsvisionen, versuchen wir bei den Schülerinnen und Schülern ein Bewußtsein für die Notwendigkeit und die vorhandenen Möglichkeiten der aktiven beruflichen Zukunftsgestaltung zu schaffen.

2. Lernziele

Rolle / Berufsbild I

Die Schülerinnen und Schüler sollen:

Zeitraum 1800 bis 1918

- die wichtigsten politischen und gesellschaftlichen Veränderungen kennen;
- das sog. «dunkle Zeitalter» der Krankenpflege skizzieren können;
- Weiblichkeitsideologien und die sich daraus entwickelnde Frauenrolle im 19. Jahrhundert beschreiben können und die Entwicklung der Krankenpflege zum Frauenberuf herausstellen;
- Kenntnisse über Mutterhaussysteme und deren Zielsetzung erlangen;
- einen Einblick in das Lebenswerk Theodor Fliedners erhalten und die herausragenden Tätigkeiten der Florence Nightingale herausstellen;
- Über Stationen im Leben Agnes Karll's berichten können und Gründe für die Entstehung der freiberuflichen Krankenpflege benennen können;
- Gründer und Anlaß der Gründung des Roten Kreuzes nennen können.

Zeitraum 1918 bis 1933

- die wichtigsten gesellschaftlichen und politischen Veränderungen kennen und deren Auswirkungen auf die Pflege verstehen;
- das Verhältnis der Berufsverbände/Gewerkschaften untereinander und zu den konfessionellen Pflegenden erläutern können;
- ein Bewußtsein für emanzipatorische Veränderungen/Entwicklungen der Frauen erlangen.

Zeitraum 1933 bis 1945

- Zielsetzungen der nationalsozialistischen Ideologie, die im unmittelbaren Zusammenhang mit Pflege stehen, kennen und verstehen;
- die veränderte Sicht von Gesundheit/Krankheit und deren Auswirkungen auf die Bevölkerung und Pflege aufzeigen können;
- die politischen Veränderungen in groben Zügen wiedergeben können;
- die Neuordnung/Veränderungen der Pflegeorganisation im Nationalsozialismus erklären können und das veränderte Aufgabengebiet der Pflege im Rahmen der Euthanasie kennen.

Zeitraum ab 1945

- die wichtigsten gesellschaftlichen und politischen Veränderungen und deren Auswirkungen auf die Frauenrolle kennen;
- die Neuordnung der Berufsverbände nach 1945 beschreiben können;
- Kenntnisse über Ziele nationaler und internationaler Berufsverbände haben und die berufliche Entwicklung innerhalb der Pflege beschreiben können.

Die Rolle des Berufs

- sich die eigenen Einstellungen zum Pflegeberuf bewußt machen;
- die Sichtweise des Pflegeberufs innerhalb der eigenen Berufsgruppe erfahren;
- die Sichtweise des Pflegeberufs innerhalb anderen Bevölkerungsgruppen kennenlernen und den Einfluß der Medien verstehen.

Rolle/Berufsbild II

Die Rolle des Berufs

- auf die Rolle des Patienten, des Pflegeprsonals und des ärztlichen Personals und deren Beziehungen zueinander aufmerksam werden und die Stellung der Pflege im multidisziplinären Behandlungsteam mit den damit verbundenen Abhängigkeiten beschreiben können;
- die Bereitschaft entwickeln, sich mit Möglichkeiten zur Veränderung der Situation des Pflegepersonals auseinanderzusetzen.

Professionalisierung

- sich mit den Begriffen Profession/Professionalisierung auseindersetzen
- unterschiedliche Merkmale/Kriterien einer professionellen Tätigkeit kennen;
- mögliche Ziele der Professionalisierung nennen und diesbezüglich wichtige berufspolitische Entwicklungen beschreiben können;
- sich selbst als aktive Beteiligte an der weiteren Entwicklung des Pflegeberufs verstehen.

Berufspolitik/-bildung

- Berufsbildung als «öffentliche Aufgabe» verstehen, einen Überblick über unterschiedliche Ausbildungssysteme in der BRD erlangen und sich mit dem derzeitigen Krankenpflegeausbildungssystem auseinandersetzen können;
- alternative Systeme der Krankenpflegeausbildung (in der EU) nennen können;
- Kenntnisse über die Aufgaben von Kammern haben und sich kritisch mit der Einrichtung von Pflegekammern auseinandersetzen können.

3. Stundentafel

Tabelle 8.1

Stundenzahl	Fachgebiet KrPflG APrO	Lernziel CULP
36	Fach 1: Berufskunde	1.1.1, 1.1.3, 1.1.4, 1.3.4, 1.3.5, 1.3.6

entspricht viereinhalb Tagen Unterricht

4. Dozenten

- LehrerInnen für Pflegeberufe.

5. Stundenplan

Tabelle 6.2

1. Tag	2. Tag	3. Tag	1. Tag	2. Tag
Berufsbild Teil I Geschichte der Pflege: vom «dunklen Zeitalter» der Pflege bis ins 19. Jahrhundert	Berufsbild Teil I Geschichte der Pflege: seit 1945 bis in die Gegenwart	Berufsbild Teil I Auswertung der Umfrageergebnisse	Berufsbild Teil II Einführung und Gruppeneinteilung, Gruppenarbeit	Berufsbild Teil II Gruppenarbeit
Berufsbild Teil I Geschichte der Pflege: vom «dunklen Zeitalter» der Pflege bis ins 19. Jahrhundert	Berufsbild Teil I Der Krankenpflegeberuf in der Gesellschaft	Berufsbild Teil I Ergebnissicherung der Umfrage	Berufsbild Teil II 1. Pflege in der Gesellschaft II 2. Professionalisierung 3. Berufspolitik und -bildung	Berufsbild Teil II Gruppenarbeit
Berufsbild Teil I Entwicklung von der Weimarer Republik bis zum Nationalsozialismus	Berufsbild Teil I Vorbereitung des AAes: Umfrage		Berufsbild Teil II Gruppenarbeit	Berufsbild Teil II Vorstellung der Gruppenergebnisse

1. Tag	2. Tag	3. Tag	1. Tag	2. Tag
Berufsbild Teil I Entwicklung von der Weimarer Republik bis zum Nationalsozialismus	Berufsbild Teil I Umfrage		Berufsbild Teil II Gruppenarbeit	Berufsbild Teil II Vorstellung der Gruppenergebnisse

6. Inhalte

6.1 Rolle/Berufsbild I: Entwicklung 1800 bis 1900

politische und gesellschaftliche Veränderungen:

- 1810 Aufhebung der Leibeigenschaft
- 1870 Wahlrecht für Frauen
- 1871 Gründung des Deutschen Reiches
- 1882 Gesindeordnung
- 1883 Gründung der gesetzlichen Krankenversicherung
- 1891 Reichstag beschließt Arbeitszeit von elf Stunden für Frauen.

Krankenhaus und Pflege

- «dunkles Zeitalter der Krankenpflege», Wartpersonal
- Spezialisierung des Krankenhauses
- der Bedarf an Pflegekräften steigt.

Entwicklung der Krankenpflege zum bürgerlichen «Frauenberuf»

- Weiblichkeitsideologien
- Entstehung der bürgerlichen Frauenrolle.

Organisation der Krankenpflege

- Mutterhaussysteme: Theodor Fliedner
- Freiberufliche Krankenpflege: Agnes Karll

- Florence Nightingale
- Gründung des Roten Kreuzes.

6.2 Rolle / Berufsbild Teil 1: Pflege in der Gesellschaft

Zentrale Fragen:

- Wie wird der Pflegeberuf in der Gesellschaft gesehen?
- Wie sehen Sie sich als Schülerinnen und Schüler in dem Beruf?
- Wie sehen sich Berufsangehörige in ihrem Beruf?
- Folgeerscheinungen der gesellschaftlichen Zuschreibungen?

6.3 Rolle / Berufsbild Teil 1: Entwicklung 1918 bis 1933

Politische, gesellschaftliche Veränderungen und Veränderungen in der Pflege:

- Beendigung des 1. Weltkrieges und Revolution
- Abdanken des Kaisers und parlamentarische Demokratie, «Weimarer Republik»
- wirtschaftliche und soziale Probleme
- Emanzipation der Frauen (Berufstätigkeit, Wahlrecht).

Pflege:

- starke Zunahme der freiberuflichen Pflege und Stärkung der Gewerkschaften
- berufspolitische Zersplitterung und Uneinigkeit

Forderungen und Errungenschaften:

- Forderungen: geregelte Dienstzeit, Beseitigung des Kost- und Logiszwangs, Gleichstellung von Mann und Frau, bezahlten Erholungsurlaub, «freie» Gestaltung der dienstfreien Zeit, Aufhebung des Heiratsverbotes, Einführung von Tarifverträgen, Zahlung angemessener

Löhne, Einbeziehung in die Sozialversicherung, staatlich geregelte Ausbildung.
- Errungenschaften: Einführung von Tarifverträgen mit Mindestlöhnen, Einbeziehung in die Unfallversicherung, Aufhebung des Heiratsverbotes für weltliche Pflegerinnen.

Pflege am Ende der «Weimarer Republik»:

- geringes Prestige
- Zersplitterung der Berufsgruppe.

6.4 Rolle / Berufsbild Teil 1: Entwicklung 1918 bis 1933

Politische, gesellschaftliche Veränderungen und Veränderungen in der Pflege:

- Machtübernahme der Nationalsozialisten mit deren gesellschaftlichen und politischen Folgen
- Gleichschaltung und Zentralsteuerung
- Volksgesundheit und Dienst am Volk als höchste Werte
- «Krankheit» als Gefahr bzw. Schaden für die Volksgesundheit
- Folgen dieser Sichtweise und Konsequenzen für die Pflege
- Aufwertung der Pflege und Veränderung der Frauenrolle durch den gesellschaftlichen Nutzen der Berufsgruppe
- Reduktion der Frauen auf die «Mutterrolle» und Pflege als Alternative zur Frauen / Mutterrolle
- Veränderung der pflegerischen Organisationsstruktur und deren Folgen.

Verändertes / erweitertes Aufgabengebiet:

- Volksgesundheitspflege
- Kriegskrankenpflege
- Beteiligung an der sogenannten «Euthanasie»

6.5 Rolle / Berufsbild Teil 1: Entwicklung ab 1945

Politische, gesellschaftliche Veränderungen und Veränderungen in der Pflege:

- Besatzungszonen
- Grundgesetz
- Bau der Mauer
- Studentenbewegung
- Eskalationen RAF und Staat
- Wiedervereinigung
- Gesundheitsreform- und Gesundheitsstrukturgesetz.

Politische und gesellschaftliche Veränderungen der Frauenrolle:

- Gleichberechtigung im Grundgesetz
- Frauenorganisationen
- Fraueninitiativen gegen § 218
- Frauenforschung im Bereich Soziologie
- Diskriminierungs- und Benachteiligungsverbot
- Frauenbeauftragte.

Berufsverbände:

- Neuordnung der Berufsverbände nach 1945
- Ziele nationaler und internationaler Berufsverbände (z. B. DBfK, ICN).

Entwicklungen innerhalb des Berufsfeldes Pflege:

- Art. 74 (19) GG: Pflege ist nichtärztlicher Heilberuf
- 1957 Regelung der Ausbildung
- 1965 und 1985: Reform des Krankenpflegegesetzes
- achtziger Jahre: Trend zur Gleichberechtigung der Pflege, Pflegenotstand, Demonstrationen, Pflegeforschung, Studiengänge.

6.6 Rolle / Berufsbild Teil II

Pflege in der Gesellschaft Teil II:

Krankenpflege und Frauenrolle:

- Krankenpflege als freiwillige Liebestätigkeit
- Frauenberufe als Hausarbeit.

Betrachtung der Probleme in der Beziehung «Patient, Pflegepersonal, Arzt»:

- Erwartung des Patienten: medizinische Versorgung durch den Arzt v. a. Zuwendung vom Pflegepersonal
- Erwartungen des Arztes an das Pflegepersonal: Zuarbeit und kompetente Partnerschaft innerhalb des interdisziplinären Teams
- Folgen: kaum zu bewältigende Anforderungen, mangelnde soziale Anerkennung, schlechte Bezahlung, innere Kündigung, Burn-out, physische und psychische Erkrankungen, familiäre Probleme
- Lösungsansätze in diesem Problembereich: «Die Grundrechte der Frauen im Gesundheitswesen», Definition der Pflege, Abgrenzen der Kompetenzbereiche der Pflege von anderen Berufsgruppen, Anerkennung emotionaler Arbeit als berufliche Qualifikation.

Professionalisierung:

- Definitionen von Profession / Professionalisierung
- Aufzeigen unterschiedlicher Theorien und Merkmale einer Profession
- Stellung der Pflege im Behandlungsteam (Verantwortung, Anordnungs- und Durchführungsverantwortung)
- Ursachen für die Entstehung des Professionalisierungsprozesses
- Ziele der Professionalisierung
- wünschenswerte berufspolitische Entwicklungen.

Berufspolitik/-bildung:

- Berufsbildung als öffentliche Aufgabe
- Berufsbildungsgesetz
- Berufsbildungsförderungsgesetz
- Bundesinstitut für Berufsbildung: Ziele, Aufgaben.

Ausbildungssysteme in der BRD:

- Duales Ausbildungssystem
- Berufsfachschulsystem der Länder
- Krankenpflegeausbildung
- Sonderstatus innerhalb der Berufsausbildung
- das Krankenpflegegesetz
- kritische Betrachtung der Ausbildung und der Hemmnisse für eine Integration in das duale Ausbildungssystem.
- Alternative Ausbildungssysteme.

Aufgaben von Kammern:

- Berufliche Selbstbestimmung der Pflegeberufe
- Prüfung der Eignung von Ausbildungsstätte und Ausbilder
- Erlaß von Rechtsvorschriften für die Durchführung der Ausbildung
- Beratung von Betrieben
- Durchführung von beruflichen Abschlußprüfungen
- Registrierung von Pflegepersonen
- Vergleich United Kingdom – UKCC.

7. Unterrichtsverlaufsplan

Rolle/Berufsbild I: Geschichte des Pflegeberufs

Tabelle 8.3

Zeit	Inhalt	Methoden/ Medien	Dozent/In
1. Tag 25'	Dunkles Zeitalter der Krankenpflege	Dias, LV	LP
25'	Veränderungen in Politik und Gesellschaft seit 1800 Entwicklung der Medizin zur Naturwissenschaft und Spezialisierung der Krankenhäuser Gründe für den steigenden Bedarf an Pflegekräften	Dias, LV AB, LSG TA	
25'	Entwicklung des Berufs zum bürgerlichen Frauenberuf: Weiblichkeitsideologien	LV, TA	
25'	Entstehung der bürgerlichen Frauenrolle Entwicklung der Krankenpflege zum Frauenberuf	Folie, LSG	
25'	Organisation der Krankenpflege im 19. Jh. Grundidee und Entstehung der Mutterhaussysteme am Beispiel Fliedner und Kaiserswerth	LV, TA LSG Dias, Folie, AB	
35'	Freiberufliche Krankenpflege: Leben und Werk Florence Nightingales und Agnes Karlls	LV, Dias, Folie, Bücher	
20'	Gründung des Roten Kreuzes	LV, Dias, TA	
15'	Veränderungen in Politik und Gesellschaft nach dem 1. Weltkrieg (Weimarer Republik)	Dias, CD, TA LV, LSG, Diskussion	
10'	Aufzeigen des veränderten Kräfteverhältnisses zwischen konfessioneller und freiberuflicher Pflege	Folie LV, LSG	
15'	Darstellung der schlechten Arbeitsbedingungen in der Pflege und daraus resultierende Forderungen der Gewerkschaften	AB, Folie Einzelarbeit, LSG	

Zeit	Inhalt	Methoden / Medien	Dozent / In
15′	Unterstützung bzw. Ablehnung der berufspolitischen Emanzipation	AB, Folie LSG, Diskussion	
15′	Gesamtsituation des Berufs zum Ende der Weimarer Republik	AB LSG	
15′	Machtübernahme der Nationalsozialisten mit deren politischen und gesellschaftlichen Folgen	Dias LV, LSG	
20′	Zielsetzungen der nationalsozialistischen Ideologie und deren Konsequenzen für die Pflege	Folie / AB LV / LSG / Diskussion	
15′	Nationalsozialistische Sicht von Gesundheit / Krankheit mit deren Folgen	AB AA PA Diskussion	
60′	Erweiterter Aufgabenbereich von Pflege mit der Beteiligung an der sog. «Euthanasie»	Video, AB AA LSG, Diskussion	
2. Tag 10′	Gesellschaftliche und politische Veränderungen ab 1945	AB Folie LV, SG, Diskussion	LP
10′	Gesellschaftliche und politische Veränderungen der Frauenrolle nach 1945	AB Folie LV, SG, Diskussion	
15′	Neuordnung der Berufsverbände nach 1945	AB Folie LV, SG, Diskussion	
15′	Ziele nationaler und internationaler Berufsverbände	AB LV, SG, Diskussion	
40′	Berufliche Entwicklung innerhalb der Berufsgruppe Pflege	Text Film, Video LV, SG, Diskussion	
10′	**Pflege in der Gesellschaft Teil I** Einstieg: «Die Alternative zum High-Tech»	Video	LP
20′	Wie wird der Pflegeberuf in der Gesellschaft gesehen? Wie realistisch ist diese Sichtweise?	LSG	

Zeit	Inhalt	Methoden/ Medien	Dozent/In
20′	Wie sehen Sie sich als Schülerinnen und Schüler in diesem Beruf?	Pinwand, Karten	
20′	Wie haben Familie und Freunde auf Ihre Berufswahl reagiert?	Pinwand, Karten	
20′	Ordnen der Aussagen nach fördernden und behindernden Meinungen über den Pflegeberuf	Pinwand	
180′	Umfrage über den Beruf innerhalb der eigenen Berufsgruppe (Schülerinnen und Schüler des ersten Ausbildungsjahres bis altgediente Pflegende), anderer Berufsgruppen im Krankenhaus und Patienten.	von Schülerinnen und Schüler modifizierbarer Fragebogen	
	Videoumfrage in der Bevölkerung	Fragebogen, Videokamera	
3. Tag			
90′	Auswertung der Umfrage in den Gruppen	«IUE»-Team	
90′	Vorstellung der Umfrageergebnisse, Blick auf Sichtweisen, welche der Berufsgruppe schaden, Hervorheben wünschenswerter Einstellungen zum Pflegeberuf innerhalb der Bevölkerung Ergebnissicherung	Folien, Pinwand	

Rolle / Berufsbild II:

Zeit	Inhalt	Methoden / Medien	Dozent / In
4. Tag 90′	**Pflege in der Gesellschaft Teil II** Einführung in den Tag und Rückblick auf die Vorarbeit aus Berufsbild 1 Einteilung der Klasse in 3 Gruppen	LV, LSG	LP
Inge- samt 270′	1. Gruppe: Krankenpflege und Frauenrolle Krankenpflege als Liebestätigkeit Betrachtung der Konstellation: Pflegepersonal, Patient, Arzt Folgen Lösungsmöglichkeiten Erarbeiten einer Tischvorlage für die Gesamtgruppe	Text, AA GA LSG, TA Rollenspiel, Requisiten Text, AA, Folien, AB	
	2. Gruppe Begriffsklärung: Profession / Professionalisierung Fragen: Ziele der Professionalisierung Stellung der Pflege im Behandlungsteam, Abhängigkeiten und Freiräume Ursachen für die Entstehung des Professionalisierungsprozesses berufspolitische Entwicklungen die den Professionalisierungsprozeß positiv unterstützen könnten Bedeutung der Professionalisierung für die / den Einzelnen	 Text AA GA Diskussion	
	3. Gruppe: Berufsbildung als öffentliche Aufgabe Ausbildungssysteme in der BRD Kritische Betrachtung der Krankenpflegeausbildung Hemmnisse zur Integration der Krankenpflegeausbildung in das duale Ausbildungssystem Alternative Systeme der Krankenpflegeausbildung Aufgaben von Kammern Einrichtung von Pflegekammern	Text AA GA	

Zeit	Inhalt	Methoden/ Medien	Dozent/In
5. Tag 180′	Weitere Arbeit der Gruppen an ihren Aufgaben	GA	
180′	Vorstellung der Gruppenarbeiten und Ergebnissicherung im Plenum: Bezugnahme zu den Umfrageergebnissen Berufsbild Teil I	SV/LSG/ Diskussion, Rollenspiel, Video, AB	IUE-Team

8. Methoden / Medien (exemplarisch)

8.1 Infoblatt zu Rolle / Berufsbild: Zeitraum 1800 bis 1918

Florence Nightingale (1820–1910)

1850 Besuch bei Theodor Fliedner in Kaiserswerth.

1853 Oberin in einem kleinen Krankenhaus in London.

1854 bis 1856 Krankenschwester im Krimkrieg (England, Frankreich, Türkei gegen Rußland). Hier senkte sie in den Lazaretten die Sterblichkeitsrate der Soldaten von 33 Prozent auf 2 Prozent.

1856 Reform des englischen Heeressanitätswesens, später der zivilen Krankenhäuser.

1860 Gründung einer vom Krankenhaus unabhängigen Krankenpflegeschule im St. Thomas Krankenhaus.

Nightingale erkannte sehr früh die Wichtigkeit der Datensammlung und deren Analyse in der Pflege. Zahlreiche Veröffentlichungen und Briefe geben Zeugnis ihrer wohl durchdachten Ansichten über Krankenpflege.

Ihre Pflegeprinzipien der Wärme, Belüftung, Ruhe, Ernährung und Sauberkeit sind bis heute anwendbar.

Noch heute ist ihr Geburtstag, der 12. Mai, ein weltweiter Gedenktag.

8.2 Arbeitsblatt zum Thema: Professionalisierung in der Pflege

Die Pflege hat sich im zurückliegenden Jahrhundert von der Berufung zum Beruf gewandelt. Spätestens seit den achziger Jahren, als es möglich wurde, Pflege an den Hochschulen zu studieren, versuchten Pflegende ihre Arbeit als professionelle Tätigkeit zu etablieren.

Viele Vorträge oder Fachartikel beschäftigten sich mit dem Thema Professionalisierung.

Für Sie, als angehende Pflegekraft, ist es notwendig sich mit dem Thema Professionalisierung auseinander zu setzen, um die aktuellen berufspolitischen Entwicklungen verstehen und mitgestalten zu können.

Folgende Fragestellungen (zum vorliegenden Text) sollen den Zugang zu dem Thema erleichtern:

1. Was ist eine professionelle Tätigkeit (Profession), bzw. was zeichnet eine professionelle Tätigkeit aus?

2. In wie weit erfüllt Pflege die Merkmale einer professionellen Tätigkeit?

3. Welche Erfahrungen haben Sie in Ihrer klinischen Praxis hinsichtlich der Professionalisierung in der Pflege gemacht?

Viel Spaß bei der Erarbeitung!

8.3 Folienvorlage: Pflege 1933 bis 1945

Pflege in der Zeit des Nationalsozialismus

Volksgesundheit als Zielsetzung der NS- Ideologie

als «krank» wurden alle Menschen betrachtet, die keinen Nutzen bzw. eine Gefahr für die Volksgesundheit und die Volksgemeinschaft darstellten. «Krankheit» wurde nicht streng medizinisch definiert, sondern «krank» hieß ebenfalls wertgemindert, defekt zu sein.

↓

1933 «Gesetz zur Verhütung erbkranken Nachwuchses»

1935 «Gesetz zum Schutze des deutschen Volkes»

1942 «Hungererlaß» in psychiatrischen Kliniken

↓

bis 1945 wurden zum Schutz der Volksgesundheit und mit dem Ziel das Volk «aufzuarten» ca. 400 000 psychisch und körperlich Kranke, sowie Behinderte zwangssterilisiert und ca. 90 000 Menschen ermordet.

8.4 Folienvorlage: Professionalisierung in der Pflege

Gesundheit/Krankheit

↓

Der Staat delegiert diese Aufgabe an bestimmte Berufsgruppen und ein Handlungsmonopol = **Gesellschaftliches Mandat**

↓

Berufsgruppen, die mit einem direkten Mandat ausgestattet sind, können sich als professionelle Berufsgruppen bezeichnen (= Profession)

8.5 Arbeitsauftrag

Führen Sie mit den unten genannten Fragen eine Befragung von folgenden Personen durch:

- PassantenInnen
- Krankenschwestern/pflegern
- Mitglieder anderer Berufsgruppen (z. B. Ärzte, Krankengymnasten)

Frage 1:

Welche Aufgabenschwerpunkte haben Pflegende bei ihrer Arbeit? (max. 5 Angaben)

- Unterstützung in den ATL
- Beratung und Anleitung
- Psychosoziale Aspekte
- Administrative Tätigkeiten
- Assistenztätigkeiten
- Serviceleistungen

Frage 2:

In welchen Bereichen arbeiten Pflegende weitestgehend selbständig bzw. weitestgehend unselbständig?

	weitestgehend selbständig	weitestgehend unselbständig
• Unterstützung bei der Körperpflege	☐	☐
• Anleitung zum selbständigen spritzen (Diabetiker)	☐	☐
• Medikamentenverabreichung	☐	☐
• Lagerung von Patienten	☐	☐
• Pflegeberichte verfassen	☐	☐

Des weiteren erarbeiten Sie in Ihrer Gruppe eine Ihnen wichtige Frage, die Sie einer der oben genannten Gruppe von Befragten stellen möchten.

Nach Besprechung des Arbeitsauftrages erfolgt eine Einteilung der Gesamtgruppe in 4 Kleingruppen, in der sie jeweils eine weitere zusätzliche Frage erarbeiten.

Sie haben zur Erarbeitung 15 Minuten Zeit.

Erforderliche Unterstützung und die notwendigen Materialien erhalten Sie durch die LehrerInnen.

Für die Befragung haben Sie den gesamten Nachmittag Zeit.

Anschließend erfolgt die Auswertung Ihrer Befragung und Vorstellung der Ergebnisse in der Gesamtgruppe.

Viel Spaß!

9. Literaturverzeichnis

Arets J., Obex F., Vaessen J., Wagner F. (1999). *Professionelle Pflege 1.* Bern: Huber.

Attewell, A. (1997). *Florence Nightingale Museum Guide Book.* London: The Florence Nightingale Museum Trust.

Bauer, F. (1965). *Geschichte der Krankenpflege.* Kulmbach: E. C. Baumann Verlag.

Bischoff, C. (1984). *Frauen in der Krankenpflege. Zur Entwicklung von Frauenrolle und Frauenberufstätigkeit im 19 und 20 Jahrhundert.* Frankfurt: Campus.

Brenner, R. (1994). *Krankenpflegeausbildung – Berufsausbildung im Abseits.* Frankfurt: Mabuse-Verlag.

Bundesanstalt für Arbeit (1997). *Ausbildungsfibel, Tips und Hilfen für Betriebe.*

Bundesausschuss der Länderarbeitsgemeinschaften der Lehrerinnen und Lehrer für Pflegeberufe (1995). *Bildungsoffensive Pflege, Gemeinsame Arbeitstagung Wuppertal.*

Chenevert, M. (1994). *Selbstbewußt und selbstsicher.* Selbstsicherheitstraining für Frauen im Gesundheitswesen. Wiesbaden: Ullstein Mosby.

DBfK Bundesverband (1998). Neue Ausbildung schafft keine neue Arbeitsplätze, *Pflege Aktuell,* 9.

Degener, H. (1997). Europa macht Mut zur Pflegekammer, *Heilberufe,* 11.

Deutscher Bundestag, Referat Öffentlichkeitsarbeit (1994). *Fragen an die deutsche Geschichte.* 18. Auflage. Bonn.

Deutscher Pflegerat (1998). Dualisierung der Pflegeausbildung kontraproduktiv, *Pflege Pädagogik,* 4.

Drerup E., Schulte U.M. (1992). *Berufsverbände der Krankenpflege.* Freiburg: Lambertus-Verlag.

Gesprächskreis Arbeit und Soziales (1994). *Zukunft der Pflege – Zukunft der Pflegeberufe* (Nr. 41). Bonn: Friedrich Ebert Stiftung.

Hackmann M. (1991). Krankenpflege in den fünfziger Jahren. *Die Schwester/Der Pfleger*, 4.

Hendtlass, W. (1980). *J. Henry Dunant.* 3. Auflage. Stuttgart: Kohlhammer.

Informationen zur politischen Bildung (1. Quartal 1997). Frauen in Deutschland.

Krampe E., Troeller A (1993). Geschichte auf einen Blick. *Pflege aktuell*, 9.

Kreuler, D. (). *Undankbare Arbeit.* Verlag Attempo.

Kruse A.-P. (1996). Wir müssen unseren Beruf selbst aufbauen! *Pflege Aktuell*, 9.

Kühn, A. (1992). *Die Chronik der Frauen.* Dortmund: Chronik-Verlag.

Ministerium für Arbeit, Gesundheit und soziales des Landes Nordrhein-Westfalen. *Strukturreform der Pflegeausbildung.*

Ministerium für die Gleichstellung von Frau und Mann (1992). *Materialien zur Frauenforschung und Frauenpolitik.* Mainz: Hase und Köhler Verlag.

Ostner, I. und Krutwa-Schott, A. (1981). *Krankenpflege ein Frauenberuf?* Frankfurt: Campus.

Recken H.A. (1997). Die duale Ausbildung – ein Modell für das 21. Jahrhundert? *Pflege Pädagogik*, 4.

Rommelspacher, B. *Mitmenschlichkeit und Unterwerfung. Zur Ambivalenz der weiblichen Moral.* Frankfurt: Campus.

Rübenstahl, M. (1994). *Wilde Schwestern, Krankenpflege um 1900.* Frankfurt: Mabuse-Verlag.

Schaeffer D. (1994). *Zur Professionalisierbarkeit der Pflege.* In: Schaeffer D., Moers M., Rosenbrock R. (1994). *Public Health und Pflege – zwei neue gesundheitswissenschaftliche Disziplinen.* Berlin: edition sigma.

Schnieders B. (1996). *Krankenpflege ein Berufsbild im Wandel.* Frankfurt: Mabuse-Verlag.

Seidler, E. (1993). *Geschichte der Medizin und Krankenpflege.* 6. Auflage. Stuttgart: Kohlhammer-Verlag.

Siebolds M., Weidner F. (1998). Interprofessionalität und Qualität. *Dr. med. Mabuse.*

Steppe H. (1987). *Krankenpflege im Nationalsozialismus.* Frankfurt: Mabuse-Verlag.

Sticker, A. (1977). *Agnes Karll. Aussaat.* 2. Auflage. Stuttgart: Kohlhammer-Verlag.

Theisinger J. (1996). Wie wäre es mit der Berufsbezeichnung «Gesundheitsfachkraft»? *Pflegezeitschrift*, 4.

Wegemann U. (1990). *Pflege zwischen heute und morgen.* Bern: Huber.

Weidner F. (1996). *Professionelle Pflege und Gesundheitsförderung.* Frankfurt: Mabuse-Verlag.

Weltgesundheitsorganisation Regionalbüro für Europa, Kopenhagen (1988). *Europäische Pflegekonferenz.* Bericht einer WHO-Tagung.

Werling M., Müller H. (1997). Warum braucht die Pflege Kammern? *Heilberufe*, 11.

Kapitel 9

Hans Beck – Peter Timpe

IUE Leben, Leiden, Sterben, Tod

1. Einführung

Der Tod ist, ein Tabuthema unserer Gesellschaft.

Bei Umfragen in der Bevölkerung äußert die Mehrheit den Wunsch, nicht im Krankenhaus sterben zu wollen. Doch in der Realität stellen wir genau das Gegenteil fest: 60 bis 80 Prozent beenden ihr Leben in einer Klinik.

Eine Ursache für diese Entwicklung ist darin zu sehen, daß in Kleinfamilien die wenigsten Mitglieder die Möglichkeit haben, ihre Angehörigen bis zum Tod zu begleiten und zu versorgen.

Schülerinnen und Schüler werden häufig das erste Mal im Krankenhaus mit dem Leiden, Sterben und Tod von Patienten konfrontiert. Insofern ist und bleibt der Tod ein wichtiges Thema im Krankenhaus und folglich auch in der Pflege. Es entstehen viele Situationen im Zusammenhang mit dem Sterben, in denen sie sich hilflos fühlen und nicht wissen, wie sie reagieren sollen. Wie sollen sie sich verhalten, wenn ein Patient von den Ärzten vermeintlich schlecht aufgeklärt wurde und mit ihnen über seine Krankheit und sein Sterben sprechen will? Wie können sie auf die Bedürfnisse Sterbender eingehen? Wie sollen sie mit Angehörigen umgehen, die soeben über das Ableben ihres geliebten Familienmitgliedes informiert wurden?

Die Diskrepanz zwischen der Problematik der Situation und ihren Kompetenzen führt oftmals zu einer extremen Überforderung der Schülerinnen und Schüler, der es in einem entsprechenden Rahmen vorzubeugen gilt.

Kerngedanke der «IUE» ist, den Schülerinnen und Schülern durch eine Verknüpfung von eigenen Erfahrungen mit theoretischen Modellen und ethischen Auseinandersetzungen zu mehr Handlungs- und Sozialkompetenz in der Praxis zu verhelfen.

Um die Entwicklung der Schülerinnen und Schüler während der gesamten Ausbildung fördern und unterstützen zu können, ist die «IUE» vom Zeitrahmen her zweigeteilt und wird in der zweiten Hälfte der Ausbildung durch Balintgruppen ergänzt.

2. Lernziele

Die Schülerinnen und Schüler sollen:

- ihre Sichtweise vom eigenen Sterben reflektieren und einschätzen können;
- die Angst verlieren, daß der Tod zwangsläufig mit negativen Gefühlen verbunden ist;
- einen Überblick über die Denkweise verschiedener Glaubensrichtungen zum Tod und dem Leben nach dem Tod haben;
- akzeptieren, daß der Glaube dem Tod einen Sinn geben kann;
- erkennen, daß die Intensität der Aufklärung vom individuellen Auseinandersetzungsprozeß des Patienten abhängt;
- die Sterbephasen nach E. Kübler-Ross als dynamisch-zirkuläre Entwicklung begreifen;
- positive und negative Entwicklungsmöglichkeiten im Reifungsprozeß kennenlernen und erkennen, wie sie sich hierin unterstützend verhalten können;
- den Symbolgehalt der Sprache Sterbender verstehen und deuten können und erkennen, wie sie adäquat darauf reagieren können;
- die individuellen Bedürfnisse Sterbender erkennen und damit professionell umgehen können;
- Ziele der Hospizbewegung und lokale Hilfsmöglichkeiten kennen;
- sich in die Trauer anderer hineinversetzen können, darauf eingehen und helfend beistehen können;
- ihre eigenen Möglichkeiten, Grenzen und Gewohnheiten der Problemlösung erkennen;
- geeignete und weniger geeignete Problemlösungsstrategien erkennen;
- Professionelle Hilfen und deren Möglichkeiten kennen;
- die Besonderheiten, die bei der Versorgung Verstorbener zu berücksichtigen sind, kennen.

3. Stundentafel

Tabelle 9.1

Stundenzahl	Fachgebiet KrPflG APrO	Lernziel CULP
12	Fach 1: Berufskunde	1.2.2, 1.2.3, 1.2.4
6	Fach 7: Psychologie	7.2.2
14	Fach 8: Krankenpflege	8.3.9, 8.7.1

entspricht vier Tagen Unterricht

4. Dozenten

- LehrerIn für Pflegeberufe
- LehrerIn für Pflegeberufe mit Lehrgenehmigung für Fach 7.

5. Stundenplan

Tabelle 9.2

Einführungstag	1. Tag	2. Tag	3. Tag
Fach 8 Reflexion der bisherigen Eindrücke aus der Praxis	Fach 1 Symbolkarten	Fach 1 Die Wahrheit am Krankenbett	Fach 8 Blitzlicht, Hospiz, Home-Care
Fach 8 Herausarbeiten der Hauptproblemfelder, Film «Philadelphia»	Fach 1 «Komm, großer schwarzer Vogel», Schreibgespräch	Fach 1 Blitzlicht, «Der Tod und der Gänsehirt», Abschiedsübung	Fach 7 Trauerarbeit, Coping, Supervision, Balint-Gruppen
Fach 8 Film «Philadelphia», Gruppenarbeit in 4 Gruppen	Fach 7 «Suicid», Nahtodes-erlebnisse, Aussagen von E. Kübler Ross	Fach 7 Sterbephasen und Kommunikation	Fach 8 Organisatorische Maßnahmen bei Todesfällen
Fach 8 Gruppenergebnisse, Herausarbeiten von Lösungsansätzen	Fach 1 «Hallo, Mr. Gott», religiöse und nichtreligiöse Sichtweisen von Tod und Sterben	Fach 8 Die körperliche Dimension des Sterbens	

6. Inhalte

6.1 Einführungstag

Im ersten Halbjahr der Ausbildung findet der Einführungstag statt. Die Schülerinnen und Schüler können ihre bisherigen positiven und negativen Eindrücke im Zusammenhang mit Tod und Sterben reflektieren und problematische Situationen artikulieren. Darauf aufbauend werden in der Klasse Lösungsmöglichkeiten diskutiert. Auf theoretische Hintergründe (Modelle der Gesprächsführung, Sterbephasen, Phasen der Trauerarbeit) wird nur im Ausnahmefall zurückgegriffen.

6.1.1 Begrüßung und Vorstellung des Tagesverlaufes

Analyse der Ist-Situation:

- Welche positiven und negativen Erfahrungen haben die Schülerinnen und Schüler bisher mit Leiden, Sterben und Tod im Krankenhaus gemacht?

Vertiefung der Problematik anhand des Filmes «Philadelphia»:

- Vergleich von Andy's Sterben mit den Erfahrungen aus dem Krankenhaus
- Analyse des Reifeprozesses von Andy
- Sterbebegleitung Andys durch seine Familie und seine Freunde
- Professionelle Hilfe anhand des Rechtsanwalts Miller
- Übertragung der Beobachtungen auf die Situation im Krankenhaus.

6.2 Erster Seminartag

6.2.1 Schwerpunktthema: Die Auseinandersetzung mit dem Tod

Am ersten Tag versuchen wir die Schülerinnen und Schüler an die Thematik heranzuführen. Hierzu werden der «eigene Tod», «Nahtoderlebnisse», «religiöse und nichtreligiöse Sichtweisen im Umgang mit Sterben und Tod» in den Mittelpunkt des Tages gestellt.

Auseinandersetzen mit dem eigenen Tod:

- Auslegen von Bildern, die Leben und Tod symbolisieren
- Aussuchen von Bildern
- Vorstellen der Bilder und deren Symbolgehalt.

Vorstellung vom eigenen Tod

- Impuls: Ludwig Hirsch: «Komm, großer schwarzer Vogel» (Lied)
- Schreibgespräch
- Aufschreiben von Ängsten, Befürchtungen, Wünschen in Bezug auf den eigenen Tod in Kleingruppen
- Kommentierung der Aussagen der anderen schweigend mittels Schreibzeug
- Kommunikation in der Kleingruppe und Visualisierung gemeinsamer Vorstellungen
- Vorstellen der Ergebnisse im Plenum.

Nahtoderlebnisse

- Impuls: Hermann Hesse: «Suizid»
- Forschungsergebnisse von Fr. Dr. Elisabeth Kübler-Ross und H. Dr. Raymond A. Moody.

Tod und Religion

- Überleitung aus: «Hallo, Mister Gott, hier spricht Anna»: «Roter Mohn»
- Überblick über die Sichtweisen verschiedener Religionen auf Tod und Sterben.

6.3 Zweiter Seminartag

Der zweite Tag dient der Vertiefung der Themen: «Die Wahrheit am Krankenbett», «Die Sterbephasen» und «Kommunikation mit Sterbenden».

6.3.1 Schwerpunkt- Umgang mit Leiden, Sterben, Tod

Wahrheit am Krankenbett

- Arbeitsblatt: «Aufklärung um jeden Preis», Fallbeispiel Frank
- ethische Entscheidungshilfen
- Deklaration der Menschenrechte Sterbender.

Der Abschied

- Impuls: Janosch, «Der Tod und der Gänsehirt»
- Die Reise – eine Selbsterfahrungsübung (nach Christine Denzler-Labisch).

Die Sterbephasen nach E. Kübler-Ross:

- Sterben als Reifungsprozeß
- positiver und negativer Verlauf des Reifungsprozesses
- die Katharsis als größtes Spannungsfeld
- Möglichkeiten helfenden Verhaltens in den einzelnen Phasen im Sinne der Sterbebegleitung.

Tips zur Kommunikation:

- Symbolsprache und verschlüsselte Botschaft
- Träume und deren Interpretation
- aktives Zuhören, spiegeln, die vier Ohren einer Botschaft
- nonverbale Kommunikation bei kommunikationsunfähigen, aber wahrnehmungsfähigen Patienten.

Die körperliche Dimension des Sterbens:

- exemplarische Darstellung anhand eines Fallbeispieles.

6.4 Dritter Seminartag:

Am dritten, ggf. auch noch am vierten Seminartag stehen die Themen: «Die körperliche Dimension des Sterbens», «Hospizarbeit», «Homecare», «Trauerphasen und Trauerarbeit», «Bedürfnisse der Pflegenden und Coping-Strategien», «Versorgung des Verstorbenen» im Mittelpunkt.

6.4.1 Schwerpunkt- Menschenwürdiges Sterben Hospiz und Homecare

- Geschichte
- Ziele
- Hospizarbeit
- Möglichkeiten der Hospizarbeit vor Ort
- Homecare als Alternative.

Trauerarbeit

- BAP, «Verdammt lang her»
- eigene Erfahrungen mit Trauer und im Umgang mit trauernden Angehörigen
- die Trauerphasen
- hilfreicher Umgang mit Trauernden.

Coping, Supervision, Balint

- Analyse der eigenen Bewältigungsstrategien
- geeignete und weniger geeignete Bewältigungsstrategien
- professionelle Hilfe in Form von Supervisions- und Balintgruppen.

Organisatorische Maßnahmen bei Todesfällen

- Umgang mit dem Verstorbenen
- Hausübliche Modalitäten
- Beratung der Angehörigen.

Abschluß

- Feedback mittels Rückmeldebogen
- Feedback mittels Blitzlicht
- Literaturliste
- Verabschiedung der Schülerinnen und Schüler.

7. Unterrichtsverlaufsplan

Tabelle 4.3

Einführungstag

Zeit	Lerninhalt	Methoden / Medien	Dozent / In
55′	Sch. sollen mit maximal 3 charakteristischen Worten beschreiben, wie sie den Umgang mit Schwerkranken und Sterbenden im Krankenhaus empfinden	Verschiedenfarbige Kärtchen austeilen: blau: das empfinde ich positiv gelb: das empfinde ich negativ	«IUE»-Team
25′	Vorstellen der Themen «Leben, Leiden, Sterben, Tod» Vorstellen der Möglichkeiten eines Ein-Tages-Seminars	Sortieren der Kärtchen an zwei Pinwänden Auswertung im LSG	
120′	Einteilen der Klasse in 4 Gruppen Verteilen der Arbeitsaufträge (Gruppe 4 sollte sich aus «Erfahrenen» zusammensetzen) Film «Philadelphia» oder «Jeder Augenblick zählt»	Folie LV LSG	
40′	Erarbeiten der Arbeitsaufträge	**AA siehe 8.** Film Philadelphia / Jeder Augenblick zählt	

Zeit	Lerninhalt	Methoden / Medien	Dozent/In
105′	Auswertung der Arbeitsaufträge • Sterbephasen • Umgang mit Angehörigen • Professionelle Hilfe Sterbebegleitung im Krankenhaus	GA	
15′	Blitzlicht	Vorstellen der Ergebnisse in der Klasse, Diskussion	

1. Seminartag

Zeit	Lerninhalt	Methoden / Medien	Dozent/In
40′	Begrüßung Vorstellen des Seminarverlaufes Vorstellen der «Seminarregeln» Vorstellen des Tagesthemas «Die Auseinandersetzung mit dem Tod»	 LV LV Folie	«IUE»-Team
40′	Symbolkarten auslegen und aussuchen lassen	GA(6): Bilder aussuchen lassen; je 1 x Leben, 1 x Tod Gruppe stellt Zusammenhang dar	«IUE»-Team
30′	Gruppenergebnisse an 2 Pinwänden getrennt nach Symbolen für Leben und für Tod darstellen	Gruppen-ergebnis: 6 x «Was symbolisiert Leben» «Was symbolisiert Tod» «Warum»	
15′	Hirsch, «Komm, Großer Schwarzer Vogel»	AB mit Text	«IUE»-Team
10′	Bezug des Liedes zu den Symbolkarten – Gemeinsames und Gegensätze – Leben – Sterben – Tod als Lebenskreis – Bezug zu den Symbolkarten und Überleitung zum Schreibgespräch	LSG, Folie	
15′	Auseinandersetzung mit dem eigenen Tod	**Schreibgespräch** **Folie** 7 Gruppen à 4 Personen	
15′	«Wie geht's Dir, wenn Du an Deinen Tod denkst»?	1. Stufe: schweigend jeder für sich	
15′		2. Stufe: das Blatt drehen und mittels Schreibzeug kommunizieren	
15′		3. Stufe: miteinander sprechen wichtige gemeinsame Gefühle groß in die	

Zeit	Lerninhalt	Methoden / Medien	Dozent / In
		Mitte schreiben Blätter an die Pinwand hängen	
20′		Vorstellen der Ergebnisse	
25′	Hermann Hesse, «Suicid»	Text austeilen und Kassette vorspielen	«IUE»-Team
20′	«Könnt ihr Euch vorstellen, daß der Tod selbst so abläuft»? «Würde sich Eure Angst abbauen, wenn dem so ist»? (Transfer der Gefühle im Schreibgespräch)	LSG	
10′	«Wer kennt Nahtodeserlebnisse»?	Text, Folie, Kassette vorspielen	
15′	«Welchen Eindruck hat das Gesicht verstorbener Patienten auf Euch gemacht»? Vieles deutet darauf hin, daß man vor dem Tod keine Angst zu haben braucht.		
25′	Forschungsergebnisse von Kübler-Ross und Moody		
15′	«Hallo, Mister Gott, hier spricht Anna» «Roter Mohn» vorlesen lassen – hatte Anna ein vollendetes Leben?	Text vorlesen	«IUE»-Team
15′	– hat ihr Tod ihr Leben mit Sinn erfüllt? – was war ihre Stütze? Kurzer Überblick über die Sichtweise	LSG Arbeitsblatt	
30′	verschiedener Religionen, z. B. – römisch-katholische Kirche – protestantische Kirche – neuapostolische Kirche – christliche Wissenschaft – Zeugen Jehovas – Jüdische Religion – Islam		

2. Seminartag

Zeit	Lerninhalt	Methoden / Medien	Dozent/In
10′	Blitzlicht Vorstellen des Tagesthemas «Umgang mit Leiden, Sterben, Tod»	Folie	«IUE»-Team
30′	Arbeitsauftrag: «Aufklärung um jeden Preis»	AB, EA	«IUE»-Team
20′	Auswertung des Arbeitsauftrages – wie gut ist Frank Deiner Meinung nach aufgeklärt?	Diskussion ohne Ergebnissicherung Diskussion, Ergebnissicherung an der Tafel	
15′	– Argumente für eine umfassende Aufklärung – Argumente gegen eine umfassende Aufklärung Die Wahrheit am Krankenbett als prozeßhaftes Geschehen; ethische Entscheidungshilfe	Folie	
15′	Darstellung des Spannungsfeldes	**AB** «Die Wahrheit am Krankenbett» Lesen und Meinungsaustausch Arbeitsblatt «Deklaration der Menschenrechte Sterbender» Lesen und Meinungsaustausch	
10′	«Janosch «Der Tod und der Gänsehirt»	LV	«IUE»-Team
60′	Bedeutung des Abschiednehmens Wahrnehmung von Gefühlen, z. B. Angst, Frustration Aggression	«Die Reise» Vorbedingungen erläutern, je Schüler 5 Kärtchen austeilen Ablauf: Meditationsmusik Text vorlesen	
20′	Wahrung der menschlichen Würde, Verarbeitung der zu Ende gehenden Beziehungen Bereitschaft zur Kommunikation	Austausch in Kleingruppen Folie 2, Arbeitsauftrag 4 Kleingruppen die letzten Karten an die Pinwand	

Zeit	Lerninhalt	Methoden/ Medien	Dozent/In
		hängen Austausch im Plenum	
15′	Welche Sterbephasen konntet ihr in der Praxis bei sterbenden Patienten beobachten? Konntet ihr eine aufbauende Entwicklung bis hin zum Annehmen des Todes feststellen?	LSG Folie	«IUE»-Team
10′	Die Sterbephasen und der Reifeprozeß	AB lesen lassen Folie: Katharsis ergänzen	
10′	Positiver und negativer Verlauf des Reifeprozesses Katharsis als größtes Spannungsfeld	Diskussion	
20′	Arbeitsauftrag: Schülerinnen und Schüler soll sich zu den einzelnen Phasen helfendes Verhalten überlegen Besprechung der Ergebnisse	je nach Zeit Vertiefung LSG, Diskussion	
15′	Tips zur Kommunikation mit Sterbenden	**AB** «Tips zur Kommunikation» austeilen und besprechen Folien, LSG je nach Zeit Partner- und Gruppenübungen	«IUE»-Team
70′	Körperliche Bedürfnisse des Sterbenden anhand eines exemplarischen Fallbeispiels	Folie AB	«IUE»-Team
40′	Auswertung	Diskussion	

3. Seminartag

Zeit	Lerninhalt	Methoden / Medien	Dozent / In
15′	Blitzlicht	Sch. reflektieren, was er / sie am Vortag gut / schlecht gefunden hat	«IUE»-Team
5′	Vorstellen des Tagesthemas Heranführen an das Thema Hospiz	Folie, LV LSG: – Was ist bekannt über die Hospizbewegung?	
10′	Geschichte der Hospizbewegung	AB «Hospize für Sterbende»	
10′	Ziele der Hospizbewegung	Folie	
30′	Einblick in die Hospizarbeit Möglichkeiten der Hospizarbeit in der Umgebung	Film «Mona-Lisa-Hospiz» AB «Hospizbetreuung im Klinikum Nürnberg»	
15′	Deklaration der Menschenrechte Sterbender	Diskussion	
5′	CHI-Brückenfunktion vorstellen	Folie 1	«IUE»-Team
30′	Film «Zu Hause leben bis zuletzt»	Video	
5′	BAP: «Verdammt lang her»	Text austeilen	«IUE»-Team
20′	Gefühl der Trauer, Trauerarbeit, Phasen und Kommunikation	LSG: – Was bedeutet eigentlich Trauer? – Welche Gefühle habt ihr beim Verlust von Angehörigen empfunden? – Wie haben sich diese Gefühle im Laufe der Trauerarbeit geändert? – Welche Erfahrungen habt ihr bereits mit trauernden Angehörigen? (Überbringen der Todesbotschaft, Reaktionen darauf)	

Zeit	Lerninhalt	Methoden / Medien	Dozent/In
		Wie seid ihr damit umgegangen?	
20′		LV: AB «Die Trauerarbeit» besprechen	
5′	Arbeitsauftrag «Wie gehe ich mit Problemen um?»	AB, EA	«IUE»- Team
10′	Geeignete und weniger geeignete Bewältigungsstrategien	Folie LSG	
10′	Vorstellen von Supervision und Balint-Gruppe	AB «Supervision und Balintgruppe»	
20′		Film	«IUE»- Team
30′	Übliche Modalitäten, die nach dem Tod eines Menschen organisatorisch zu berücksichtigen sind. Informationen, die dem Angehörigen bei der weiteren Organisation hilfreich sind	AB	
30′	Feedback und Anregungen	Rückmeldebogen austeilen Literaturliste austeilen Rückmeldebogen einsammeln Mündliche Reflexion	«IUE»- Team

8. Methoden / Medien (exemplarisch)

8.1 Arbeitsblatt: Fragen zum Film

Andy

Liebe BeobachterInnen,
Ihr habt die Aufgabe, während des Films speziell auf Andy zu achten. Macht Euch dabei bitte Gedanken zu folgenden Fragen:

- Welche Entwicklung macht Andy durch?
- Sind bei ihm typische Sterbephasen zu beobachten?
- Verdrängt er seine Krankheit?
- Wo und wann reagiert er emotional?
- Verhandelt er irgendwann?
- Wo leistet er Realitätsarbeit?
- Kann er den nahenden Tod annehmen?

Setzt Euch nach dem Film zusammen und sprecht über Eure Beobachtungen. Diskutiert im Anschluß mit der Klasse darüber.

Miguell und die Familie

Liebe BeobachterInnen,
Ihr habt die Aufgabe, während des Films speziell auf Miguell und Andy's Familie zu achten. Macht Euch dabei bitte Gedanken zu folgenden Fragen:

- Wie geht die Familie mit Andy um? Was hilft ihm an dieser Beziehung?

- Welche Entwicklung macht Miguell durch?
- Ist er für Andy von Anfang an eine Hilfe?
- Wann hilft er Andy wirklich?
- Wie findet ihr die Trauerfeier?

Setzt Euch nach dem Film zusammen und sprecht über Euere Beobachtungen. Diskutiert im Anschluß mit der Klasse darüber.

Rechtsanwalt Miller

Liebe BeobachterInnen,
Ihr habt die Aufgabe, während des Films speziell auf Rechtsanwalt Miller zu achten. Macht Euch dabei bitte Gedanken zu folgenden Fragen:

- Welche Haltung nimmt Miller anfangs gegenüber Andy ein? Warum?
- Wann ändert sich dieses Verhalten?
- Welches Verhalten Miller's ist hilfreich für Andy?
- Welche Auswirkung hat Miller's Verhalten auf sein Familienleben?

Setzt Euch nach dem Film zusammen und sprecht über Eure Beobachtungen. Diskutiert im Anschluß mit der Klasse darüber.

Das Sterben im Krankenhaus

Liebe BeobachterInnen,
Ihr habt bereits Erfahrung mit Sterbenden im Krankenhaus.

Beobachtet bitte während des Films, wie Andy stirbt, und vergleicht sein Sterben mit dem Eurer Patienten. Macht Euch dabei bitte Gedanken zu folgenden Fragen:

- Wo sind die Unterschiede zwischen Film und Realität?
- Wie würdet Ihr Euch Sterbebegleitung im Krankenhaus vorstellen?
- Lassen sich Eure Wünsche verwirklichen?
- Wenn ja, unter welchen Bedingungen?
- Wenn nein, warum nicht?

Setzt Euch nach dem Film zusammen und sprecht über Eure Beobachtungen. Diskutiert im Anschluß mit der Klasse darüber.

8.2 Infoblatt: Einige Gedanken zur Aufklärung

Aufklärung um jeden Preis?

Der Arzt hat Aufklärungspflicht

Ziele der Aufklärung:

- Wahrung der Selbstbestimmung
- Diagnostikbegründung
- Therapiebegründung
- Prognose
- juristische Absicherung.

Der Umfang der Information richtet sich nach dem Auffassungsvermögen des Patienten; der Inhalt der Aufklärung muß für den Patienten faßbar sein.
Die Auffassung ist ein wechselnd aktiver Prozeß von Annahme und Abwehr.
Intensität und Inhalt der Aufklärung orientieren sich an diesem Auseinandersetzungsprozeß des Patienten.
Die Aufklärung ist ein Prozeß von der Information zur Hinführung zur Wahrheit, deshalb muß der Arzt den Umfang, die Art, den Weg und die Zeit der Aufklärung den individuellen Möglichkeiten des Patienten anpassen!

Die Wahrheit am Krankenbett ist nicht denkbar ohne Einfühlung, Mitmenschlichkeit und Solidarität. Inhuman und brutal ist Aufklärung über eine lebensbedrohliche Krankheit dort, wo sie als distanzierte Information über Diagnose und Prognose praktiziert wird und der Kranke in seiner Einsamkeit, seiner existentiellen Auseinandersetzung allein gelassen wird!

8.3 Infoblatt: Tips zur Kommunikation

Menschen, die Sterbende begleiten, sagen am Anfang häufig: «Der Sterbende will gar nicht über sein Sterben reden». Wenn man genauer hinschaut, zeigt sich, daß es eine ganze Menge Hinweise auf das Sterben gab, allerdings durch den Sterbenden symbolisch verschlüsselt. Das Sterben läßt sich nicht direkt und klar ansprechen wie jedes beliebige Thema. Der Betroffene ist sich selber häufig noch nicht im klaren, was er sagen möchte. Er muß gewissermaßen die richtige Ausdrucksform für die unendlich wichtige und neue Erfahrung erst finden.

Und er muß sich seines Gegenübers vergewissern: ist es ein sensibler Mensch, bei dem dies allerwichtigste gut aufgehoben ist?

8.3.1 Symbolsprache und verschlüsselte Botschaft

Symbolische Äußerungen kommen aus der Tiefe des Menschen. Sobald man diese Äußerungen nicht einfach als Tatsacheninformation nimmt (die als solche tatsächlich abstrus oder unsinnig erscheint), sondern sie als symbolischen Ausdruck der Befindlichkeit oder der Wünsche und Sehnsüchte des anderen zu verstehen sucht, erschließt sich ein ganz anderer Inhalt.

Beispiele:

- *Da sagt ein alter Mann, er habe große Sorge, daß er mit seinem Kohlevorrat nicht über den Winter komme.*
- *Eine 54jährige Frau weist immer wieder auf den Baum vor ihrem Fenster hin und sagt, wie traurig es sei, daß er jetzt schon seine Blätter verliere.*
- *Eine Frau fordert ihre Angehörigen auf, ihren Koffer zu packen, da sie jetzt gehen müsse.*
- *Ein alter Mann erzählt immer wieder von Kriegserlebnissen, besonders von einer Schlacht, in der er nur um Haaresbreite davongekommen sei.*
- *Eine todkranke junge Frau schwärmt von Südafrika. Es sei so wunderschön dort, da wolle sie unbedingt wieder hin.*

8.3.2 Träume

Träume sind die Sprache für das Ungesagte, die Sprache der Ahnungen. Im Traum können Ängste vor dem Sterben, Ängste vor dem Abschied und ungelöste Konflikte zur Sprache kommen, wenn die Betroffenen selber oder die Begleitenden bereit sind, auf ihre Botschaft zu hören. Wir Pflegende müssen um die Bedeutung von Träumen, gerade von sterbenskranken Menschen, wissen. Deren Träume ernst nehmen und – sofern das möglich ist – sie dazu ermutigen, über deren Bedeutung nachzusinnen. Denn nur die Träumenden selbst können die Botschaft ihres Traumes entschlüsseln, indem sie sie mit ihren Einfällen und mit ihrer Lebenssituation in Verbindung bringen.

Beispiel:

Ein sterbender Mann, etwa 45 Jahre alt, der den Gedanken ans Sterben von sich weist, bittet nachts um ein Gitter vor seinem Bett: Er hat zweimal geträumt, neben ihm sei der Boden eingebrochen. Er ist «zu Tode erschrocken» aufgewacht aus Angst, in die Tiefe zu stürzen…

8.4 Infoblatt: Zuhören

8.4.1 Aktives Zuhören, Spiegeln und vier Ohren

Aktives Zuhören bedeutet, mit anderen Worten das wiedergeben, was man vom anderen gehört hat. Der Patient erkennt damit, ob er verstanden worden ist und kann somit Zugang zu seinen ihm verborgenen Gefühlen bekommen. Wir dürfen dem Patienten keine Gefühle ausreden, sondern müssen ihn zum Ausdrücken seiner Gefühle ermutigen.

Beispiel:

Patient: «*Warum muß ich so leiden?*»
Schwester: «*Das lastet schwer auf Ihnen, daß Sie nicht verstehen, daß Sie leiden müssen.*»
Patient: «*Wenn ich doch endlich gesund würde*»

Schwester: *«Manchmal ist es Ihnen, wie wenn Sie nicht genug Kraft hätten, dieses Kranksein zu ertragen.»*

Einbahnstraßen müssen vermieden werden, wie etwa: *«Heute morgen geht's doch schon wieder viel besser»*.

Zum Interpretieren des Gesagten bitte alle *vier Ohren* einsetzen! Je nachdem, auf welchem Ohr der Empfänger hört, nimmt das Gespräch einen anderen Verlauf. Der Empfänger hat freie Auswahl.

8.4.2 Kommunikationsunfähig – wahrnehmungsfähig: die nonverbale Verständigung

Wer oberflächlich betrachtet für bewußtlos oder nicht ansprechbar gehalten wird, kann in Wirklichkeit oft nur kommunikationsunfähig, aber voll wahrnehmungsfähig sein. Aus diesem Grund – und auch aus Respekt vor der Würde des Patienten – hat jeder Betreuer sein verbales und nonverbales Verhalten in jeder Situation sorgsam zu kontrollieren.

Verbales Verhalten

- unbedachtes Reden (z. B. über Freizeit) vermeiden
- Information über alle Verrichtungen geben.

Nonverbales Verhalten

- Hand halten
- streicheln
- Blickkontakt
- ansprechen der Sinne (Basale Stimulation®).

9. Literaturverzeichnis

Andersen S. (1987). *Herzalarm.* Stuttgart: Berlin Kreuz Verlag.

Amelung E. (1992). *Ethisches Denken in der Medizin.* Berlin: Heidelberg Springer Verlag.

Ernst (1997). Wenn das Leben ein neue Richtung nimmt. *Psychologie heute,* 10.

Fritzsche B. (1996). Wenn Kinder sterben – Begleitung wohin? *Die Schwester/Der Pfleger,* 4.

Gaier M. (1996). Wo das Sterben zum Leben gehört – ohne Schmerzen und ohne Angst. *Pflege Ambulant,* 8.

Hassdenteufel H. (1997). Als Pflegende Sterbende begleiten, *Die Schwester/Der Pfleger,* 8.

Kämmer K. (1997). Rituale helfen beim Abschied nehmen. *Pflegen Ambulant,* 3.

Kast V. (1991). Vom hilfreichen Umgang mit der Trauer. *Krankenpflege,* 9.

Kirchner S. (1998). Die Würde des Menschen im Wachkoma ist unantastbar. *Pflege Aktuell,* 8.

Klessmann M. (1994). Die Sprache der Sterbenden. *Pflegezeitschrift,* 3.

Kolwe D. (1996). Plötzlich und unerwartet. *Die Schwester/Der Pfleger,* 9.

Kopp W. (1996). Nähe und Distanz. *Die Schwester/Der Pfleger,* 6.

Kübler-Ross E. (1978). *Interviews mit Sterbenden.* Stuttgart Berlin: Kreuz-Verlag.

Kugler G. (1996). Ein Seminar während der Ausbildung erhöht die Kompetenz. *Pflegezeitschrift,* 7 Kugler G. (1996). Ein Seminar während der Ausbildung erhöht die Kompetenz. *Pflegezeitschrift,* 7.

Lanz C. J. (1998). Pflegestandard: Begleitung von Sterbenden in Krankenhäusern. Die *Schwester/Der Pfleger,* 10.

Löser A. (1998). Hilfe, ich brenne. *Pflegezeitschrift,* 9.

Merkel R. (1996). Es geht nicht darum, über den Wert oder Unwert eines Lebens zu entscheiden. *Psychologie heute,* 9.

Metzmacher M. (1998). Der Aufklärungsprozeß. *Pflege Aktuell,* 11.

Nestle M. (1996). Trauerprozesse bei Verlust des Partners durch Trennung oder Tod. *Pflegezeitschrift,* 12.

Neumann G. (1996). Alter, Tod und Sterben. *Heilberufe,* 8.

Ochse V. (1997). Suche nach Bewältigungsstrategien. *Krankenpflege,* 7.

Rest F. (1994). *Sterbebeistand – Sterbegleitung – Sterbegeleit.* Stuttgart: Kohlhammer.

Schäfer D. (1998). Sterben, Tod und Sterbebegleitung im Akutkrankenhaus. *Pflegezeitschrift,* 4.

Schäfer R. (1995). *Der ewige Schlaf.* Hamburg. Kellner GmbH u. Co-Verlags KG.

Schmidt v J. (1996). Supervision in der Pflege. *Die Schwester/Der Pfleger,* 7.

Schnell M.W. (1998). Ethische Aspekte der Sterbehilfe. *Die Schwester/Der Pfleger,* 10.

Schwendemann W. (1996). Sterben – Euthanasie – Hospiz. *Die Schwester/Der Pfleger,* 3.

Sinzinger C. (1997). Trauer – Stiefkind der Pflege. *Die Schwester/Der Pfleger*, 11.
Szymczak V. R. (1996). Den Leitlinien Sterbebegleitung einen Schritt näher gekommen. *Pflegezeitschrift*, 10.
Thomas C. (1982). *Vom Umgang mit der Leiche – Berührungsängste.* Ulm vgs – Verlag.
Uddberg M. (1982). *Erinnerungen an Marie.* Wending: Verlag für Grundlagenwissen.
Uhlich E. (1997). Helfen -Heilen – Herrschen. *Die Schwester/Der Pfleger*, 5.
Wellershof M. (1998). Das elende Warten auf Tag X. *Der Spiegel*, 39.
Wilhen H. (1997). Jeder Abschied ist ein kleiner Tod. *Altenpflege*, 3.

Kapitel 10

Andreas Beirer – Jürgen Osterbrink

IUE Schmerz

Wenn ein Bein schmerz, das amputiert wurde,
wo ist dann der Schmerz? Sagt man, er sei im Kopf,
wäre er dann auch im Kopf, wenn das Bein nicht
amputiert worden wäre? Lautet die Antwort ja,
was besteht dann für ein Grund anzunehmen,
daß man überhaupt ein Bein hat?

Bertrand Russell

1. Einführung

Der Krankenhausaufenthalt stellt sicherlich eine Ausnahmesituation im Leben der von uns versorgten Patienten dar. Insbesondere auf chirurgischen Stationen gehört die Behandlung von akuten Schmerzzuständen zum Alltagsgeschäft jeder Pflegenden. Dennoch ist es für viele Pflegende sicher noch ein Sekundäreffekt, daß wir – abgesehen vom technischen Hergang durch die Applikation des Analgetikums oder durch die Auflage von Kälte/Wärme – die Lebensqualität der Patienten maßgeblich beeinflussen. Bei der Behandlung chronischer Schmerzzustände, auch in der ambulanten Situation, steht nicht nur der Patient, sondern mit ihm die pflegenden Angehörigen im Mittelpunkt des professionellen Interesses. Dies geht einher mit der Frage, was Pflege im Zusammenhang mit Schmerzpatienten eigentlich sein sollte und wie eine Verortung pflegerischer und medizinischer Therapieansätze erfolgen kann. So betrachtet, werden neben Schmerzzuständen auch die Dimensionen Furcht, Angst und Leiden beachtet und können in den Therapieplan integriert werden.

Die «IUE» «Schmerz» verbindet die theoretischen Grundlagen mit der klinischen Wirklichkeit. Das Ziel der «IUE» ist, Schmerz als multidimensionales und interprofessionelles Problem zu verstehen und die konsequente Therapie auch in diesem Sinne auszurichten. Die Betrachtung verschiedener Auffassungen von Schmerzformen und Therapieansätzen sind daher Herzstück der Einheit.

Es wird zunächst versucht, ein «Schmerzverständnis» zu wecken und unterschiedliche Schmerztheorien zu vergleichen, bevor der Lernende selbstreflektiv sein eigenes Schmerzverhalten analysieren kann.

Physiologische, pathophysiologische, wie auch pharmakologische Grundlagen werden in den folgenden Einheiten dargestellt, um Ursprung und Ansatz der Therapie verstehen zu können. Einen breiten Raum erhalten anschließend die pflegedominierten Einheiten. Sowohl pflege- und schmerztherapeutische Ansätze, die Schmerzerkennung beim akuten und beim chronischen Schmerzpatienten, als auch pflegeprozessorientierte Vorgehensweisen, sind durch Selbsterfahrung, wie auch durch die Verküpfung von Theorie und Praxis geprägt.

Schmerz spielt auch bei psychiatrisch erkrankten Patienten eine wesentliche Rolle; sowohl bei der Ursachenforschung als auch bei der Therapieplanung. Physikalische Therapie (Eis, Kälte, Massagen) und Naturheilverfahren (Dinkelspreu, Heublumen) sind ein wichtiger Ansatz im Gesamtgefüge der Therapie und werden daher in der jeweiligen Fachabteilung, oftmals auch am Patienten, unter Berücksichtigung der therapeutischen Auswirkungen demonstriert.

Am Schluß der «IUE» «Schmerz» steht der Projekttag. Hier wird versucht die theoretischen Ergebnisse pragmatisch umzusetzen. Patientenbeispiele wie auch die Simulation pflegerischer Phänomene bieten einen hilfreichen Einstieg in das Thema.

Insgesamt wird in dieser «IUE» der Kerngedanke vermittelt, daß die effektive Linderung von Schmerzen unabhängig von Genese und Auswirkung weitgehend von der Kompetenz und Einstellung derjenigen abhängt, die den Patienten direkt versorgen. Kontinuität und eine klare organisatorische Ordnung der Zuständigkeit sind hierbei unabdingbare Voraussetzungen.

2. Lernziele

Die Schülerinnen und Schüler sollen:

- verschiedene Theorien zur Schmerzentstehung und Weiterleitung kennen und verstehen;
- die physiologische und psychologische Auswirkung und Bedeutung von Schmerzen für den Menschen kennen;
- die pharmakologischen Hauptgruppen von Analgetika kennen und um deren Wirkungen und Nebenwirkungen wissen;
- die Unterscheidung von akutem und chronischem Schmerz verstehen;

- die Bedeutung von multidisziplinärer Teamarbeit bei der Schmerzbekämpfung und Beseitigung begreifen;
- mit qualitativen und quantitativen Schmerzerfassungsmethoden, für die Schmerzanamnese vertraut sein;
- mit pflegetherapeutischen, schmerzlindernden Behandlungsmöglichkeiten vertraut sein und diese durch (Wärme- und Kälteanwendungen, Entspannungstechniken, Imaginationstechniken Massagen, Ablenkungsübungen) durchführen können;
- sich bei Beratungsgesprächen mit Patienten und Angehörigen der Rolle von Pflegenden bewußt sein.

3. Stundentafel

Tabelle 10.1

Stundenzahl	Fachgebiet KrPflG APrO	Lernziel CULP
3	Fach 1: Berufsethik	1.2.1, 1.2.5, 1.3.1
1	Fach 1: Gesetzeskunde	1.2.1
4	Fach 3: Biologie, Anatomie, Physiologie	3.2.2, 3.2.11, 3.2.11.1, 3.2.11.2, 3.2.12, 3.2.13
4	Fach 5: Pharmakologie	5.3, 5.5
4	Fach 6: Neurologie, Psychiatrie, Anästhesie	6.7, 6.8, 6.12.4
4	Fach 7: Psychologie	7.2.2, 7.2.3, 7.4.3
17	Fach 8: Krankenpflege	8.3.5, 8.3.7, 8.5.4
1	Fach 10: Organisation; Dokumentation	10.3

entspricht fünf Tagen Unterricht

4. Dozenten

- LehrerInnen (5) für Pflegeberufe
- ÄrztIn Fachbereich Anästhesie
- Pharmakologe/-in
- ÄrztIn: Fachbereich Psychiatrie
- ÄrztIn: Fachbereich Physikalische Therapie.

5. Stundenplan

Tabelle 10.2

1. Tag	2. Tag	3. Tag	4. Tag	5. Tag
Fach 1 Schmerzverständnis, Definition	Fach 5 Pharmakologie, Analgetika	Fach 7 Lebenslauf, Lebensereignisse, Coping	Fach 8 Akuter Schmerz	Fach 8 Projekt
Fach 1 Schmerzverständnis, Definition	Fach 5 Pharmakologie, Analgetika	Fach 7 Lebenskrisen, Schmerz aus psychologischer Sicht	Fach 8 Akuter Schmerz	Fach 8 Projekt
Fach 3 Anatomie/Physiologie des Schmerzes	Fach 8 Pflegerische Behandlungsmöglichkeiten bei Schmerz	Fach 6 Physikalische Therapie bei Schmerzpatienten	Fach 8 Chronischer Schmerz	Fach 8 Auswertung der Gruppenarbeiten
Fach 3 Anatomie/Physiologie des Schmerzes	Fach 8 Pflegerische Behandlungsmöglichkeiten bei Schmerz	Fach 6 Physikalische Therapie bei Schmerzpatienten	Fach 8 Chronischer Schmerz	Fach 1 Reflexion der «IUE»

6. Inhalte

6.1 Vorstellen der Dozenten, der Lernziele und des geplanten Unterrichtes

6.2 Definition des Schmerzverständnisses

- Bedeutung von Werten für das Menschenbild und das pflegerische Handeln
- Heilvorstellungen, Heilung und Gesundheit
- Historische und kulturelle Aspekte der Schmerzbehandlung
- Faktoren, die die individuelle Schmerztoleranz beeinflussen.

6.3 Anatomie und Physiologie des Schmerzes

- Überblick über die Gewebearten (Nervengewebe)
- Nervensystem und Reizweiterleitung
- Einblick über Aufbau und Funktion von Sinnesorganen
- Aufbau und Funktion der Haut.

6.4 Analgetikagruppen und Gefahren beim Umgang mit Arzneimitteln

- Fertigkeit im sachgerechten Umgang mit Arzneimitteln
- das Betäubungsmittelgesetz
- Umgang mit Betäubungsmitteln
- Kenntnis wichtiger Arzneimittelgruppen (zentral / peripher wirkende Analgetika, nichtsteroidale Antirheumatika)
- Vorteile parenteraler Lösungen bei der Schmerzbehandlung
- Biotransformation
- Morphin: Wirkung und Nebenwirkungen
- PCEA; PCA (Schmerzmittelpumpen)
- Umgang mit Retardpräparaten.

6.5 Bewußtsein der Problematik des Schmerzes in der Neurologie

- Kopfschmerzen, Migräne, Phantomschmerz.

6.6 Kenntnis der Abhängigkeitskrankheiten

- Medikamenten- und Drogenabhängigkeit
- Schmerztherapie und Sucht / Schmerzverstärkung.

6.7 Verschiedene Schmerztheorien

- u. a. Gate-Control-Theory
- Endorphine und Neurotransmitter
- Theorie der Opioidrezeptoren.

6.8 Bedeutung psychologisch und pädagogisch fundierter Verhaltensweisen im Zusammenhang mit Schmerz

- Beachten von Persönlichkeitsstruktur und Verhalten
- Eingehen auf das individuelle Krankheitserlebnis
- Streßerleben und individuelle Streßbewältigung
- Psychologische Bedeutung des Schmerzes
- Psychiatrische Schmerzursachen
- Chronifizierung von Schmerzen (Analgetikaabusus)
- Therapeutische Ansätze der Schmerzbekämpfung (pharmakologische Schmerzdistanzierung, Analgetikaentzug, Entspannungsverfahren, Verhaltenstherapie).

6.9 Fähigkeit, durch pflegerisches Handeln bei der Schmerzbekämpfung mitzuwirken

- Zusammenhang von Muskelanspannung und Schmerz
- Definition von akutem und chronischem Schmerz
- Auswirkungen von Schmerzen auf die Lebensqualität
- Einschätzungen von und Umgang mit Schmerzäußerungen
- Aspekte der Schmerzeinschätzung (Sprache, Mimik, Gestik, Körperhaltung)
- Erheben der Schmerzqualität und -intensität (Schmerzanamnese, Schmerzskala)
- Tagesschmerz versus Nachtschmerz
- postoperativer Schmerz

- belastende Faktoren für Patienten mit chronischen Schmerzen
- Aufgaben des Pflegepersonals im Rahmen der Schmerztherapie.

6.10 Pflegerische Fähigkeiten und Fertigkeiten im Umgang mit Schmerz

- Zuhören, Gespräch, Körperkontakt
- Lagerung, Einreibung und Massage
- Wärme- und Kälteanwendungen
- Ausstreichung des Rückens
- Handmassage
- Dehnlagerung
- Elektrotherapie (TENS)
- Atemübungen
- Entspannungstechniken
- Entspannungstechnik nach Jacobsen
- Verabreichung von Analgetika und Überwachung von Wirkungen und Nebenwirkungen
- Korrekter Umgang mit dem Dokumentationssystem.

6.11 Workshop

- Gruppenarbeiten anhand des Fallbeispieles mit dem Schwerpunkt eine Patientenberatung zum Thema Morphingabe durchzuführen
- Ausarbeitung einer Pflegevisite zum Fallbeispiel
- Ausarbeitung einer Broschüre zum Thema «Durchführung von Wärme- und Kälteanwendungen» als Gedächtnisstütze für die in der Pflege Tätigen
- Vorstellen und Austeilen dieser Broschüre in der Klasse
- Diskussion der Gruppenergebnisse.

7. Unterrichtsverlaufsplan

Tabelle 10.3

Zeit	Inhalt	Methoden/ Medien	Dozent/In
1. Tag			
5′	Vorstellen der «IUE» und Dozenten	F/Stundenplan	«IUE» Team
40′	Bedeutung von Werten für das Menschenbild	LV, FEV Diskussion	2 LP
45′	Zusammenhang zwischen Heilvorstellung, Heilung und Gesundheit	LV, FEV Diskussion	
45′	Zusammenhang zwischen magisch-religiösen Vorstellungen und Heilkunde	Kleine Vernissage* Pinwände	
45′	Historisch-kulturelle Aspekte der Schmerzbehandlung Biologie, Anatomie, Physiologie	LV, Dias	Arzt/Ärztin
5′	Überblick über die Gewebsarten, Nervengewebe	LV, FEV Dia	
10′	Das Nervensystem	Lehrtafeln	
15′	Prinzip der Erregungsbildung und Erregungsleitung		
90′	Zentrales Nervensystem, Gehirn, Rückenmark, peripheres Nervensystem, vegetatives Nervensystem	Lehrtafeln, Modelle	
45′	Prinzipien des Aufbaus und der Funktion der Sinnesorgane	Anatomiebuch	
15′	Funktion der Haut und der Hautanhangsorgane		
2. Tag	Pharmakologie PharmakologIn		
45′	Gefahren im Umgang mit Arzneimitteln Verantwortung des Apothekers, des verordnenden Arztes, der Pflegekraft. Besonderheiten im Umgang mit dem Betäubungsmittelgesetz	LV, FEV eigene Erfahrung Auszüge BTM-Gesetz	
45′	Kenntnis wichtiger Arzneimittelgruppen. Zentral/peripher wirksame Analgetika nichtsteroidale	Präparate Schmerzpumpe	

Zeit	Inhalt	Methoden / Medien	Dozent / In
	Antirheumatika PCEA, PCA, Umgang mit Retard-präparaten, Bedeutung kontinuierlicher Schmerzmittelgabe		
	Krankheitslehre Neurologie		Arzt / Ärztin
45′	Schmerzen als neurologisches Problem Kopfschmerzen, Migräne, Phantom-schmerz		
45′	Medikamenten- und Drogen-abhängigkeit. Schmerztherapie und Sucht / Schmerzverstärkung		Arzt / Ärztin
	Krankenpflege		2 LP
45′	Fähigkeit bei der Schmerzbekämpfung zu wirken, Schmerzlinderung, Gespräch, Lagerung, Einreibungen, Massage, Wärme- und Kälteanwendungen, Verabreichung von Analgetika und Überwachung ihren Nebenwirkungen Schmerztheorien Gate-Control-Theory Endorphine und Neurotransmitter Theorie der Opioidrezeptoren	LV, FEV	
	Übungen		PA
30′	Ausstreichen des Rückens		
30′	Handmassage		
30′	Dehnlagerung		
30′	Atemübungen		
15′	Evaluation des Unterrichtes		
3. Tag	Psychologe / in		
45′	Einsicht in die Bedeutung psycholo-gisch und pädagogisch fundierter Verhaltensweisen im Zshg. mit Schmerz. Beachten von Persönlichkeitsstruktur und Verhalten Eingehen auf individuelles Krankheits-erlebnis	LV / FEV Eigene Erfahrungen	
45′	Streßerleben und individuelle		

Zeit	Inhalt	Methoden / Medien	Dozent / In
	Streßbewältigung Problemorientierte Coping-Modelle		
90′	Einfluß von Krisensituationen Psychologische Bedeutung des Schmerzes Psychiatrische Schmerzursachen Chronifizierung von Schmerzen (Analgetikaabusus) Therapeutische Ansätze der Schmerzbekämpfung (pharmakologische) Schmerzdistanzierung, Analgetikaentzug, Entspannungsverfahren, Verhaltenstherapie)		
	Krankenpflege		
180′	Fähigkeit Maßnahmen der physikalischen Therapie anzuwenden, Schmerzlinderung durch: schmerzlindernde Lagerungen, schmerzarme Bewegungsabläufe, Kälte / Wärme, verschiedene Packungen, Elektrotherapie Entspannungstechniken	LV, FEV Üben der Inhalte in der Abteilung der physikalischen Therapie	1 LP; Arzt / Ärztin
4. Tag	Akuter Schmerz		1 LP
180′	Schmerztherapeutische Maßnahmen in der post-operativen Phase. Gründe, die eine postoperative Schmerztherapie erfordern Zusammenhang von Schmerz, Muskelanspannung, Statistik «Schmerzintensität» und «Anspannung und Schmerz», Patientengruppen mit starken Schmerzen Einschätzung und Umgang mit Schmerzäußerungen durch Pflegende Aspekte der Schmerzeinschätzung (Sprache, Mimik, Gestik, Körperhaltung) Erheben der Schmerzqualität	LV, FEV Folien Schmerzskala Übung Erstellen einer Schmerzanamnese	

Zeit	Inhalt	Methoden/ Medien	Dozent/In
	Entspannungsübung nach Jacobsen	Übung	
	Chronischer Schmerz		
90′	Definition von akutem und chronischem Schmerz Bedeutung des chronischen Schmerzes für die Folien Pflegenden im Hinblick auf gesellschaftliche Entwicklungen und Krankheitsaufkommen. Auswirkungen von chronischen Schmerzen auf die Lebensqualität Reaktion der Gesellschaft auf die Gruppe der Menschen mit chronischen Schmerzen	LVFEV Erfahrungen Statistiken	
90′	Rolle des Pflegepersonals in der Betreuung von Tumorkranken mit chronischen Schmerzen Häufige Krankheitsbilder, die mit chronischen Schmerzen verbunden sind. Typische Verhaltensmuster, die Patienten aufweisen, die nicht ausreichend schmerztherapiert sind. Sinnvolle und ausreichende Schmerzmittelgabe Überwachung der Wirkungen und Nebenwirkungen. Rolle und Aufgabe des Pflegepersonals im Rahmen der Schmerztherapie	LV, FEV Folien Erfahrungen	
5. Tag	Krankenpflege Workshop		2 LP
20′	Wiederholen der Inhalte vergangener Tage	LV, LSG	
25′	Vorstellen der Vorgehensweise des heutigen Tages Vorstellen des Fallbeispiels Austeilen der Gruppenaufträge Arbeitsaufträge:	Fallbeispiel	 LV
155′	Erarbeiten der Gruppenaufträge Patientenberatung, Pflegevisite,	GA Patientenzimmer	

Zeit	Inhalt	Methoden / Medien	Dozent/In
	Merkblatt Ergebnissicherung	Demoraum Folien Videoaufzeichnung	
120′	Vorstellen der Ergebnisse	SV, Diskussion	
40′	Reflexion der «IUE»	LSG, Diskussion	«IUE»-Team

8. Methoden / Medien (exemplarisch)

8.1 Kleine Vernissage:

Auf Pinwänden aufgebrachte Plakate in DIN-A4 Größe bleiben die gesamte «IUE» im Klassenzimmer.

> Wo sitzt der Schmerz? Im Bein oder im Kopf?

> Aristoteles
> Schmerz ist eines der Leiden der Seele. Er zählt zu den Emotionen.

> 160 n. Christus Marc Aurel – Römischer Kaiser, Philosoph
> Epiktet – griechischer Sklave, Philosoph
> Stoische Schule: Der Schmerz ist entweder für den Körper ein Übel – dann mag dieser es sagen – oder für die Seele. Aber diese hat die Fähigkeit, ihre eigene Heiterkeit und «Meeresstille» zu bewahren und nicht zu glauben, daß er ein Übel sei.

> 600 n. Christus bis heute?
> Schmerz ist eine Strafe Gottes → das Gebet ist das erste psychologische Schmerzmittel.

1225 – 1274 Thomas von Aquin – einflußreicher Theologe
Schmerz entsteht durch äußere Stimuli, wird jedoch auch durch Prozesse innerhalb des Körpers vermittelt. Bestimmte psychologische Faktoren (Mitgefühl, Freude, Tränen) können Schmerz verringern.

1596 – 1650 Descartes
Die sich rasch bewegenden Partikel des Feuers reizen die Fäden in den Nerven. Die Reizung wird von den Fäden bis zum Gehirn weitergeleitet, wo die Lebensgeister aktiviert werden. Die Geister wiederum begeben sich durch die Nerven auf die Reise zu den Muskeln und lösen die Bewegung aus, die den Fuß vom Feuer entfernt. Der Impuls, der von der Verletzung zum Gehirn geleitet wird, ruft Schmerz hervor ebenso, wie man in dem Augenblick, in dem man an dem Ende eines Seilzuges zieht, die Glocke zum Klingen bringt, die an dem anderen Ende hängt.

16. 10. 1846 Einsatz von Äther
Skeptische Ärzte und Medizinstudenten wohnen dem ersten öffentlichen Einsatz von Äther bei einer Operation bei. Zu ihrer Überraschung gelingt es einem Zahnarzt aus Boston mit Namen William Morton mit Hilfe eines äthergetränkten Schwammes und eines hastig ersonnenen Inhalators (der nur wenige Stunden zuvor eingetroffen war), den Patienten in einen tiefen Schlaf zu versetzen. Dann entfernt der bekannte und erfahrene Chirurg John Collins Warren, der genauso überrascht ist wie alle anderen, mühelos einen großen Tumor aus dem Kiefer des Patienten – was bis dahin eine mit unvorstellbaren Schmerzen verbundene Operation gewesen wäre.

1895 v. Frey
Spezifitätstheorie
Die Intensität des Schmerzes hängt vom Ausmaß der Gewebsschädigung ab. Schmerz ist eine Empfindung, die das Gehirn passiv von spezifischen Nervenfasern empfängt.

1894 Goldschneider
Patterntheorie (Aktionsmustertheorie)
Schmerz wird wahrgenommen, wenn die Summe der im Hinterhorn des Rückenmarks einlaufenden peripheren Reize eine bestimmte Schwelle überschreitet.
Die Nervenendigungen sind unspezifische Rezeptoren, die durch entsprechend intensive Reize stimuliert werden.

1894 Marshall
Affekttheorie
Es gibt zwei parallele Systeme, welche durch einen Reiz in Aktion treten: ein affektives und ein sensorisches.

1899 Aspirin
Azetylsalizylsäure wird kommerziell hergestellt. Der Bayer-Konzern besitzt das Geheimnis der Herstellung und die weltweiten Patentrechte. Jährliche Produktion: 30 000 Tonnen.

9. Projekt

9.1 Workshop

Dieser Workshop hat für die Lernenden und die Lehrenden verschiedene Bedeutungsebenen. Zum einen dient er dazu, den Lernenden im [schau]spielerischen Umgang das Wissen der gesamten «IUE» abzurufen und als «gespielte» Pflegehandlung der Klassengemeinschaft zu präsentieren. Die so dargebotene Pflegesituation hat auch zur Aufgabe, den Schülerinnen und Schülern die direkte Übertragung theoretischen Pflegewissens auf konkrete Handlungsfelder der Pflege anzuwenden. Für die Lehrenden dient diese Form der Darbietung nicht nur zum Aufzeigen, daß theoretisches Wissen in konkrete Handlung umsetzbar ist, sondern auch zur Lernzielkontolle.

9.1.1 Vorgehensweise

Anhand eines Fallbeispiels bearbeiten drei Gruppen arbeitsteilig eine komplexe Pflegesituation. Es handelt sich um eine Patientin, die längere Erfahrung mit chronischen Schmerzen hat, aber noch nie ausreichend und / oder zufriedenstellend therapiert wurde. Aufgabe der Gruppen ist es nun, sich aufgrund des Unterrichtsgeschehens in die Situation dieser Patientin hineinzuversetzen, um verschiedene Rollen übernehmen zu können. Die Vorstellung der Gruppenergebnisse der Gruppen 1 und 2 erfolgt als schauspielerische Darstellung. Gruppe 1 übernimmt dabei die Rolle der Patientin, Gruppe 2 die der / des Pflegeberaterin / Pflegeberaters. Es wird somit sichergestellt, daß alle Bedürfnissituationen (die der Patienten und des Pflegepersonals) bedacht werden. Gruppe 3 bekommt die Aufgabe eine Broschüre zu Wärme- und Kälteanwendungen zu erstellen, welche Berufstätige als «kleine Gedächtnisstütze» verwenden können. Die Aufgabe ist hierbei, sich zwar an dem Fallbeispiel zu orientieren, jedoch auch allgemeinere Zielsetzungen zu verfolgen.

Fallbeispiel

Frau G., 35 Jahre alt, hat seit 5 Jahren Nacken- und Schulterschmerzen, oft auch zusammen mit Kopfschmerzen. Anfangs wurden diese durch das Heben schwerer Gegenstände am Arbeitsplatz verursacht, später durch einfache tägliche Arbeiten und sogar durch Bewegen der Arme ausgelöst.

Sie ist geschieden und hat drei Kinder im Alter von 7, 9 und 12 Jahren, die bei ihr leben. In der Nähe wohnen keine Familienangehörigen, aber sie spricht von mehreren Freunden und geht ein- bis zweimal pro Woche zur Kirche. Sie ist zur Zeit als Verkäuferin in einem Kaufhaus angestellt, fehlt aber im Durchschnitt 4 Tage im Monat wegen ihrer Schmerzen.

Sie bricht leicht in Tränen aus und sagt, sie sei nicht fähig, alles zu tun, was man von ihr erwarte, und ihr häufiges Fehlen am Arbeitsplatz trete immer dann auf, wenn sie überlastet sei.

Sie hat bereits zahlreiche Ärzte konsultiert, einschließlich einiger Neurologen und ließ sich vor drei Jahren ein strukturiertes Schmerzbehandlungsprogramm im Krankenhaus einer anderen Stadt erstellen.

Auch erhielt sie schon eine Vielzahl von Analgetikaverordnungen und mehrere physiotherapeutische Behandlungen, einschließlich einem erfolglosen Versuch einer TENS. Nun wird sie in eine orthopädische Klinik überwiesen.

Sie nimmt zur Zeit über den Tag hinweg verteilt 30 mg Codein und morgens 500 mg Aspirin gegen Schmerzen und insgesamt 30 mg Diazepam/Tag gegen Nervosität und Schlafstörungen. Sie sagt, sie nehme Diazepam 10 mg im Allgemeinen morgens und zweimal in der Nacht [30 mg/Tag].

9.2 Arbeitspapier

9.2.1 Methodische Anleitung: Gruppe Schmerzpatient

Die Gruppenaufträge an die Mitglieder der Arbeitsgruppe «Schmerzpatient»:

- Sie haben bis 11.30 Uhr Zeit, sich mit dem Arbeitsauftrag auseinanderzusetzen.
- Um 12.30 Uhr treffen wir uns wieder in der Klasse.
- Das Arbeitsergebnis Ihrer und der anderen Gruppen wird in Form eines Rollenspieles dargestellt. Darauf sollten Sie sich als gesamte Gruppe vorbereiten.

Arbeitsauftrag:

Sie sind die Patientin im Krankenhaus und sollen mit Opioiden behandelt werden. Da Sie diese Medikamente noch nie bekommen haben, möchten Sie über die Wirkung und Nebenwirkungen im Rahmen einer Pflegevisite vollständig aufgeklärt werden.Welche Fragen haben Sie an das Pflegeteam?

Wir empfehlen folgendes Vorgehen:

- Wählen Sie bitte eine Person aus Ihrer Mitte, die bei der späteren Präsentation der Arbeitsergebnisse den/die Patienten/in spielt.

- Diese/r Patient/in wird mit Opioiden behandelt. Überlegen Sie gemeinsam, welche Informationen Sie als Patient/in haben möchten. Ihre Patient/in soll später in der Lage sein, gezielt Fragen an die Gruppen «Pflegevisite» und «Pflegeplanung» zu stellen.
- Beim Rollenspiel wird diese/r Patient/in 15 Minuten die Möglichkeit haben, den beiden anderen Gruppen «Löcher in den Bauch» zu fragen.

Während der Ausarbeitung werden Sie von uns betreut und können bei Unklarheiten jederzeit nachfragen.

Viel Spaß.

9.2.2 Methodische Anleitung Gruppe Pflegevisite

An die Mitglieder der Arbeitsgruppe «Die Pflegevisite»,

- Sie haben erst einmal bis 11.30 Uhr Zeit, sich mit dem Arbeitsauftrag auseinanderzusetzen.
- Um 12.30 Uhr treffen wir uns wieder in der Klasse.
- Das Arbeitsergebnis Ihrer und der anderen Gruppen wird in Form eines Rollenspieles dargestellt. Darauf sollten Sie sich als gesamte Gruppe vorbereiten.

Arbeitsauftrag:

Ein/e Patient/in Ihrer Station soll mit starken Opioiden behandelt werden. Da sie/er mit diesen Medikamenten keine Vorerfahrung hat, sollen Sie sie/ihn im Rahmen einer Pflegevisite beraten. Da der/die Patient/in schon ein Schmerztagesprofil erstellt hat, beziehen Sie bitte auch Beratungsaspekte bezüglich der Medikamenteneinnahme mit ein. Gibt es noch andere Tips bezüglich der Schmerzbekämpfung und Beruhigung für diese/n Patient/in?

Wir empfehlen folgendes Vorgehen:

- Der/die Patient/in der Gruppe 1, den/die Sie betreuen, wird mit Opioiden behandelt. Überlegen Sie zusammen, welche Informatio-

nen Sie dem/der Patienten/in geben möchten. Sie sollten später in der Lage sein, den/die Schmerzpatienten/in gezielt zu informieren und zu beraten.
Natürlich hat der/die Patient/in auch das Recht, Fragen zu stellen.
- Das Rollenspiel Ihrer «Pflegevisite» wird ca. 15 Minuten dauern.

Während der Ausarbeitung werden Sie von uns betreut und können bei Unklarheiten jederzeit nachfragen.

Viel Spaß.

9.2.3 Methodische Anleitung: Wärme- und Kälteanwendung

An die Mitglieder der Arbeitsgruppe «Kälte- und Wärmeanwendung»:

- Sie haben erst einmal bis 11.30 Uhr Zeit, sich mit dem Arbeitsauftrag auseinanderzusetzen.
- Um 12.30 Uhr treffen wir uns wieder in der Klasse.
- Ihr Arbeitsergebnis stellen Sie der Klasse in Form eines Kurzreferates vor.

Arbeitsauftrag

Stellen Sie der Klasse vor, was bei der Anwendung von Kälte oder Wärme zur Schmerzbehandlung zu beachten ist. Erstellen sie dazu eine Broschüre die Berufstätigen als «kleine Gedächtnisstütze dienen kann, wenn Sie Wärme- und Kälteanwendungen einsetzen wollen.

Wir empfehlen folgendes Vorgehen:

- Überlegen Sie anhand der Unterlagen und Ihrer praktischen Erfahrung, welche pflegerelevanten Aspekte bei der Anwendung von Wärme/Kälte zu beachten sind.
- Bestimmen Sie eine Person der Gruppe, die das Ergebnis vorstellt.
- Für das Darstellen Ihrer Ergebnisse stehen ca. 10 Min. Zeit zur Verfügung

Während der Ausarbeitung werden Sie von uns betreut und können bei Unklarheiten jederzeit nachfragen.

Viel Spaß.

Auf den folgenden Seiten ist in Tabelle 10.4 eine Arbeitsprobe dargestellt.

Tabelle 10.4

«IUE» Schmerz

Kurs XX

Informationsblatt

Kälte- und Wärmeanwendungen bei Patienten mit Schmerzen

Wärmeanwendung

Feuchte Wärme:
Trockene Wärme:

Kälteanwendungen wirken langanhaltender als Wärmeanwendungen

Wirkungsweise

- Erweiterung der Blutgefäße, dadurch Entspannung der Muskeln [Durchblutung]

Anwendung

- Packung (Fango, Wärmflasche und Wickel)
- Strahlung und Zurückhaltung der Körperwärme (Infrarot, Kurzwelle)

Packungen werden direkt auf die entsprechende Stelle aufgebracht, wobei immer eine Dämmschicht (Handtuch) dazwischen liegen sollte. CAVE: Verbrennung!!!

Indikationen

- Muskelkrämpfe (Spannungskopfschmerz)
- Gelenksteifigkeit (Gicht)
- Oberflächliche Abszesse
- Oberflächliche Thrombophlebitis
- Rückenschmerzen
- Juckreize (Insektenstiche)

Kontraindikationen

- Sensibilitätsstörungen
- akutes Trauma
- Blutungen oder Schwellungen
- nach Anaesthesien
- Bewußtlose / Komatöse Patienten
- Oberflächliche Tumore
- Gewebe mit irreversibler, inadäquater Gefäßversorgung

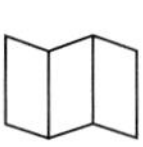

Diese Tabelle kann
als Faltblatt kopiert werden
(S. 232/233 = Vorderseite, S. 234 = Rückseite)

Kälteanwendung

Wirkungsweise
- schmerzlindernd, kühlend
- entzündungshemmend
- abschwellend
- fiebersenkend

Anwendungen
- Wasserdichte Beutel mit Eiswürfel gefüllt
- Gelpackungen
- natürliche Kühlumschläge
- Frotteetücher in Eiswasser getaucht

Indikationen
- Kopfschmerzen
- Muskelkrämpfe nach Knochen- und Nervenerkrankung
- akuten und leichten Verletzungen
- chirurgische Eingriffe
- Sportverletzungen

Kontraindikation

- Kehlkopferkrankungen
- Neugeborene bis zum 3. Lebensmonat
- Verletzungen der Haut
- Verbrennungen
- Herzpatienten
- periphere Gefäßerkrankungen
- Bewußtlosigkeit
- Magengeschwüre

10. Literaturverzeichnis

Brechbühler M. (1997). Kampagne erfolgreich abgeschlossen – jetzt geht es weiter. *Krankenpflege/ Soins infirmiers/Cure infermieristiche*; 90 (1), 10–8.

Fieseler H. G., Petermann C. (1997). Analgetika auf der Allgemeinstation und zur prä- und Postoperativen Schmerztherapie. *Die Schwester/Der Pfleger*, 36 (6), 474–482.

Fieseler H. G., Sinner G., Petermann C. (1997). Schmerztherapie mit mechanischen PCA-Pumpen. *Die Schwester/Der Pfleger*, 36 (1), 51–54.

Goeke H., Herbst M. (1997). Trotz schwerster Schmerzen zu Hause leben. Vorteile der Schmerzbehandlung mit der kontinuierlichen subcutanen Opioidinfusion. *Pflege Ambulant*, 8 (2), 24–22.

Hofer S., Högström H. (1998). Der Patient ist das Mass aller (Schmerz)Dinge. *Krankenpflege/Soins infirmiers/Cure infermieristiche*, 91 (9), 18–12.

Hofer S., Menzi C. (1997). Verbesserte Schmerzerfassung und -therapie. *Krankenpflege/Soins infirmiers/Cure infermieristiche*, 90 (1), 17–11.

Hüper C. (1997). Schmerz – Ein Thema der Pflege. *Die Schwester/Der Pfleger*, 36 (3), 223–226.

Koch G. (1998). Schmerzmanagement in einer Chirurgischen Klinik. *Die Schwester/ Der Pfleger*, 37 (8), 660–664.

McCaffery M., Beebe A., Latham L. (1997). Schmerz. *Ein Handbuch für die Pflegepraxis.* Osterbrink J. Hrsg. Berlin/Wiesbaden: Ullstein Mosby.

Mensdorf B. (1997). Sorgfältige Patientenbeobachtung ist oberstes Gebot. *Pflegezeitschrift*, 50 (12), 731–735.

Osterbrink J., Strunk H. (1995). Von der Pflegeanamnese zur Pflegeplanung; Die Schwester/Der Pfleger, 34 (12), 1064–1073.

Osterbrink, J. (1998). Pflegerische Maßnahmen bei onkologischen Patienten mit chronischen Schmerzzuständen. In: Bartsch H. H., von Hornstein W. (Hrsg.) *Interdisziplinäre Schmerztherapie bei Tumorpatienten.* Basel Karger, pp 38–47.

Osterbrink, J. (1999). *Tiefe Atementspannung.* Bern: Huber.

Schapper v A. (1997). Es betrifft den ganzen Menschen: Wie Pflegende Patienten mit Schmerzen helfen können. *Pflege Ambulant*, 8 (4), 22–18.

Schulte Strathaus R. (1997). Chronische Schmerzen: Musik, der sanfte Wirkstoff. *Psychologie Heute*, 24 (9), 11–10.

Strunk H., Osterbrink J. (1995). Pflegetheorie nach Orem. Von der Pflegephilosophie zur Aufgabenbeschreibung, *Die Schwester/Der Pfleger*, 34 (12), 1057–1063.

Sümpelmann R., Schröder D., Strauß J. M. (1997). Patientenkontrollierte Analgesie im Kindesalter. *Die Schwester/Der Pfleger*, 36 (1), 61–66.

Thomm M. (1997). Eine Therapie verspricht Hilfe bei chronischen Schmerzen. *Pflegezeitschrift*, 50 (6), 318–320.

Wolf A. (1997). Tagträume und Phantasien: Unser traumhafter Alltag. *Psychologie Heute*, 24 (12), 27–20.

Kapitel 11

Peter Schendzielorz – Karin Schulze-Rostek –
Cornelia Titze – Maria Vaas

IUE Therapeutisches Berühren

Berühren und Bewegen sind Fähigkeiten eines jeden Menchen, jeder ist dazu in der Lage. Wird diese Fähigkeit aber kultiviert, wird sie zur Kunst und gleichzeitig Verbunden mit Wissen und Erkenntniss zu professionellem Handeln.

A. Montagne

1. Einführung

Diese «IUE» ist Bestandteil des zweiten Ausbildungsjahres. Während es in der «IUE» «Berühren – Berührt werden» um Grundlagen der Körperpflege und der Berührung ging, so wird jetzt Berührung in seinen pflegerisch-therapeutischen Dimensionen behandelt und entsprechende Pflegetechniken werden vermittelt. Den Schwerpunkt bildet die therapeutische Berührung als eigenständiges, eigenverantwortliches Tätigkeitsfeld der Pflege.

Die Schülerinnen und Schüler haben inzwischen einen gewissen Grad an Sicherheit bei pflegerischen Tätigkeiten wie der Ganzkörperpflege oder der Mundpflege. Darüber hinaus ist davon auszugehen, daß sie offen für die Reflexion dieser «Routinehandlungen» und bereit sind, den Akzent nun auf die konzentrierte Wahrnehmung ihres «Gegenübers» zu legen.

Erkenntnisse aus der Pflegeforschung zeigen, wie wertvoll und wichtig es ist, daß Maßnahmen aus dem Bereich alternativer Anwendungen, wie z. B. Wickel und Auflagen wieder Einzug in den normalen Pflegealltag halten. Natürlich ist das Anlegen einer Dampfkompresse eine anspruchsvollere und zeitaufwendigere Aufgabe als die Verabreichung einer Schlaftablette oder eines Abführzäpfchens. Es ist eine Pflegehandlung, die den kranken Menschen in seiner Ganzheit berührt und ihn dazu befähigt, gemeinsam mit den Pflegenden seine Selbstheilungskräfte zu reaktivieren. Bei den Pflegenden werden Eigenständigkeit, Selbstbewußtsein und Berufszufriedenheit gesteigert. Beide Seiten erfahren so in direkter Weise den Wert dieser Beziehungsarbeit.

Da das eigene Erleben am nachhaltigsten wirkt, ermöglichen wir den Schülerinnen und Schülern die Selbsterfahrung exemplarisch durch die Anwendung einer Dampfkompresse.

Krankenhäuser bzw. deren Räume sind in der Regel so reizarm, daß selbst junge PatientInnen nach kurzer Zeit in ihrer geistigen Aktivität und ihrer Entscheidungskraft deutlich eingeschränkt sind. Noch dramatischer stellt sich dieses Phänomen bei älteren Menschen dar, die häufig durch multiple Erkrankungen und Bettlägerigkeit in ihrer Wahrnehmungsfähigkeit zusätzlich eingeschränkt sind. Ein Konzept, das sich in diesem Zusammenhang bewährt hat, ist das der «Basalen Stimulation»® mit deren Grundlagen sich die Schülerinnen und Schüler auseinandersetzen. Sie haben die Möglichkeit zu erkennen, welche Bedeutung Bewegung und Wahrnehmung für das Leben haben, und sie lernen diese Zusammenhänge auf Patienten zu übertragen, die in ihrer Selbständigkeit massiv eingeschränkt sind. Die Schülerinnen und Schüler haben daneben die Möglichkeit sich das Feld der «Wahrnehmungsverlustprophylaxe» zu erschließen.

Über die eigene Wahrnehmung, theoretisches Hintergrundwissen und praktische Erfahrungen wird es möglich, einen Transfer zum Patienten zu leisten. Sie werden sicherer hinsichtlich der Indikationen, haben ein größeres Repertoire an pflegerischen Alternativen und können Elemente der «Basalen Stimulation»® gezielt einsetzen.

Um all dies in den pflegerischen Alltag zu implementieren, sind die Schülerinnen und Schüler innerhalb der «IUE» für drei Tage im Rahmen eines Projektes auf «ihren» Stationen, um das neu Erlernte anzuwenden, ohne für die Alltagsarbeit zuständig zu sein.

Die Reflexion über die Einheit, vor allem über die Erfahrungen, die sie während der drei Tage mit PatientInnen und KollegInnen gemacht haben, schließt die «IUE» Therapeutisches Berühren ab.

2. Lernziele

Die Schülerinnen und Schüler sollen:

- sich mit der Wirkungsweise der physikalischen Therapie auseinandersetzen und die Vorbereitung, Durchführung und Beobachtung ausgewählter Maßnahmen beherrschen;
- entscheiden können, welche physikalische Maßnahme bei welchem Patienten indiziert ist;
- selbst verschiedene Wirkungen von physikalischen Anwendungen erleben;
- die Wirkung der Wärme auf Körper und Seele verstehen und erleben;

- zwischen den verschiedenen Kälteanwendungen und deren Indikationen differenzieren können;
- die Entwicklungsgeschichte und die theoretischen Grundlagen der «Basalen Stimulation»® kennenlernen;
- verstehen, daß erst die Berührung Körperwahrnehmung ermöglicht;
- eine Pflegehandlung mit einer Initialberührung beginnen und beenden können;
- Ziele und Maßnahmen der somatischen, vibratorischen, vestibulären, oral/nasalen, akustischen, taktil – haptischen und visuellen Stimulation und ihre Anwendungsmöglichkeiten kennen;
- die Lage und die Möglichkeiten der Anregung der Speicheldrüsen kennen und die Aufgaben des Speichels benennen können;
- die sorgfältige Inspektion des Mundraumes und eine ausführliche Anamnese als Voraussetzung einer Mundpflege erkennen;
- die orale Stimulation und ihre Ziele, verbunden mit den Fertigkeiten der speziellen Mundpflege beherrschen;
- verschiedene Mundpflegemittel und ihre Handhabung erleben;
- verschiedene Nahrungsmittel kennen, die sich gut für die orale Stimulation eignen;
- ihre persönlichen Vorlieben mit sinnvollen Maßnahmen der Pflege, Prophylaxe oder Therapie vergleichen können;
- Sensibilität entwickeln für die eigenen Wünsche und Grenzen bezüglich körperlicher Nähe und den Transfer zu den PatientInnen leisten;
- sich mit wissenschaftlichen Grundlagen der Wirkung und Nebenwirkung der Phytotherapie auseinandersetzen;
- verschiedene Anwendungsmöglichkeiten therapeutischer Ausstreifungen, Waschungen und Massagen kennen und anwenden können;
- die Arbeits- und Rahmenbedingungen für die Anwendung der erlernten Maßnahmen auf Station erfassen.

3. Stundentafel

Tabelle 11.1

Stundenzahl	Fachgebiet KrPflG APrO	Lernziel CULP
4	Fach 1: Berufskunde	1.2.3
2	Fach 5: Pharmakologie	5.4.1
24	Fach 8: Krankenpflege	8.2.3.4, 8.2.7.4, 8.4.1.3, 8.5.4

entspricht vier Tagen Unterricht.
Hinzu kommen:

- drei Tage Projektarbeit auf Station
- ein Tag Auswertung (Fach 8).

4. Dozenten

- LehrerInnen für Pflegeberufe
- ApothekerIn.

5. Stundenplan

Tabelle 11.2

1. Tag	2. Tag	3. Tag	4. Tag
Fach 8 Vorstellung, Physikalische Maßnahmen	Fach 8 Basale Stimulation®	Fach 8 Basale Stimulation®	Fach 5 Phytotherapie (Ätherische Öle)
Fach 8 Praktische Übung	Fach 8 Basale Stimulation®	Fach 8 Basale Stimulation®	Fach 8 Therapeutische Waschungen
Fach 8 Physikalische Maßnahmen	Fach 8 Basale Stimulation®	Fach 1 Generelle Voraussetzungen bei der Anwendung	Fach 8 Ausstreichungen
Fach 8 Praktische Übung	Fach 8 Spezielle Mundpflege		Fach 1 Rahmenbedingungen zur Umsetzung in der Praxis

Drei Projekttage, ein Tag Auswertung der gemachten Erfahrungen, der Arbeitsaufträge und der gesamten «IUE».

6. Inhalte

6.1 Einführung

- Vorstellung der LehrerInnen und der Ziele der «IUE».

6.2 Physikalische Maßnahmen:

- Definition
- Vorteile physikalischer Maßnahmen gegenüber Pharmaka
- Einsatzmöglichkeiten in der Pflege, Gefahren und Kontraindikationen
- Wirkungsweise von Kälteanwendungen
- Wärmeanwendungen und ihre Folgen
- Dampfkompresse in Theorie und Praxis
- Einführung in die Theorie und praktische Übung:
  - Senfauflage
  - Zitronenhalswickel
  - Zwiebelsocken
  - Eisblase
  - Quarkkompresse.

6.3 Einführung in die Basale Stimulation®:

- das «Diamantmodell» nach Fröhlich
- Prinzip der Bewegung
- das «Stufenkonzept» nach Fröhlich
- Transfer in die Pflege
- Selbsterfahrungsübungen zu Habituation, Initialberührung und «Wahrnehmungsverlustprophylaxe».

6.4 Die folgenden Stimulationen werden jeweils durch Übungen erfahrbar:

- somatische Stimulation (beispielhaft die kinästhetische Ausstreifung)
- vibratorische Stimulation
- vestibuläre Stimulation
- orale Stimulation (Vergleich der Möglichkeiten der speziellen Mundpflege)
- olfaktorische Stimulation
- akustische Stimulation
- taktil – haptische Stimulation
- visuelle Stimulation

6.5 Erarbeitung der personellen und fachlichen Rahmenbedingungen zur Umsetzung auf Station (Beispiel Atemstimulierende Einreibung, ASE).

6.6 Geschichte, Gewinnung und Anwendung ätherischer Öle und pflanzlicher Wirkstoffe aus der Sicht der Phytotherapie.

6.7 Therapeutische Ausstreifungen, Waschungen und Massagen:

- die belebende Waschung
- die beruhigende Waschung
- Hauttrockenbürstung nach Kneipp
- Colonmassage
- Bobathorientierte Waschung.

6.8 Vorbereitung der Projekttage:

- Erläuterung des Arbeitsauftrags

6.9 Vorstellung der Erfahrungen.

6.10 Auswertung des Projekts und der gesamten «IUE».

7. Unterrichtsverlaufsplan

Tabelle 11.3

Zeit	Inhalt	Methoden / Medien	Dozent / In
1. Tag			
15′	Begrüßung, Vorstellung der IUE	Stundenplan	IUE-Team
15′	Physikalische Maßnahmen und deren Anwendung in der Pflege		
60′	Wärmewirkung und Indikationen Gefahren der Thermobehandlung Reaktionen des Körpers auf Wärme	LV, LSG, TA, Folien	LP
90′	1. Gruppe: Die Dampfkompresse	LV, LSG	IUE-Team
	Vorbereitung und praktische Anwendung: Gegenseitige Anwendung / Erleben der Wirkungsweise	LV, Demo an LP GA	
	2. Gruppe: Senfauflage; Zitronenhalswickel; Zwiebelsocken, Hustensaft; Eisblase; Quarkauflage		
	Vorbereitung und praktische Anwendung Gegenseitige Anwendung / Erleben der Wirkungsweise	LV, LSG	
30′	Kälteanwendung mit Kältewirkung oder reaktiver Hyperämie bzw. Wärmeentzug, inkl. der Head'schen	LV, TA	LP
45′	Zonen Verschiedene Aufgaben zum Thema und Auswertung	GA, AB, LSG	
15′	Der Wadenwickel: Theorie und praktische Übung	GA, LSG	

Zeit	Inhalt	Methoden / Medien	Dozent/In
90′	Gruppenwechsel (s. o.)		IUE-Team
2. Tag			
90′	Einstieg in die Basale Stimulation® Bewegungsprinzip Stufenkonzept und Diamantmodell nach Fröhlich Übertragung auf die Pflege nach Ch. Bienstein Bewegungsunfähigkeit und Reizarmut Reflexion der Erfahrungen	LV GA, Ruhe Folie, LSG LV Folie, TA GA: Liegen auf Matten LSG	2 LP
30′	Kinästhetische Ausstreifung inkl. Übung und Auswertung Die Initialberührung Anwendungsmöglichkeiten der somatischen Stimulation	LV, AB, GA LV, Folie LSG, AB	
25′	Vibratorische Stimulation: Selbsterfahrung, Auswertung	LV, GA, LSG	
35′	Wahrnehmung der eigenen Lage im Raum und Transfer auf den Patienten	LSG	
25′	Vestibuläre Stimulation Berührungskreis: Wechsel der Schülerinnen und Schüler	Berührungskreis GA	 2 LP
15′	Auswertung	LSG	
50′	Orale und olfaktorische Stimulation Fertigkeit der speziellen Mundpflege Anregung der Speicheldrüsen	Impuls: «Schokoküsse» LSG, TA, Folie	2 LP
65′	Eigenversuch mit verschiedenen Mundpflegemitteln Vergleich zwischen pflegewissenschaftlichen Erkenntnissen und den persönlichen Vorlieben / Abneigungen	Partnerarbeit LSG, TA, Folie	2 LP
10′	Nahrungsmittel zur oralen Stimulation	LSG und Selbsterfahrung	
15′	Ergebnissicherung, Fortschreibung Basale Stimulation®	LV, AB	

Zeit	Inhalt	Methoden/ Medien	Dozent/In
3. Tag			
10′	Fragen zum Vortag; Info über heutige Themen	LSG	LP
60′	Wahrnehmung eigener Gefühle bei akustischen Reizen Transfer und Bedeutung im Klinikalltag Wiedererkennungswert der akustischen Stimulation	Prakt. Übung LSG LV, Folie	2 LP
60′	**Begreifen** unterschiedlicher Strukturen (mit und ohne Bewegung); Erinnerung und Sinnzusammenhang. Beispiele und Angebote für Patienten	Prakt. Übung LSG LV, AB, LSG	
50′	Visuelle Einschränkung im Liegen; Arbeiten im Gesichtsfeld Fähigkeit, Kontraste besser zu erkennen Orientierungshilfe für Patienten	LSG Mandala LV, Video, LSG	
90′	Personelle, strukturelle und fachliche Bedingungen zur Umsetzung auf der Station (am Beispiel der ASE)	LV, AB LSG	
4. Tag			
90′	Wirkungsweise der ätherischen Öle und pflanzlicher Wirkstoffe	LV, AB, Folie	Apothekerin
90′	Therapeutische Waschungen und Anwendungsmöglichkeiten	LSG, TA prakt. Übung	2 LP
90′	Hauttrockenbürsten als therapeutische Maßnahme; die Colonmassage; atemstimulierende Einreibung	LSG, LV/prakt. Demo prakt. Übungen	
90′	Rahmenbedingungen für die Projekttage; schriftliche Arbeitsaufträge	LV, AB	IUE-Team
5.–7. Tag	Projekttage: Das IUE-Team steht als AnsprechpartnerIn für die Schülerinnen und Schüler und die Stationen zur Verfügung		
8. Tag	Auswertung der Erfahrungen (persönlich; PatientInnen; Stationen) Auswertung der Arbeitsaufträge und der gesamten IUE		IUE-Team

8. Methoden / Medien (exemplarisch)

8.1 Tafelbild

Reaktionen durch Wärmeanwendungen

Wärmeanwendung

↓

erhöht die Hauttemperatur

↓

die Hautgefäße erweitern sich

↓

verstärkter Antransport von Blut, Nährstoffen, Sauerstoff

↓

verstärkter Abtransport von Stoffwechselprodukten

↓

Folgen

Tabelle 11.4

Reflektorische Durchblutungssteigerung und verbesserte Arbeitsleistung bestimmter innerer Organe über die «Head'schen Zonen»	Insbesondere trockene Wärme fördert die Schweißproduktion ↓ Stoffwechselprodukte werden verstärkt über die Haut ausgeschieden: Harnsäure Harnstoff evtl. Gifte	Wärme senkt den Muskeltonus ↓ krampfartige Schmerzen nehmen ab, indem Blut aus dem Muskel in die Haut abgezogen wird.	Durch vermehrten Antransport von Leukozyten kommt es zur schnelleren Reifung von entzündlichen Prozessen Pickel, Furunkel, Umläufe. Dies darf nur angewendet werden, wo für einen Abfluß gesorgt wird.	Umgekehrt werden durch die stärkere Durchblutung in lockerem Gewebe Bakterien und deren Gifte besser abtransportiert (z. B. Wange).

8.2 Informationsfolie

Nach der mündlichen Erarbeitung, zur Sensibilisierung für die Ganzheitlichkeit physikalischer Maßnahmen

Psychosomatische Auswirkungen von physikalischen Anwendungen

- Sowohl die/der Kranke als auch die Pflegende müssen sich auseinandersetzen mit:

⇨ Schmerzen
⇨ Unbehagen
⇨ Funktionsstörungen.

- Personal und PatientInnen müssen sich Zeit nehmen.

- Es findet eine intensive Zuwendung durch Berührung statt – im Gegensatz zum Tablettenausteilen.

8.3 Folie zu Nebenwirkungen

Gemeldete Nebenwirkungen von Arzneimitteln:

Tabelle 11.5:
15 983 unerwünschte Nebenwirkungen bei 10 369 Patienten

Antibiotika	2 251
Psychopharmaka	1 312
Impfstoffe	1 192
Herz- Kreislaufmittel	809
zellwachstumshemmende Krebsmedikamente	636

8.4 Auswertungsbogen

Persönliche Erfahrungen mit verschiedenen Mundpflegemitteln.

8.4.1 Methodische Anleitung

Partnerarbeit mit Tupfer und Klemme, Handschuh – es wird ein Tischkreis mit allen Utensilien aufgebaut – die Schülerinnen und Schüler wechseln von Tisch zu Tisch.

Visualisierung am OHP. Die Ergebnisse werden durch Handzeichen ermittelt.

Tabelle 11.6: **Erfahrung mit Mundpflegemitteln**

Mittel	Gefühl der Sauberkeit	Geschmack	Speichelfluß wird gefördert	einfache Handhabung, Schonung der Umwelt
Kamillentee				
Pfefferminztee				
Salbeitee				
ausgepresster Zitronensaft				
Myrrhentinktur				
Bepanthen-lösung				
Hexoral				
Lemonsticks				
Butter				
NaCl 0,9 %				
künstlicher Speichel				
Kaugummi				
Wasser				
KH-übliche Einmalzahn-bürste				
eigene Zahnbürste				

8.5 Ergebnisbeispiel

Tabelle 11.7: **Erfahrung mit Mundpflegemitteln Kurs O 97 III**

Mittel	Gefühl der Sauberkeit	Geschmack	Speichelfluß wird gefördert	einfache Handhabung, Schonung der Umwelt
Kamillentee	– +	– +	–	+ = ok
Pfefferminztee	+	+	+	+
Salbeitee	– +	– +	–	+
ausgepresster Zitronensaft	+	+	+	+
Myrrhentinktur	–	–	– +	≈ +
Bepanthen-lösung	≈	–	–	+
Hexoral	– +	– +	– +	≈ +
Lemonsticks	–	+ –	+	– (Verpackung)
Butter	– ≈	– +	Ø	+
NaCl 0,9 %	– ≈	– +	– +	≈ –
künstlicher Speichel	–	–	–	–
Kaugummi	+	+	+	+ –
Wasser	+	≈	≈	+
KH-übliche Einmalzahn-bürste	– +	+ –	+	–
eigene Zahnbürste	+	+	+	+

Dies ist exemplarisch und gilt für alle therapeutischen Pflegemaßnahmen!

8.5.1 Auswertung

Die persönlichen Empfindungen werden diskutiert und mit wissenschaftlich gesicherten Ergebnissen verglichen.

8.6 Klärung der Rahmenbedingungen Arbeitsblatt

8.6.1 Methodische Anleitung

Gruppenarbeit zur Klärung der Voraussetzungen bei der Anwendung einer Atemstimulierenden Einreibung (ASE):

je 2 Gruppen zu den Fragestellungen: 4–5 Schülerinnen und Schüler:

1. Ich als PatientIn soll eine ASE bekommen

- Welche inneren und äußeren Voraussetzungen und Bedingungen sind dafür notwendig?
- Was würde stören?
- Was fände ich besonders gut?

2. Ich als Pflegende will bei Frau X oder Herrn Y eine ASE machen

- Was brauche ich?
- Was beachte ich?
- Welche Voraussetzungen müssen erfüllt sein?
- Wann wird es wahrscheinlich besonders schön?

Die Ergebnisse/Erlebnisse werden gesammelt und unter folgenden Kriterien und Fragen geordnet:

- persönliche Voraussetzungen
- Rahmenbedingungen
- Beziehungsprozeß
- was kann ich ändern
- wo sind Grenzen
- was hilft mir diese Grenzen zu akzeptieren?

8.7 Intentionsübung

Zur Einstimmung und Möglichkeit, zu erfahren, wie wichtig meine eigene Grundhaltung bei der Arbeit mit den Patienten ist, besonders, wenn es um den Bereich der Berührung geht:

8.7.1 Methodische Anleitung

Partnerübung zu zweit
Die «PatientIn» sitzt rücklings auf einem Stuhl. Die «aktive Pflegeperson» sitzt dahinter und streicht dreimal wie bei einer Atemstimulierenden Einreibung mit Kreisen an der Wirbelsäule entlang, danach wird abgestriffen. Nun die aktive Person weiß mit welcher Intention sie arbeitet.

- *Übung Nr. 1:*

Ich konzentriere mich auf die Technik. Die Fingerhaltung muß unbedingt korrekt sein, meine Lehrerin steht hinter mir und ich werde benotet.

- *Übung Nr. 2:*

Diese ASE muß noch gemacht werden. Ich habe aber gleich Dienstschluß und muß heute unbedingt pünktlich zu Hause sein.

- *Übung Nr. 3:*

Ich habe gerade sehr viel Zeit und Ruhe und möchte der Patientin etwas besonders «Gutes» tun.

Nach Abschluß der Übungen werden die Erfahrungen der «Gepflegten» zusammengetagen und ausgetauscht.

8.8 Informationsblatt:

Grundsätze zur Basalen Stimulation®

- Wir brauchen:
  - die genaue Analyse der Ausgangssituation – Wahrnehmungsfähigkeit des Patienten (Vorlieben, Abneigungen)
  - die Fähigkeit, sich auf eine gemeinsame Beziehung einzulassen, die Wahrnehmung, was der Patient signalisiert und wie es mir als Pflegende geht, wenn ich mich auf eine intensive pflegerische Interaktion einlasse.

- Der/die PatientIn ist nicht eine Summe von Defiziten und Störungen, sondern ich versuche ganz individuell zu entdecken, was ihm/ihr möglich ist und was er mag. Notwendig ist die konzentrierte und genaue Beobachtung, um Reaktionen erkennen zu können (Verziehen des Gesichtes, Muskeltonus der Hände...) Oft können Angehörige den Beobachter unterstützen!

- Angehörige und Freunde sollten mit einbezogen werden, da es langfristig effektiver ist, wenn die Basale Stimulation® von ihnen durchgeführt wird. Die pflegerische Aufgabe liegt dann mehr im Bereich der Beratung und Steuerung, der Verstärkung und des Mutmachens.

- Angehörige, die mithelfen, verarbeiten Geschehenes besser.

- Eine Zeit lang sollte dieselbe Stimulationsform angeboten werden, damit der Patient die Möglichkeit hat, Reaktionen zu zeigen.

- Es ist notwendig, daß im Team Absprachen getroffen werden über den Tagesablauf und die Art und Weise, wie der/die PatientIn angesprochen wird (gleiches Begrüßungsritual, gleicher Ablauf). Es werden Zeiten festgelegt, z. B. zwei- bis dreimal am Tag, bei Musik z. B. nicht länger als 20 Minuten (da Gefahr der Überforderung und Abwehr). Der Personenkreis der Pflegenden bleibt möglichst eng.

- Viel Geduld ist notwendig, um Prozesse abwarten zu können.

- Wir benötigen genügend Aufmerksamkeit und die Fähigkeit zu bemerken und zuzulassen, wenn die Stimulationsform nicht die richtige ist und der Patient Abwehr oder keine Reaktion zeigt.

- Die ausführliche Dokumentation der Maßnahmen, Reaktionen und Veränderungen sind eine Grunderfordernis.

Wachwerden ist oft ein langsamer Prozeß!

8.9 Auswertungsblatt für die Projekte:

Die Schülerinnen und Schüler reflektieren ihre Erlebnisse, festigen ihr Selbstbewußtsein und bekommen einen geschärften Blick für die Rahmenbedingungen auf Station.

8.9.1 Auswertung

Arbeitsauftrag zur Präsentation der Erfahrungen an den Projekttagen

1. Welche Maßnahmen wurden angewendet?
2. Wie oft?
3. Mit welchen Ergebnissen?
4. Wie haben es die PatientInnen aufgenommen?
5. Wie haben die KollegInnen reagiert?
6. Wie waren die Arbeitsbedingungen an den drei Tagen?
7. Welche Erfahrungen gab es mit dem «Bitte nicht stören» – Schild?
8. Wie haben Sie sich selber gefühlt?

Die Ergebnisse werden in Gruppen erarbeitet, auf Plakaten festgehalten und in der Klasse vorgestellt. Zeit für die Ausarbeitung: 45 Minuten

9. Projekt

9.1 Arbeitsauftrag zum Therapeutischen Berühren

Arbeitsauftrag zum Projekt der IUE Therapeutisches Berühren

Sie sind die nächsten drei Tage auf ihrer «alten» Station.
Wenden Sie dort eine oder mehrere der neu gelernten Maßnahmen an.

In Frage kommen die Anwendungen von:

- Wärmflasche
- Eisblase
- Wadenwickel
- Dampfkompresse (Obstipation, Einschlafstörung)
- Quarkauflage
- ASE
- Colonmassage
- Basale Stimulation («Wahrnehmungsverlustprophylaxe»!)
- therapeutische Waschungen
- Ausstreifungen

Bitte wie folgt vorgehen:

- Sie wählen gemeinsam mit KollegInnen von Station geeignete PatientInnen aus.
- Sie informieren diese PatientInnen über die geplante Maßnahme und holen sich deren Einverständnis.
- Sie fertigen eine Pflegeanamnese (zu dem ausgewählten Problem) an und legen den Zeitplan und die genaue Maßnahme fest (Pflegeplanung).
- Die Durchführung wird dokumentiert.
- Sie werten die gesamte «Aktion» aus und schreiben Ihre Erlebnisse und Beobachtungen auf (in Stichpunkten).

Mögliche Fragestellungen sind:

- Wie kam der Vorschlag bei der Patientin, dem Patienten an?
- Wie hat sich die Patientin, der Patient bei der Maßnahme gefühlt?
- War die Maßnahme erfolgreich? (Im Sinne des Ziels in der Pflegeplanung)
- Wie haben die KollegInnen auf Station reagiert?

Hinweis: Wichtig ist bei diesem Projekt, daß die jeweiligen Stationen umfassend informiert und vorbereitet sind!

10. Fazit

Die Schülerinnen und Schüler sind bei dieser «IUE» inzwischen im zweiten Ausbildungsjahr. Das Berühren der PatientInnen z. B. bei der Körperpflege gehört schon zu ihrem Pflegealltag. Die Schülerinnen und Schüler trauen sich mehr zu und wir können sie in das therapeutische Berühren einführen.

Bei dem Arbeitsauftrag für die Schülerinnen und Schüler waren uns zwei Dinge besonders wichtig:

1. Die «IUE» wurde in einem praktischen Einsatz unterrichtet, damit sich die Schülerinnen und Schüler bestens auf «ihrer» Station auskannten, wo das Projekt stattfinden sollte.

2. Sie waren nicht in den normalen Stationsablauf eingebunden, sondern zusätzlich eingesetzt. Sie waren nicht auf dem Dienstplan mit einer Schicht eingetragen, denn sie sollten sich ihre Arbeitszeit frei einteilen können. Die Schülerinnen und Schüler haben dies effektiv genutzt. Selbst für geteilten Dienst haben sich einige entschieden, die z.B. eine Dampfkompresse zum Einschlafen anlegen wollten, andererseits morgens aber eine belebende Waschung planten.

   Da die Schülerinnen und Schüler keine Routinearbeit auf der Station zu verrichten hatten, konnten und mußten sie sich ganz dem Arbeitsauftrag stellen.

   Die Reaktionen von PatientInnen, KollegInnen und ChefärztInnen waren sehr unterschiedlich.

   Während einige wenige Stationen (meist unter Führung der Stationsleitung) unwillig reagierten und meinten, daß dies nichts für ihre Station sei, wurden die SchülerInnen auf anderen Stationen begleitet, nicht zur Kontrolle, sondern, weil das Personal von ihnen lernen wollte. Einige KollegInnen hatten schon eine Fortbildung und begrüßten die Schülerinnen und Schüler begeistert als Rückenstärkung.

Ähnlich wie die KollegInnen reagierten auch die PatientInnen unterschiedlich. Wenige lehnten es strikt ab, viele wurden neugierig und ließen sich darauf ein, viele der älteren Kranken erinnerten sich an ähnliche Maßnahmen aus ihrer Jugend. Fast alle Behandelten wünschten sich eine Wiederholung, selbst wenn die Maßnahme nicht den erwünschten Erfolg brachte. Allein die Zuwendung und Berührung tat so gut. Es ging soweit, dass es im Zimmer zu Eifersüchteleien kam, weil ein/e PatientIn besonders betreut wurde und die anderen auch eine so «gute» Pflege einforderten ein Wunsch, der erfüllt wurde.

Problematisch war, daß ein Chefarzt verbat, in seiner Klinik physikalische Maßnahmen durchzuführen, so daß wir uns bei den nächsten Klassen auf Stationen der Inneren Medizin und Unfallchirurgie beschränkten.

Manche Schülerinnen und Schüler gingen voller Euphorie auf die Stationen, die meisten aber doch mit einer Portion Angst und Unsicherheit, wie die Maßnahmen wohl ankommen würden, ob sie überhaupt PatientInnen finden würden, wie gut sie sie überzeugen könnten und wie die Station sie aufnehmen würde.

Bei der Reflexion äußerten manche Schülerinnen und Schüler, daß ihnen die drei Tage zu lang waren, andere wiederum hätten gern noch mehr Zeit zu Verfügung gehabt, um möglichst alles auszuprobieren, was sie gelernt hatten. Wir werden es also bei den 3 Tagen belassen.

Alle waren der Meinung, es hat sich gelohnt. Sie waren glücklich, wenn die Behandlung ein Erfolg war und am nächsten Tag wieder eingefordert wurde und fast alle bedauerten, daß im «normalen» Stationsalltag meist zu wenig Zeit für diese Art der Pflege sei.

Bei diesen Inhalten wurde besonders deutlich, wie wichtig es sein kann, im Unterricht mit zwei Lehrpersonen zu arbeiten. Erstens kann immer wieder spontan oder geplant an der Kollegin, dem Kollegen demonstriert werden, wie verschiedene Handlungen, Berührungen umgesetzt werden. Zweitens wurde durch das Feedback der Schülerinnen und Schüler deutlich, wie sehr sie eine Person brauchen, die sie in ihren Schwierigkeiten und ihrer Abwehrhaltung versteht, ein so anspruchsvolles Konzept, wie das der Basalen Stimulation® im pflegerischen Alltag umzusetzen. Während sich die eine Lehrerin auf die fachliche

Seite konzentriert, konnte die andere durch die sofortige Annahme und Reflexion auftretender Widerstände den Schülerinnen und Schüler das Gefühl vermitteln, daß sie verstanden werden und nicht mit einem immensen Erwartungsdruck alleine bleiben. Dies förderte dann natürlich die Motivation, das neu Erfahrene umsetzen zu wollen. Den zwei Seiten – Anspruch, Forderung (der «Schule») auf der einen und Verständnis für den (Stations-) Alltag auf der anderen – kann eine Person zudem parallel nur schwer gerecht werden.

11. Literaturverzeichnis

Anderson M. (1994). Die Thermotherapie, die Behandlung mit Wärmereizen. *Naturheilpraxis*. 1, 5–39.

Bienstein C., Fröhlich A. (1995). *Basale Stimulation in der Pflege*. 7. Auflage. Düsseldorf: Verlag Selbstbestimmtes Leben.

Bienstein C., Fröhlich A. (1994). *Bewußtlos: eine Herausforderung*. Düsseldorf: Verlag Selbstbestimmtes Leben.

Bruckner F. (1992). Allgemeine und spezielle Mundpflege. *Die Schwester/Der Pfleger*, 31. Jahrgang, 5, 407–416.

Fröhlich A. *Basale Stimulation*. 7. Auflage. Düsseldorf: Verlag Selbstbestimmtes Leben.

Georg J. (1995). Wickel und Auflagen. *Pflege aktuell*, 1, 20–23.

Hermann E. (1997). Vom Eisbeutel zur Kältekammer. *mobil*, 3, 26.

Juchli L. *Pflege*. 7. Auflage. Stuttgart: Thieme.

Lawless J. (1996). *Aromaöle*. Bern: Scherz Verlag.

Montague A. (1987). *Körperkontakt*. Stuttgart: Klett Cotta.

Nydahl P. (1995). *Handbuch zur Basalen Stimulation in der Intensivpflege*. Kiel: Feldstr. 14.

Roche Lexikon Medizin (1987). 2. Auflage. München: Urban und Schwarzenberg, 744.

Sacks O. (1992 a). *Der Mann der seine Frau mit dem Hut verwechselte*. Hamburg: rororo.

Sacks O. (1992 b). *Stumme Stimmen*. Hamburg: rororo.

Sacks O. (1991). *Zeit des Erwachens*. Hamburg: rororo.

Sonn, A. (1995). *Arbeitsheft einer Fortbildung im Klinikum Nürnberg*.

Sonn, A. (1998). *Wickel und Auflagen*. Stuttgart: Thieme.

Thüler M. (1995). *Wohltuende Wickel*. 7. Auflage. Worb: Eigenverlag.

Watzlawick P. (1994). *Die erfundene Wirklichkeit*. 8. Auflage. München: Piper.

Werner M. (1996). *Ätherische Öle*. München: Gräfe und Unzer Verlag GmbH.

Wilhelm K. (1994). Die Heilkraft der Wärme. *natur*, 7, 72–73.

Siehe auch Literaturliste zur IUE Berühren – Berührt werden.

Kapitel 12

Elfriede Reith – Gabriele Zitzmann

IUE Nähren – Verwerten – Sich Trennen

1. Einführung

Der Paradigmenwechsel in der Pflege hat zur Folge, daß die Schülerinnen und Schüler während der Ausbildung zunehmend an Gesundheitsthemen herangeführt werden, zu denen auch diese «IUE» zu zählen ist.

Ernährung und die Verdauungs- und Ausscheidungsprozesse sind elementare physiologische Grundlagen der menschlichen Existenz. Fast alle pflegetheoretischen Ansätze berücksichtigen diesen Aspekt. Neben den rein körperlichen Vorgängen hat die Ernährung auch wichtige psychologische und soziokulturelle Dimensionen. «Man ist, was man ißt», «Schokolade macht glücklich» oder bestimmte Rituale in Zusammenhang mit der Ausscheidung sind dafür ein Beispiel.

Unsere Berufsgruppe wird in zunehmendem Maß mit Patientengruppen konfrontiert, deren Bedürfnisse im Bereich Ernähren und Ausscheiden ganz unterschiedlich definiert und oftmals problemhaft verändert sind. So gehören Fehlernährung und Eßstörungen zu den wichtigsten Gesundheitsproblemen in allen entwickelten Ländern. Die Medien suggerieren überdies eine Fülle von Idealen und Idealvorstellungen. Die Schülerinnen und Schüler werden im Pflegealltag immer häufiger mit den Auswirkungen unseres Wohlstandes, aber auch mit Anorexia – oder Bulimia nervosa Patienten konfrontiert. Demzufolge müssen beratende Aspekte bezogen auf dieses Gesundheitsthema schon in der Ausbildung vermittelt werden.

Im Zusammenhang mit dem Thema Ausscheidung nimmt die Auseinandersetzung mit Tabuthemen wie Ekel und Scham einen großen Stellenwert in der Pflege ein, was in der «IUE» Berücksichtigung findet.

Die «IUE» ist in die Mitte der Ausbildung eingebettet. Der erste Teil der «IUE» befaßt sich zunächst mit dem persönlichen Erleben von Ernähren und Ausscheiden. Anschließend wird unter dem Blickwinkel, wie andere Kulturen mit diesen Themen umgehen, der Transfer in die Praxis hergestellt.

In einem zweitägigen Projekt am Ende der «IUE» arbeiten die Schülerinnen und Schüler eine kleine Unterrichtssequenz zum Thema «Harninkontinenz» aus. Während dieses Projektes können sie durch die Zufallsgruppenzusammensetzung ihre Teamfähigkeit, Kritikfähigkeit,

Kommunikationsfähigkeit und Kreativität überprüfen und Strategien einüben, wie sie ihre Ziele zu ihrer Zufriedenheit erreichen können.

Zeitnah nach Abschluß der «IUE» ist es sinnvoll einen Tag zum Thema «Kau- und Schlucktraining» durchzuführen.

Die Schülerinnen und Schüler/innen sollten außerdem eine schriftliche Reflexion ihrer Rolle während der Projekttage anfertigen.

2. Lernziele

Die Schülerinnen und Schüler sollen:

- die Bedeutung von Essen und Trinken für ihr Wohlbefinden in ihrem täglichen Leben beschreiben können;
- die Bedeutung der Urin und Stuhlausscheidung für ihr eigenes Leben nachvollziehen können;
- erkennen, wie vielfältig die Synonyme für die vier Bereiche (Essen, Trinken, Urin- und Stuhlausscheiden) sind und was sie aussagen;
- über das Thema «Idealvorstellungen» reflektieren und den Einfluß der Medien erkennen;
- verstehen, wie diese Vorstellungen das Eß- und Trinkverhalten vieler Menschen beeinflußt;
- einen Überblick über «Eßstörungen» haben;
- sensibilisiert werden, in welchen Bereich Ekel und Scham auftreten können, ihr eigenes Erleben reflektieren und die Bereitschaft haben darüber zu reden.

3. Stundentafel

Tabelle 12.1

Stundenzahl	Fachgebiet KrPflG APr0	Lernziel CULP
12	Fach 8: Krankenpflege	8.2.5.1, 8.2.4.1
4	Fach 7: Psychologie, Soziologie, Pädagogik	7.4.3

4. Dozenten

- Lehrer/innen für Pflegeberufe
- Sozialwissenschaftler/in.

5. Stundenplan

Tabelle 12.2

1. Tag	2. Tag
Fach 8 Bedeutung von Essen und Trinken im täglichen Leben	Fach 7 Eßstörungen: Anorexia nervosa
Fach 8 Bedeutung der Ausscheidung im täglichen Leben	Fach 7 Eßstörungen, Bulimia nervosa
Fach 8 Synonyme für Ernährung, Synonyme für Ausscheidung	Fach 8 Störungen des Ausscheidungsverhaltens
Fach 8 Idealvorstellung	Fach 8 Umgang mit Ekel und Scham
3. und 4. Tag	**5. Tag**
Projekt, Fach 8	Projektpräsentation und Auswertung; Auswertung der «IUE»

6. Inhalte

- Einführung: Vorstellung der Dozenten/innen, der Inhalte und der Lernziele des geplanten Unterrichts.
- Das Eß- und Trinkverhalten der Schülerinnen und Schüler im Alltag.
- Das Ausscheidungsverhalten der Schülerinnen und Schüler im Alltag.
- Sprachgebrauch bezüglich Tabuthemen wie: Ernähren und Ausscheiden.
- Medien und Werbung im Zusammenhang mit Essen und Trinken.

- Ekel und Scham in der Pflege.
- Psychische Erkrankungen im Zusammenhang mit Essen und Trinken am Beispiel der Anorexia und der Bulimia nervosa.
- Störungen des Ausscheidungsverhaltens am Beispiel der Harninkontinenz.

7. Unterrichtsverlaufsplan

Tabelle 12.3

Zeit	Inhalt	Methoden / Medien	Dozent / In
1. Tag:			
15′	Vorstellen der «IUE»	Folie	«IUE»-Team
75′	Bedeutung von Essen und Trinken im tägl. Leben der Schülerinnen und Schüler	GA Karten Pinwand Video	2 LP
90′	Bedeutung der Ausscheidung im tägl. Leben der Schülerinnen und Schüler	GA Pinwand	2 LP
90′	Prioritätensetzung zu den o. g. Punkten	Clustering	2 LP
90′	Idealvorstellungen	Karussellgespräch [1] Karten Pinwand Diskussion	2 LP
2. Tag:			
90′	Anorexia nervosa	Video LSG Karten Pinwand Clustering	Sozialwissenschaftler
90′	Bulimia nervosa	LSG Karten Pinwand	Sozialwissenschaftler
90′	Störungen im Ausscheidungsverhalten	Cassette 2 mal vorspielen Diskussion	2 LP
90′	Erfahrungen mit Ekel und Scham	Textarbeit Diskussion	2 LP

8. Methoden / Medien (exemplarisch)

- Video: «Nahrung sei Deine Medizin»
- Video: «Bulimia und Anorexia nervosa»
- Arbeitsauftrag (siehe Projekt)
- Karussellgespräch
- Verschiedene Artikel (siehe Literaturnachweis)
- Cassette: Georg Danzer

9. Projekt:

9.1 Arbeitsblatt: Vorbereitung eines Unterrichts

Arbeitsauftrag

Übernehmen Sie die Rolle der Lehrerin / des Lehrers:

Bereiten Sie für Ihre Klasse anhand von gezielten Fragestellungen eine kurze Unterrichtssequenz zum Thema «Harninkontinenz» von ca. 15 Min. vor.

Überlegen Sie, welche Lernziele Sie in diesem Unterricht erreichen wollen und formulieren Sie diese schriftlich!
(Zum Beispiele sollen Schülerinnen und Schüler bestimmte Punkte nennen, aufzählen, erklären oder begründen können?)

Für Ihre Schülerinnen und Schüler muß klar sein, welche Unterrichtsinhalte Prüfungsrelevanz haben.

Zur Gestaltung des Unterrichts können Sie alle verfügbaren Mittel und Möglichkeiten einsetzen, z. B:

- Gruppenarbeit
- Einzelarbeit
- Lehrervortrag, Lehrer – Schülerinnen und Schüler – Gespräch
- Tafelbilder, Overheadprojektor
- Arbeitsblätter, Lückentext
- Diavortrag, Video, Spiele.

Während der Ausarbeitung stehen wir Ihnen gerne für Rückfragen zur Verfügung.

Viel Erfolg!

10. Literaturverzeichnis

Bienstein C. (o. J.). *Blasentraining für Inkontinente.*

Grégoire L. (1994). *Anatomie und Physiologie.* Bocholt: Eicanos Verlag.

Grond E. (1997). *Pflege Inkontinenter.* 2. Auflage. Hagen: Brigitte Kunz Verlag.

Klippert H. (1994). *Methodentraining.* 6. Auflage. Weinheim / Basel: Beltz Verlag.

Norton, Ch. (1999). *Inkontinenz.* München: UFI.

Roe B., Williams K. (1997). *Inkontinenz.* Berlin / Wiesbaden: Ullstein Mosby.

Sachsenmaier B. (1993). Pflege Inkontinter Menschen. *Krankenpflegejournal.*

Salter M. (1998). *Körperbild und Körperbildstörungen.* Wiesbaden: Ullstein Medical.

Schulze I. (1991). Von der Unbefangenheit des Scheißens zum hochsterilen Absetzen von Fäkalien. *Deutsche Krankenpflegezeitschrift,* 3.

Wiesner S., Warmbrod B. (1998). *Inkontinenz Hautpflege.* Medical Tribune Verlagsgesellschaft.

Zimmermann I. (1993). Prophylaxe und Rehabilitation bei Streßinkontinenz. *Pflegen Ambulant,* 5.

Kapitel 13

Elfriede Schrettenbrunner – Rita Meder – Rudi Richter – Gerhard Klose
Thomas Brandl – Maria Plesinger – Klaus Seitzinger – Ralf Wiener –
Rainer Müller-Horras – Karin Güntner

IUE Psychiatrische Pflege

1. Einführung

Unter Psychiatrie versteht man die systematische Lehre vom Umgang mit Menschen, die im Umgang mit anderen (aus sich selbst, aus der Beziehung oder aus beiden) auffällig werden. Psychische Probleme spielen eine immer größere Rolle in modernen Gesellschaften. Die therapeutischen Behandlungsangebote dafür haben sich in den letzten zwanzig Jahren positiv verändert. Dennoch spielen Vorurteile und Ängste gegenüber psychisch kranken Menschen und den mit der Therapie befaßten Institutionen weiterhin eine große Rolle. Das Ziel der Behandlung und Pflege in der allgemeinen Psychiatrie ist die psychische, die soziale und die körperliche Stabilisierung, ferner die Integration der Patienten in ihre soziale Umgebung.

Das Fördern der gesunden Anteile und das Ausgleichen fehlender Fähigkeiten, sowie die Unterstützung bei der Wiedererlangung verlorengegangener Fähigkeiten und das Erkennen der kranken Anteile sollen den Patienten mit Hilfe der Pflege ein weitestgehend selbstbestimmtes Leben ermöglichen.

Die Aufgaben der Pflege und damit die erforderlichen Kompetenzen unterscheiden sich in psychiatrischen Einrichtungen sehr von denen in somatischen Fachgebieten. Pflege bildet einen unverzichtbaren Bestandteil des therapeutischen Teams. Hier will die «IUE» einen Einblick geben, um den Stellenwert der Pflege in diesem Bereich zu verdeutlichen.

Für Schülerinnen und Schüler der Krankenpflege ist es während der Ausbildung in der Regel das erste Mal, daß sie sich mit psychiatrischen Patienten und deren Problemen intensiver auseinandersetzen. Die «IUE» Psychiatrie will Raum geben, Ängste und Vorurteile zu thematisieren und dadurch abzubauen. Es soll auf den spezifisch pflegerischen Beitrag bei der Behandlung eingegangen und auf die Begegnung mit den Patienten vorbereitet werden.

Die Schülerinnen und Schüler werden nach Abschluß ihrer Ausbildung in den verschiedensten Bereichen der Krankenpflege eingesetzt. Ob im

Bereich der ambulanten Pflege, im häuslichen Bereich oder in stationären Bereichen der Krankenhäuser, überall ist es möglich, daß sie mit suchtkranken Patienten konfrontiert werden. Im Rahmen der «IUE» soll den Schülerinnen und Schülern die Entstehung und die Dynamik von Suchterkrankungen, neben psychiatrischen Erkrankungen, nähergebracht werden, um damit ihre Handlungskompetenz auch in Konfliktsituationen zu stärken. Dabei wird das gesamte Spektrum der Suchterkrankungen berücksichtigt.

Wichtig ist uns, daß gesunde Ressourcen des Suchtkranken und seines Umfeldes erkannt und in Absprache mit diesen genutzt werden.

Ergänzend wird das Hilfesystem erklärt und die Behandlungskette dargestellt. In den Unterrichtseinheiten werden die relevanten Informationen für den pflegerischen Teil der Behandlung Suchterkrankter erläutert und die Begegnung mit Suchtkranken durch Rollenspiele und Selbsterfahrungseinheiten vorbereitet.

Ziel ist es, Vorurteile und Ängste anzusprechen und durch Informationen abzubauen.

2. Lernziele

Die Schülerinnen und Schüler sollen:

- psychiatrische Pflege als einen Teil der allgemeinen Krankenpflege verstehen;
- ihre Einstellungen und Bilder der Psychiatrie reflektieren können;
- Teamarbeit als Notwendigkeit in der psychiatrischen Arbeit verstehen;
- die vorhandenen Therapieangebote und unterschiedlichen Formen stationärer und ambulanter Behandlung kennen;
- die verschiedenen Pflegesysteme in bezug auf die psychiatrische Krankheitsbilder kennen;
- die Notwendigkeit und die Besonderheiten der psychiatrischen Krankenbeobachtung erkennen;
- auf der Basis des Pflegeprozesses eine psychiatrische Pflegeanamnese und eine Pflegeplanung erstellen können;

- in der Lage sein, Kontakt zu einem psychiatrischen Patienten aufzubauen und Nähe und Distanz richtig einzuschätzen;
- die speziellen Inhalte der Berichterstattung und der Dokumentation auf einer psychiatrischen Station kennen;
- unterstützende Maßnahmen zur alltäglichen Lebensbewältigung mit dem Patienten als pflegerische Maßnahme begreifen;
- die Selbständigkeit, Konzentrationsfähigkeit und die Aktivierung des Patienten als Notwendigkeit erkennen, um die Ressourcen zu fördern;
- ein Bewußtsein für die Situation von Patienten mit verschiedenen psychiatrischen Krankheitsbildern entwickeln;
- verschiedene Aspekte von Suizidalität verstehen und den Umgang mit suizidalen Menschen beschreiben können;
- Angehörigenarbeit als einen wichtigen Bestandteil der Pflege verstehen;
- professionelles Verhalten gegenüber den Patienten insbesondere Nähe und Distanz reflektieren können;
- medizinisch toxikologische und sozialhygienische Aspekte von Sucht kennen;
- für die Gefahren und Auswirkungen von Suchtverhalten sensibilisiert werden;
- therapeutische Konzepte und Behandlungsangebote bei Suchterkrankung kennen;
- Kenntnis von und Verständnis für die besonderen Anforderungen an Pflegende im Umgang mit Suchtkranken / Suchtpersönlichkeiten haben;
- spezielle Aufgaben (insbesondere pädagogische Aufgaben) in der Kinder- und Jugendpsychiatrie kennen;
- psychosomatische Ansätze zur Behandlung von Krankheiten erläutern können;
- zwischen «normalen» und «krankhaften» Eßverhalten unterscheiden und die auslösenden Faktoren für Eßstörungen erläutern können;
- spezielle Therapieformen und Bulimia nervosa beschreiben können.

3. Stundentafel

Tabelle 13.1

Stundenzahl	Fachgebiet KrPflG APrO	Lernziel CULP
28	Fach 8: Krankenpflege	8.4.17, 8.6.2
2	Fach 6: Psychiatrie	6.8.6
4	Fach 2: Hygiene (Sozialhygiene)	2.1.3
1	Fach 9: Rehabilitation	9.2
5	Fach 7: Psychologie, Soziologie, Pädagogik	7.3.1, 7.3.2, 7.4.1

entspricht fünf Tagen Unterricht.

3.1 Voraussetzungen

Vor der «IUE» sollten folgende Inhalte unterrichtet worden sein:

- Rechtskunde:
  Betreuungsgesetz
- Arzneimittellehre:
  Psychopharmaka, Neuroleptika, Antidepressiva, Tranquilizer, Drogenersatzstoffe
- Krankheitslehre:
  Psychiatrie begonnen; wäre wünschenswert jedoch nicht unbedingt Bedingung.

4. Dozenten

- Krankenschwester(n) und Krankenpfleger mit Fachweiterbildung Psychiatrie und bzw. Psychosomatik
- Sozialpädagogen
- LehrerIn für Pflegeberufe

5. Stundenplan

Tabelle 13.2

1. Tag	2. Tag	3. Tag	4. Tag	5. Tag
Fach 8 Einführung: allgemeine psychiatrische Pflege	Fach 8 Umgang mit Suicidalität und verschiedene Aspekte des Suicids	Fach 8 Pflegerische Schwerpunkte bei Patienten mit Depressionen/ Manien	Fach 2 Sozialhygienische Aspekte zum Thema Sucht	Fach 8 Spezielle Pflege in der Kinder- und Jugendpsychiatrie
Fach 8 Einführung: allgemeine psychiatrische Pflege	Fach 8 Umgang mit Suicidalität und verschiedene Aspekte des Suicids	Fach 6 Sucht: medizinisch-toxische Aspekte	Fach 8 Pflege des Suchtmittelabhängigen und Umgang mit Suchtmittelabhängigen	Fach 8 Pflege auf der psychosomatischen Station am Beispiel Eßstörungen
Fach 8 Spezielle psychiatrische Pflege	Fach 8 Spezielle psychiatrische Pflege	Fach 7/Fach2 Sucht: Therapiekette, Behandlungsangebote	Fach 7 Vertiefende Auseinandersetzung mit dem Thema Sucht	Fach 8 Pflege auf der psychosomatischen Station am Beispiel Eßstörungen
Fach 8 Pflegerische Schwerpunkte bei Patienten mit Psychosen	Fach 8 Spezielle psychiatrische Pflege	Fach 2/Fach 9 – Rehabilitation – Sozialhygienische Aspekte zum Thema Sucht	Fach 7 Zur Bedeutung von Vorurteilen und eigene Erfahrungen zum Thema Sucht	

6. Inhalte

6.1 Klärung der Ängste, Befürchtungen und der Erwartungen bzgl. des Praxiseinsatzes

6.2 Psychiatrie allgemein

- Auseinandersetzung mit der gesellschaftlichen Bewertung psychiatrischer Einrichtungen und ihrer Bewohner
- Darstellung und Auseinandersetzung mit der historischen Entwicklung der Psychiatrie

- Unterschiedliche Psychiatrische Einrichtungen (Krankenhäuser, Wohnheime, WG's)
- Klinikstruktur in der Psychiatrie
- Besonderheiten der Aufnahme und Unterbringung
- Therapieangebote
- Pflegeorganisation (therapeutisches Team)
- Fachweiterbildung
- Angehörigenarbeit.

6.3 Spezielle psychiatrische Pflege

- Kontaktaufnahme und Beziehungsgestaltung
- Spezielle Krankenbeobachtung und Dokumentation
- Pflegerische Arbeit im Einzelkontakt
- Pflegerisches Aufnahmegespräch.

6.4 Kontaktaufnahme und orientierendes Gespräch mit jedem Patienten

- Ansprechpartner sein
- Einzelbetreuung
- Krisenintervention.

6.5 Unterstützende Maßnahmen zur alltäglichen Lebensbewältigung, Förderung der Selbständigkeit, der Konzentrationsfähigkeit sowie der Aktivierung des Patienten

- lebenspraktisches Training
- Hausbesuch
- Kontaktaufnahme zu Einrichtungen der nachstationären Versorgung pflegerische Möglichkeiten der Wiedereingliederung bzw. Integration des Patienten.

6.6 Pflegerische Arbeit mit Gruppen

- Gruppenarbeit als pflegerische Tätigkeit
- Wochenplan einer psychiatrischen Station
- Morgenrunde als zentrale Großgruppe
- Außenaktivität als therapeutische Gruppe der Pflege.

6.7 Außergewöhnliche Situationen auf einer psychiatrischen Station

- Krankheitsbilder und pflegerische Betreuung bei Patienten mit Borderline-Persönlichkeitsstörung, Depression/Manien und Schizophrenien (Psychosen).

6.8 Umgang mit und Aspekte von Suizidalität

- Definition
- Suizid im gesellschaftlichen und kulturellen Kontext
- Statistik und Zahlenmaterial zum Thema Suizid
- Ursachen und Faktoren suizidalen Verhaltens
- Das präsuizidale Syndrom nach Prof. E. Ringel
- Erkennen einer suizidalen Entwicklung
- Umgang mit suizidalen Menschen.

6.9 Sucht

- Reflexion der eigenen Begegnungen mit süchtigem Verhalten
- Definition – Gebrauch – Mißbrauch – Abhängigkeit – von Suchtmitteln
- Entstehungsbedingungen von Sucht
- Wirkung verschiedener Suchtmittel
- Theoretische Modelle

- Reflexion von «ausweichenden» Verhalten
- gesellschaftliche Bedeutung von Alkoholkonsum.

6.10 Folgen des Alkoholmißbrauches

- Krankheitsverlauf – Genesungsverlauf
- der Suchtkranke und das Co-System
- Behandlungsziele (Zielhierarchie nach Körkel)
- Das Trierer Alkoholismusinventar
- Die Therapiekette und Behandlungsangebote
- Die Bedeutung der Prävention
- Pflegerische Betreuung unter Drogeneinfluß, Drogenentzug und von Folgeerkrankungen
- Ausnahmesituationen in der Betreuung Suchtkranker.

6.11 Kinder- und Jugendpsychiatrie

- Besonderheiten der Kinder- und Jugendpsychiatrie
- Pädagogische Aufgaben
- Aktivitäten, Tagesablauf.

6.12 Psychosomatische Pflege

- Was versteht man unter Psychosomatik
- Bedeutung des «Essens»
- normales Essen und Eßverhalten
- gestörtes Eßverhalten und Begleiterscheinungen
- Anorexia nervosa
- Bulimia nervosa
- Eßanamnese
- Eßprogramm (Therapieformen).

7. Unterrichtsverlaufsplan

Tabelle 13.3

Zeit	Inhalt	Methoden / Medien	Dozent/In
1. Tag			
15′	Vorstellung der Dozenten, der Lernziele und des geplanten Unterrichtes	Folie, Stundenplan	PDL, Fach-kranken-pfleger LP
30′	Einführung in die Psychiatrie, Klärung der vorhandenen Ängste, Befürchtungen und Erwartungen	GA,	FKP
45′	Besprechung der Befürchtungen und Ängste vor dem Einsatz in der Psychiatrie	LSG	FKP
90′	Auseinandersetzung mit der gesellschaftlichen Bewertung psychiatrischer Einrichtungen und ihrer Bewohner Darstellung und Auseinandersetzung mit der historischen Entwicklung der Psychiatrie Unterschiedliche Psychiatrische Einrichtungen (Krankenhäuser, Wohnheime, WG's) Klinikstruktur Teamarbeit Therapieangebote Pflegeorganisation Ausbildung Angehörigenarbeit	LV, LSG	FKP
60′	Kontaktaufnahme und Beziehungsgestaltung im Rahmen des Einsatzes in der Psychiatrie	Rollenspiel, LSG	FKP
30′	Spezielle Krankenbeobachtung und Dokumentation	TA, LV, LSG	FKP
90′	Schizophrenie	LSG, Folie, LV	LP
2. Tag			
10′	Definition von Suizid	Folie, LV, LSG	FKP
15′	Suizid im gesellschaftlichen und kulturellen Kontext	LV, LSG	FKP

Zeit	Inhalt	Methoden / Medien	Dozent / In
10′	Statistik und Zahlenmaterial zum Thema Suizid	Folie, LV	FKP
35′	Ursachen und Faktoren suizidalen Verhaltens	Folie, LV, LSG	FKP
30′	Entstehungstheorie von Suizidalität nach Prof. E. Ringel	Folie, LV	FKP
35′	Erkennen von suizidaler Entwicklung	LV, LSG	FKP
45′	Umgang mit suizidalen Menschen	Folie, LV, LSG, Diskussion	FKP
45′	Pflegerische Arbeit im Einzelkontakt und in Gruppen	Folie, LV, LSG	FKP
45′	Außergewöhnliche Situationen auf psychiatrischen Station	LSG	FKP
45′	Die Borderline – Persönlichkeitsstörung	Folie, LV, LSG	FKP
3. Tag			
90′	Affektiven Psychosen (Depression, Manien)	Folie, LV, LSG	PDL
90′	Einstieg: Erwartungen Definition: Gebrauch – Mißbrauch	Fragerunde Impulsreferat	
90′	Abhängigkeit von Suchtmitteln	LSG LV	Sozial-pädagogen
90′	Entstehungsbedingungen von Sucht	Teamteaching Fallbeispiele	Sozialpäd. FKP
4. Tag			
90′	Folgen des Alkoholmißbrauchs Behandlungsziele Therapiekette Rehabilitation die Bedeutung der Prävention Tagesablauf	TA	FKP
90′	Pflege und Umgang mit Suchtmittel abhängigen (unter Drogeneinfluß; im Drogenentzug) spez. Ausnahmesituationen in der Betreuung Suchtkranker	LV, LSG Fallbeispiele Diskussion TA	FKP

Zeit	Inhalt	Methoden/ Medien	Dozent/In
180′	Reflexion der eigenen Begegnung mit süchtigem Verhalten; Vertiefende Auseinandersetzung mit dem Thema Sucht; Bedeutung von Vorurteilen	Diskussion in 3 Kleingruppen Selbsterfahrungs übungen LSG	pro Gruppe 1 Dozent (ein FKP u. zwei Sozialpädagogen)
5. Tag			
90′	Besonderheiten der Kinder- und Jugendpsychiatrie z. B. Patienten sind dem Lebensalter der Auszubildenden nahe – pflegerische Aufgaben – pädagogische Aufgaben – spezielle Aktivitäten – Tagesablauf	LV, LSG TA Fallbeispiele	FKS bzw. Kinderkrankenschwester
90′	Vorstellung + Ablauf der Unterrichtsstunde Was versteht man unter Psychosomatik? In welchen Situationen esse ich bzw. esse ich nicht! Auswertung der Gruppenarbeit. Hinführung zu normalem Eßverhalten versus gestörtes Eßverhalten Überblick: Anorexia nervosa und Bulimia nervosa	LV, LSG TA GA LSG LV, LSG LV, LSG TA	FKS
90′	Eßanamnese Eßprogramm Therapieformen von Eßstörungen Konzept der psychosomatischen Klinik Pflegeschwerpunkte	LV LSG TA LV LV	FKS
90′	Reflexion der theoretischen Inhalte Anwendung dieser in der Praxis	LSG Diskussion	FKP

Legende der Abkürzungen:
GA = Gruppenarbeit, LV = Lehrervortrag, LSG = Lehrer-Schüler-Gespräch, TA = Tafelanschrift, FKP = Fachkrankenpfleger, PDL = Pflegedienstleitung, FKS = Fachkrankenschwester.

8. Medien / Methoden (exemplarisch)

8.1 Arbeitsauftrag: Befürchtungen vor dem Einsatz in der Psychiatrie und Erwartungen an den Unterricht.

Einführung in die Psychiatrie

Gruppenarbeit
5 Gruppen à 5 Personen

Beschäftigen Sie sich bitte mit den folgenden zwei Fragen und notieren Sie sich die Antworten auf die verschiedenfarbigen Zettel:

1. Frage: Was verbinden Sie mit dem Wort «Psychiatrie»?
   Bitte benutzen Sie die blauen Zettel; schreiben Sie alles auf, was Ihnen spontan einfällt.
2. Frage: Was erwarten Sie von uns in den nächsten zwei Tagen?
   Bitte benutzen Sie die gelben Zettel.

8.2 Arbeitsauftrag: Rollenspiel zum Themenbereich «Kontakt»

Rollen: Patient, Pflegeperson.

Auftrag an die Pflegeperson (SchülerIn):

Stellen Sie sich vor, Sie arbeiten auf einer psychiatrischen Station und vor Ihnen sitzt ein Patient. Versuchen Sie mit dem Patienten Kontakt aufzunehmen.

Auftrag an die Patienten (Rolle übernimmt eine DozentIn):

Die Pflegeperson versucht mit Ihnen Kontakt aufzunehmen. Sie reagieren nicht, wenn Fragen nach Ihrer Person, Ihrer Krankheit oder Ihrem momentanen Befinden gestellt werden. Sie gehen nur in den Kontakt, wenn Ihnen andere Themen oder Aktivitäten angeboten werden.

Beobachtungsauftrag an den Rest der Gruppe:

Beobachten Sie beide Rollenspieler mit folgenden Fragestellungen:

- Welche unterschiedlichen Möglichkeiten der Kontaktaufnahme erkennen Sie?
- Wie verändert sich der Kontakt im Verlauf des Rollenspiels?

Material: Kiste mit verschiedenen Spielen, Farben, Papier u. a.

8.3 Film: Die Welt des Schizophrenen

Farbfilm 16 mm, Spieldauer: 21 Minuten
Autor: DJ Duché, Paris
Regie: E. Duvivier
Ausleihe: Landesfilmdienst

Inhalt:

Dieser in seiner Art ungewöhnliche Streifen versucht durch Anwendung der technischen und künstlerischen Ausdrucksmittel des Films, die Welt des Schizophrenen in ihren objektiven und subjektiven Manifestationen darzustellen.

Einleitend wird durch akustische Phänomene das Erlebnis einer sich bedrohlich ändernden Welt hervorgerufen. Dazu gesellen sich optische Eindrücke, die das Empfinden des Unzuverlässigen, Unberechenbaren, verstärken. Es entsteht eine bestürzende «Wirklichkeit», in der nichts mehr selbstverständlich ist und die sich schließlich zur Impression einer sich langsam auflösenden Persönlichkeit wandelt.

Ohne eine bestimmte Lehrauffassung zu vertreten, versucht der Film an einem Fall gewissermaßen eine Synthese der wesentlichen Phänomene der Schizophrenie darzustellen.

Der Film wurde mit zahlreichen internationalen Preisen ausgezeichnet.

10. Literaturverzeichnis

Barz A. (1991). *Praktische Psychiatrie.* Bern: Huber Verlag.

Bayrisches Staatsministerium für Arbeit, Sozialordnung, Familien, Frauen und Gesundheit (1997). *Alkohol: Trinkgewohnheiten – Mißbrauch – Abhängigkeit.* München.

Bundesministerium für Gesundheit (1990). *Psychiatrie-Personalverordnung* (Psych-PV). Bonn.

Deutsche Hauptstelle gegen die Suchtgefahren e.V. (1998). *Ein Angebot für alle die einem nahestehenden Menschen helfen wollen.* Hamm.

Deutsche Hauptstelle gegen die Suchtgefahren e.V. (1997). *Frau, Sucht, Gesundheit: Frau, Sucht, Liebe: Co-Abhängigkeit und Beziehungssucht.* Hamm.

Deutsche Hauptstelle gegen die Suchtgefahren e.V. (1997) *Frau, Sucht, Gesundheit: Ich will da raus! Die Bewältigung der Krankheit Sucht.* Hamm.

Dörner K., Plog U. (1984). *Irren ist menschlich. Psychiatrie.* Bonn: Psychiatrie Verlag.

Haring C. (1989). *Psychiatrie.* Stuttgart: Enke.

Heim E. (1985). *Praxis der Milieutherapie.* Berlin: Springer Verlag.

Michel K. (1989). *Psychiatrie für Krankenpflegeberufe.* Stuttgart: Enke.

Oppermann G. (1992). Teamarbeit in der Psychiatrie. *Die Schwester/Der Pfleger,* 7.

Skripten aus der Weiterbildung Fachkrankenschwester/-pfleger Psychiatrie (1993/95). Institut für Fort- und Weiterbildung am Klinikum Nürnberg. Soziotherapie.

Stadtmission Nürnberg (o. J.). Informationsschriften zum Thema Sucht.

Uexküll v T. (1990). *Psychosomatische Medizin.* 4. Auflage. München: Urban und Schwarzenberg.

Kapitel 14

Werner Grädler – Claudia Schuck – Karin Schulze-Rostek –
Peter Timpe

IUE Transkulturelle Pflege

«Urteile nie über jemanden, bever Du nicht drei Tage in seinen Mokassins gelaufen bist!»

Indianisches Sprichwort

1. Einführung

Die «IUE» Transkulturelle Pflege ist ein Segment innerhalb des mittleren Ausbildungsabschnittes. Mit dieser «IUE» wird die Basis für die Verknüpfung vorhandenen Wissens mit verschiedenen kulturspezifischen Aspekten in der Pflege gegeben. Inhalte und erlangte Kompetenzen aus den vorausgegangenen «IUE»'s sind eine wichtige Grundlage für die nun wichtigen Transferleistungen.

Der Kerngedanke der «IUE» ist, daß Pflege nicht isoliert als ein Handlungsablauf betrachtet werden kann, sondern nur auf der Basis der Individualität des einzelnen Menschen gestaltet werden kann. Unser Lebensraum wird zunehmend freier, Grenzen öffnen sich und moderne Verkehrsmittel erlauben den Transport in weite Entfernungen. Die Folge ist das Aufeinandertreffen verschiedener Kulturen und Lebensräume. In diesem Zusammenhang muß auch die Anwerbung von türkischen, griechischen, italienischen und spanischen Gastarbeitern in den sechziger und siebziger Jahren gesehen werden. Nicht alle Gastarbeiter kehren in ihre Heimatländer zurück, die Verwurzelung der Familie, auch der Kinder mit ihrer neuen Heimat, ist oft so stark, daß sie in Deutschland bleiben und hier alt werden möchten. Dadurch hat sich das Patientenklientel im deutschen Krankenhaus geändert und erfordert ein entsprechendes Basiswissen und «transkulturelle» Kompetenzen. Voraussetzung für die Pflege muß die Offenheit für andere kulturelle Hintergründe und die entsprechenden Rituale, Ausdrucksweisen und Glaubensvorstellungen sein.

Die transkulturelle Pflege bezieht sich jedoch nicht nur auf die Pflege ausländischer MitbürgerInnen in Deutschland, sondern auch auf die Zusammenarbeit mit ausländischen Kollegen.

Die Öffnung von Grenzen ermöglicht es einerseits Menschen aus anderen Kulturen bei uns zu leben, Schutz zu suchen, zu studieren oder zu arbeiten. Parallel dazu werden für uns die Wege in andere Ländern ebenfalls geöffnet, d. h. es bieten sich dadurch neue Lern- und Arbeitsmöglichkeiten für Pflegekräfte im Ausland. Die «IUE» gibt deshalb auch Einblicke in die Arbeitsmöglichkeiten in anderen Ländern.

In dieser «IUE» soll eine Sensibilisierung der Schülerinnen und Schüler zu den Themen: Ausland, Ausländer, Ausländerfeindlichkeit, Vorurteile, Religion und Kultur stattfinden. Während der «IUE» werden Verbindungen zu anderen Kulturen hergestellt und die direkte Konfrontation und Auseinandersetzung mit diesen ermöglicht. Im weiteren Verlauf soll die Verknüpfung mit Leininger's Theorie der «Transkulturellen Pflege» hergestellt und die Übertragung ihrer Ansätze in pflegerische Zusammenhänge in Deutschland ermöglicht werden.

In der ersten Phase der «IUE» wird deshalb mit der Darstellung des transkulturellen Pflegemodells nach M. Leininger begonnen und der Transfer dieses Ansatzes am Beispiel der islamischen Kultur mit den Schülerinnen und Schülern erarbeitet.

Der zweite Tag wird durch die Anwesenheit einer Person aus einem anderen Kulturkreis und einer Diskussion über die Bedeutung von kulturspezifischen und religiösen Gewohnheiten und Bräuchen bestimmt. Dabei soll die emotionale Öffnung der Schülerinnen und Schüler für dieses Thema als Basis geschaffen werden. Hintergründe sollen transparent und anfängliche Abwehrspannungen abgebaut werden. Die Sicht für die räumliche Nähe zu anderen Kulturen und Religionen wird durch den Besuch einer Moschee verstärkt. In der Begegnung mit dem Imam einer islamischen Glaubensgemeinschaft spiegelt sich die Präsenz von Muslimen in der eigenen Stadt wieder. Zum gesellschaftspolitischen Aspekt der Ausländerfeindlichkeit befassen sich die Schülerinnen und Schüler mit ihren eigenen Vorurteilen und der Stigmatisierung bestimmter Bevölkerungsgruppen.

Im mittleren Teil der «IUE» soll die Vernetzung zwischen Kultur, Medizin und Pflege entstehen. Exemplarisch werden kulturspezifische Verhaltensweisen in Gesundheit und Krankheit am Beispiel der traditionellen chinesischen Medizin dargestellt.

Erfahrungsberichte von der Arbeit im europäischen und außereuropäischen Ausland ergänzen die Vernetzung. Die Diashow einer Kinderkrankenschwester, die als Entwicklungshelferin mit dem DED (Deutscher Entwicklungshilfedienst) im Jemen tätig war, zeigt den Schülerinnen und Schülern die Pflege in anderen Lebens- und Kulturräumen.

Die Projektarbeit soll den Schülerinnen und Schülern die Gelegenheit geben, sich mit dem Thema eigenständig und kreativ zu beschäftigen. Dabei werden ihnen verschiedene Projekte zur freien Wahl angeboten. Im Projekt «Interview» soll ein Dialog zwischen den Schülerinnen und Schülern und einer Person aus einer anderen Kultur entstehen. Das Projekt «Essenzubereitung unter kulturspezifischen Aspekten» stellt die Hintergründe von bestimmten Koch- und Essenritualen dar. Weitere Projektmöglichkeiten, wie Kurzvideo, Theateraufführung oder Plakatgestaltung ermöglichen eine intensive Auseinandersetzung mit dem Thema.

Zum Abschluß werden den Schülerinnen und Schülern Informationen aus der eigenen Stadt geboten werden. Eine engagierte Mitarbeiterin aus dem Amt für Kultur und Freizeit erläutert Fakten über den Anteil von ausländischen Mitbürgern, Immigrationswege nach Deutschland, Behördenwege und Formalitäten. Außerdem stellt sie die Informations- und Kulturmöglichkeiten der Stadt dar. Ein Büchertisch gibt den Schülerinnen und Schülern Anregungen für eine weitere Beschäftigung mit dem Thema.

Die «IUE» soll für die Unterschiede verschiedener Kulturen sensibilisieren, Verständnis für kulturell geprägte Verhaltensweisen ermöglichen und mit dem theoretischen Basiswissen eine Grundlage für adäquates pflegerisches Verhalten gegenüber Personen mit anderem kulturellen Hintergrund schaffen. Professionelle Pflege berücksichtigt die Individualtität und Bedürfnisse jedes Menschen im Rahmen der Möglichkeiten einer Institution, wie es das Krankenhaus darstellt. Dabei kommt auch den ethischen Grundregeln für die Krankenpflege vom ICN (International Council of Nursing) von 1973 eine besondere Bedeutung zu:

«Zur Pflege gehört die Achtung vor dem Leben, vor der Würde und den Grundrechten des Menschen. Sie wird ohne Rücksicht auf die Nationalität, die Rasse, den Glauben, die Hautfarbe, das Alter, das Geschlecht, die politische Einstellung oder den sozialen Rang ausgeübt…

Die Krankenschwester sorgt bei ihrer Tätigkeit dafür, daß die Wertvorstellungen, die Sitten und Gewohnheiten sowie der Glaube des Einzelnen respektiert werden.»

Nur ein kulturspezifisches Verständnis für Lebensansichten, verschiedene Sprachen und Ausdrucksmöglichkeiten, ethnogeschichtliche und soziale Hintergründe ermöglichen es uns, unser Handeln in der Pflege auf Gesundheit und Krankheit in unterschiedlichen Kulturkreisen abzustimmen.

2. Lernziele

Die Schülerinnen und Schüler sollen:

- sich mit den eigenen und den vorherrschenden Vorurteilen gegenüber Menschen aus anderen Kulturkreisen auseinandersetzen und reflektieren können;
- ihre persönlichen Wertvorstellungen und Bedürfnisse kennenlernen, reflektieren und sie mit denen anderer vergleichen können;
- sensibel für das Gesundheits- und Krankheitsverständnis in anderen Kulturen sein;
- Grundkenntnisse haben über individuell und soziokulturell geprägte Bedürfnisse der Menschen in anderen Ländern, wie z. B.:
  - Familie (Besuchsrituale)
  - Religion
  - Ernährung
  - Körperpflege
  - Umgang mit Schmerz
  - Tod;

- Verständnis zeigen und Lösungsmöglichkeiten zur Erfüllung dieser Bedürfnisse anbieten können;
- informiert sein über die örtlichen kulturellen Möglichkeiten (Veranstaltungen, Beratungsstellungen, Festtage, Rituale u. a.);
- in der Lage sein, die gewonnenen Kenntnisse auf die Pflege zu übertragen;
- den Stellenwert der Pflege sowie Arbeitsmöglichkeiten in europäischen und außer-europäischen Ländern kennen.

3. Stundentafel

Tabelle 14.1

Stundenzahl	Fachgebiet KrPflG APrO	Lernziel CULP
6	Fach 1: Berufsethik	1.2.3, 1.2.5
2	Fach 1: Berufskunde	1.4.3
8	Fach 7: Psychologie/Soziologie	7.1.1, 7.4.3.2, 7.4.1, 7.4.3
12	Fach 8: Krankenpflege	8.1.2, 8.2.4.1, 8.2.11.1, 8.2.11.2, 8.2.12.2, 8.3.5

entspricht dreieinhalb Tagen Unterricht

4. Dozenten

- LehrerInnen für Pflegeberufe
- Person moslemischer Herkunft
- SozialwissenschaftlerIn
- MitarbeiterIn des Amtes für Kultur und Freizeit (Stadt Nürnberg)
- Kollegin von Station, die mit dem DED im Jemen war.

5. Stundenplan

Tabelle 14.2

1. Tag	2. Tag	3. Tag	4. Tag
Fach 8 Vorstellung der «IUE»,	Fach 8 Muslima in der Krankenpflege	Fach 7 Kulturspezifisches Verhalten in Gesundheit und Krankheit	Fach 6 Projektarbeit
Fach 1 Transkulturelles Pflegemodell: M. Leininger	Fach 7 Vorurteile	Fach 7 Kulturspezifisches Verhalten in Gesundheit und Krankheit	Fach 1 Situation von MigrantInnen vor Ort
Fach 1 Transkulturelles Pflegemodell: M. Leininger	Fach 1 Besuch einer Moschee	Fach 1 Arbeiten im Ausland	Fach 8 Präsentation der Projektarbeiten
Fach 1 Transkulturelles Pflegemodell: M. Leininger	Fach 1 Besuch einer Moschee	Fach 8 Projektarbeit	Fach 7 Auswertung der gesamten «IUE»

6. Inhalte

6.1 Einführung

Vorstellung der DozentInnen, der Lernziele und des geplanten Unterrichts.

6.2 Das Sunrise-Modell nach M. Leininger

6.3 Persönliche und gesellschaftlich vorherrschende Vorurteile: (Entstehung – Sinn – Anwendung – Umgang)

6.4 Kennenlernen einer anderen Kultur

- Moscheebesuch
- Gespräch mit dem Imam
- gemeinsames Tee trinken.

6.5 Gesundheits- und Krankheitsverständnis in anderen Kulturen am Beispiel der traditionellen chinesischen Medizin

- Yin-Yang
- Akupunktur
- Tai-Chi
- eigene Erfahrungen von Schülerinnen und Schülern
- Vorstellung der ersten Deutschen Klinik für Traditionelle Chinesische Medizin (TCM) in Kötzting.

6.6 Individuell und soziokulturell geprägte Bedürfnisse der Menschen in anderen Kulturen

6.7 Berichte aus anderen Ländern, Lern- und Arbeitsmöglichkeiten

- Erfahrungen einer Entwicklungshelferin (Gastdozentin)
- ASA (Arbeits- und Studienaufenthalte für junge Erwachsene)
- TeilnehmerInnen von Schüleraustauschprogrammen unserer Schule (Glasgow, Marseille, Barcelona)
- KollegInnen mit Auslandserfahrung (Arbeit, Studium).

6.8 Projekte

- Gespräche mit ausländischen MitbürgerInnen über Werte, Ernährung, Körperpflege/Hygiene, Familie, Tabus, besondere Bedürfnisse im Krankenhaus, Schmerz, Sterben und Tod
- Poster/Collagen
- Videoaufnahmen/Theaterspiel
- Internationaler Imbiß.

6.9 Informationen über die kulturelle Situation vor Ort

- geschichtliche Entwicklung (erste GastarbeiterInnen)
- Staatsangehörigkeit
- demographische Daten
- Immigration/Integration/Emigration
- Lebens- und Arbeitsverhältnisse
- Beratungsstellen.

6.10 Informationen über Literatur und andere Medien zum Thema (Info-Tisch)

6.11 Auswertung

7. Unterrichtsverlaufsplan

Tabelle 14.3

Zeit	Inhalt	Methoden/ Medien	Dozent/In
1. Tag			
20′	Vorstellung der «IUE»	Folien/ Stundenplan	«IUE»-Team
	Transkulturelles Pflegemodell:	LV, Folie	
10′	Der berufliche Werdegang v. Madeleine Leininger	LV	LP
30′	Grundlegende Thesen	LSG, TA	
20′	ICN – Ethische Grundregeln	LSG, Folie	
30′	Wertepyramide und Diskussion	EA, LSG, AB	
15′	Exemplarische Forschungsergebnisse	LV, Folie	
35′	Vorstellung des Sunrise-Modells mit Reflexion	LV, LSG, AB, Folie	
20′	Vorstellen der Projektmöglichkeiten (Beispiele: s. 9.)	Poster	«IUE»-Team
2. Tag			
90′	Persönlicher Bericht einer Muslima in der Krankenpflege	SV	S
60′	Eigene Vorurteile und Auswirkungen auf den Beruf S/Soz	GA, LSG	
30′	Videofilm: Der Schwarzfahrer	GA, LSG	
180′	Besuch einer Moschee	LSG	LP, S
3. Tag			
110′	Kulturspezifisches Verhalten in Gesundheit und Krankheit: Exemplarisch: Traditionelle Chinesische Medizin im tägl. Leben, beim Arzt, im Krankenhaus bzw. Gesundheitswesen	LV, Folien, Film, AB	Soz.
20′	Tai-Chi	LV, Übung	Soz.
20′	eigene Erfahrungen von Schülerinnen und Schülern	SV	S

Zeit	Inhalt	Methoden / Medien	Dozent/In
30′	Vorstellung der Ersten Deutschen Klinik für TCM	LV, Film	Soz.
90′	Arbeiten im Ausland (DED, ASA)	LV, Dias	LP, Gast
90′	Projektarbeit	LSG, GA	«IUE»-Team, S
4. Tag			
90′	Projektarbeit Situation von MigrantInnen vor Ort:	LSG, GA LV, LSG	«IUE»-Team, S Gast
20′	geschichtliche Entwicklung		
10′	demographische Daten		
20′	Immigration, Integration, Emigration, Staatsangehörigkeit		
30′	Lebens- und Arbeitsverhältnisse		
10′	Beratungsstellen		
90′	Präsentation der Projektarbeiten (so wie in 9.)	SV, Folien, Poster	S, «IUE»-Team
90′	Auswertung der gesamten «IUE»	LV, SV, Fragebogen	«IUE»-Team, S

8. Methoden / Medien (exemplarisch)

8.1 Arbeitsblatt: Wertepyramide zur Reflexion der persönlichen Werte

Aufgabe:

Erstellen Sie eine Pyramide von Werten und Tugenden. Die Ausgangsfrage für Sie lautet dabei: «Was ist mir in meinem Leben wichtig?»

In die erste Ebene stellen Sie den Wert, der Ihnen am wichtigsten ist, in die zweite Ebene die beiden, die für Sie an zweiter und dritter Stelle kommen, in die dritte Ebene müssen drei Werte, in die vierte vier, usw.

Sie haben vier sogenannte «wildcards», d. h. Sie haben die Möglichkeit, bis zu vier Werte/Tugenden einzusetzen, die Ihnen besonders wichtig sind und die hier fehlen. Dafür müssen Sie entsprechend viele der hier Genannten weglassen.

Tabelle 14.4

Gesundheit	Besitz/Haus	Familie
Ordnung	Bildung	Freiheit
Individualität	Religion	Unabhängigkeit
Sauberkeit	Macht	Freunde
Partnerschaft	Wissen	Kinder

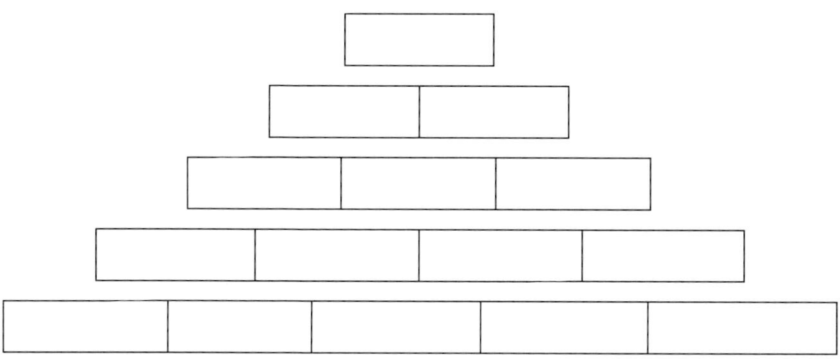

Auswertung:

Welche Werte sind mir besonders wichtig?
Auf was könnte ich gut verzichten?
Welche Werte müßte ich unbedingt ergänzen, weil sie mir gefehlt haben?
Welche Werte konnte ich leicht wegstreichen, weil sie mir unwichtig sind?
Gibt es Zusammenhänge mit meinem kulturellen Hintergrund?

⇨ Welche Auswirkungen hat meine Wertskala aufs Alltagsleben und mein Umfeld?
⇨ Wie sieht die Verteilung der Werte in der Klasse aus?

8.2 Erfahrungsbericht

einer muslimischen Mitschülerin mit anschließender Diskussion
Zweck: Sensibilisierung und Konfrontieren mit einer anderen Kultur

8.2.1 Inhalte des Erfahrungsberichts:

Biographische Darstellung ihrer Familiengeschichte – Der Weg in die Fremde

- Gastarbeiter aus der Türkei, d. h. ein zeitlich begrenzter Aufenthalt war geplant
- Kinder wachsen in Deutschland auf, wollen nicht in die Türkei
- Eltern möchten zwar zurück, aber nicht die Familie trennen
- Lebenssituation der Eltern / Familie
- Arbeitssituation des Vaters.

Persönliche Situation zwischen zwei Kulturen aufzuwachsen

- in Deutschland geboren und aufgewachsen
- deutsche Freunde, türkische Familie
- Was ist Heimat?

Islam: Glaubenseinstellung, Gebräuche, eigene Werte

- Kleiderregeln z. B. Kopftuch
- Ernährung, Verbote, Ramadan
- Glaubensgebete
- Umgang mit Krankheit, Sterben, Tod.

Krankenhaus / Krankenpflege in der Türkei

- Unterschiede im Krankenhausbau
- Aufgaben der Krankenpflege
- Stellenwert der Angehörigen bei der Betreuung Kranker.

Übertragung: Krankenpflege eines Moslems im deutschen Krankenhaus

- Werte, die für einen Moslem wichtig sind
- Konfrontation mit Mitpatienten.

8.2.2 Diskussions- und Fragerunde:

Die Schülerinnen und Schüler sollen Fragen stellen und eigene Stationserlebnisse schildern.
Die Diskussion strukturiert sich anhand folgender Fragen:
Wie weit muß sich ein Ausländer an das Gastland anpassen?
Welche kulturellen Werte sind bedeutend?
Was kann man übertragen ins Krankenhaus?
Was braucht ein Migrant, eine Migrantin im Krankenhaus um sich gesund zu fühlen?

8.3 Film «Der Schwarzfahrer»

(12 min.) Schwarz-Weiß-Film von Pepe Danquardt, 1992

Zweck: Sensiblisierung für das Thema Vorurteile/Ausländerfeindlichkeit

8.3.1 Filmtext:

Einleitung: Blick über eine Großstadt, Autoverkehr, Straßenbahn, hektische Menschen – Straßenbahn hält an, verschiedene Personen steigen ein, ein zeitungslesender älterer Herr, ein Motorradfahrer, dessen Motorrad heute nicht funktionierte, Kinder u. a. auch ein dunkelhäutiger junger Mann.

Der Dunkelhäutige (D) fragt eine ältere Dame (Ä) nach ihrem Nachbarsitz auf dem ihre Handtasche liegt:

D: *«Ist da noch frei?»*
Ä: blickt ihn kontrollierend von unten nach oben an, gibt keine Antwort;
D: setzt sich einfach hin (auf die Handtasche), ein kleiner Junge schmunzelt;
Ä: entfernt widerwillig die Tasche vom Sitz;
D: schaut aus dem Fenster und ißt genüßlich;
Ä: hält einen Eigenmonolog:

«Sie Flegel, warum setzen Sie sich nicht woanders hin, es gibt doch genug Plätze hier.
Jetzt kann man schon nicht mehr, ohne belästigt zu werden, Straßenbahn fahren.
Wer von unseren Steuergeldern profitiert, kann sich wenigstens benehmen. Als ob man sich nicht an unsere Sitten anpassen könnte.»

D: schaut weiterhin aus dem Fenster und ißt weiter, im Hintergrund reden türkische Jungs miteinander.

Ä: *«Warum kommt Ihr eigentlich überhaupt alle hierher... hat Euch jemand eingeladen.*
Wir haben es alleine geschafft, wir brauchen keine Hottentotten, die uns nur auf der Tasche herumliegen. Jetzt wo wir selber soviele Arbeitslose haben – und dann arbeiten die alle noch schwarz. Als ob das jemand kontrollieren könnte, wo von denen einer aussieht wie der andere.»

Blick durch den Straßenbahn-Wagen, manche blicken kurz auf, aber schauen schnell wieder weg, als ob sie damit nichts zu tun haben möchten.

Ä: *«Man müßte wenigstens verlangen, daß sie ihre Namen ändern, bevor sie zu uns kommen, sonst hat man ja gar keinen Anhaltspunkt.»*

Älterer Herr blickt hoch und stimmt kurz zu – dies nimmt die ältere Dame wohlwollend auf.

Ä: *«Im übrigen riechen Sie penetrant - aber das kann man ja schließlich nicht verbieten.»* wieder Blick durch das Abteil – keiner will damit was zu tun haben.

D: Straßenbahn – Halt – D ißt weiter, blickt zum Nachbarzug.

Andere Passagiere steigen zu, u. a. ein junger Mann mit lauter Walkman-Musik.

Ä: *«Als ob nicht die Italiener und Türken schon genug wären, jetzt kommt auch noch halb Afrika, das wäre früher nicht passiert, daß alle rein dürfen zu uns.»*
«Mein Hans sagte immer – lassen wir einen rein, dann kommen sie alle, die ganze Sippschaft.»

Wieder Blick in den Zug, aber alle schauen weg.

Ä: *«Die vermehren sich ja wie die Karnickel da unten, alle quer durcheinander.»* Echo: *«quer durcheinander – quer durcheinander.»*

Kurzfristig blicken die Mitmenschen auf, aber schnell wieder weg.
D: bleibt gelassen.
Ä: *«Kein Wunder, daß die da alle AIDS haben... die kriegen wir nie wieder los. Wenn das bei uns so weitergeht, gibt's bald nur noch Türken, Polen und Neger hier. Man weiß ja schon bald nicht mehr in welchem Land man lebt.»*
Während der Fahrt wieder ein Blick durchs Abteil, wieder schauen alle weg.
Straßenbahn – Haltestelle, Kinder und ein Kontrolleur (K) steigen zu.

8.3.2 Auftrag

Nachdem der Lehrer den Film an dieser Stelle (8.50 min.) gestoppt hat, erhalten die Schülerinnen und Schüler vier verschiedene Fragestellungen, die sie in Gruppen bearbeiten sollen.

- Ich bin mit dabei in der Straßenbahn. Hätte ich den Mut, zu reagieren? Was würde ich sagen, was würde ich tun?
- Ich war mit dabei in der Straßenbahn; am Nachmittag habe ich Spätdienst, die ältere Dame wird als Patientin eingeliefert. Was für Gefühle ruft das bei mir hervor? Wie werde ich mich voraussichtlich verhalten?
- Ich war mit dabei in der Straßenbahn; am Nachmittag habe ich Spätdienst, der junge Mann wird als Patient eingeliefert. Gehe ich auf das Erlebnis ein? Wie verhalte ich mich ihm gegenüber?
- Wie stelle ich mir den weiteren Handlungsablauf vor? Wie würde ich mir das Ende wünschen?

Nach der Darstellung der Gruppenergebnisse und Diskussion wird das Ende des Filmes gezeigt.

8.3.3 Filmtext-Fortsetzung

K: *«Guten Tag, Fahrscheinkontrolle – Ihre Fahrscheine bitte.»*
D: Sucht seinen Fahrschein in der Jacke und findet ihn.
Ä.: Blickt abwertend zu ihm rüber

«Ich trau mich ja schon gar nicht mehr auf die Straße, wenn's dunkel wird, man liest ja soviel in der Zeitung.»
Sie holt ihren Fahrschein raus und hält ihn in der Hand.
«Na ja, wir haben uns auf jeden Fall einen Hund angeschafft, als man den Türken die Wohnung unter uns gegeben hat. Man kann ja nicht wissen – Sozialfall – von wegen – die wollen ja alle nicht arbeiten.»

D: nimmt die Karte von Ä und steckt sie in seinen Mund, Ä schaut völlig überrascht- kann nichts sagen.

Der Junge sagt zu seiner Mutter: «Mama kuck mal», Mama schaut kurz auf und blickt dann wieder weg. Der Kontrolleur kommt.
K: *«Fahrscheinkontrolle – Ihren Fahrschein bitte!»*
Ä.: *«Der Neger hier hat ihn eben aufgefressen.»*
K: *«Mmh?»* blickt fragend und ungläubig;
D.: grinst und zeigt seinen Fahrschein dem Kontrolleur:
K.: *«So 'ne blöde Ausrede habe ich auch noch nicht gehört. Tja, wenn sie keinen Fahrschein haben, muß ich Sie bitten mit mir mitzukommen.»*
K.: Steigt mit Ä beim nächsten Straßenbahn-Halt aus.
Ä.: *«Die fressen unsere Fahrscheine, wenn ich's Ihnen das sage. Hören sie ich hatte eben noch einen...»*
K.: *«Ja, ja!»*
Ä.: *«Glauben Sie mir doch, ich bin noch nie ohne Fahrschein...»*
K.: *«Treten Sie bitte zurück...»*
Ä.: *«Die haben es doch alle gesehen, ich versteh das nicht...»*
K.: *«Ja, ja!»*
Ä.: *«...sie haben es gesehen.»*
Straßenbahn fährt weiter

– Ende –

Quelle: kostenloser Verleih über Landesfilmdienst Bayern, Postfach 440104, 80750 München Trans Film GmbH 1992, Regie: Pepe Danquardt.

8.4 Interview zu Werten / Gewohnheiten im Krankenhaus

Arbeitsauftrag zur Transkulturellen Pflege

Gespräch mit einer Immigrantin oder einem kulturell «anders» geprägten Patienten mit folgenden Schwerpunkten:

1. Welcher Wert, welches Gut ist mir in meinem Leben besonders wichtig?
2. Welche Bedeutung hat traditionell das Kranksein oder die Krankheit?
3. Besondere Gewohnheiten im Bereich der Ernährung?
4. Was ist besonders zu beachten bei Körperpflege, Hygiene, traditionellen Pflegemethoden?
5. Wichtigkeit von Familie (Aufgaben auch im Krankenhaus)?
6. Tabus, besondere Vorschriften?
7. Umgang mit Schmerz, Leid, Wehklagen?
8. Tod – ein Thema?
9. Was ist wichtig im religiösen Bereich? Gibt es Rituale?
10. Besondere Bedürfnisse im Krankenhaus – was müßte als erstes geändert werden?
11. Wie wird die Krankenpflege im jeweiligen Land gesehen?

8.4.1 Arbeitshilfsmittel für die Projekte

Tabelle 14.5

Wortübersetzung in verschiedenen Sprachen **DEUTSCH**	**SPANISCH = español**	**TÜRKISCH = Türkce**	**POLNISCH = Po Polskv**
ja	si	evet	tak
nein	non	hayir	nie
Schmerzen	dolor	Agriniz var mi?	Bòle
Angst	miedo	Korkuyor musunuz?	Obawa
Durst	sed	Susadiniz mi?	Pragnienie
Hunger	hambre	Ac misiniz?	Gtòd
gute Atmung	respiracion bien	Nefes alabiliyor musunuz?	oddychanie dobre
absaugen	succionar	Bosaltalim mi?	odsysac
liege gut	esta bien acostaola	Rahat yatiyormusunuz?	Leze, dobrze
drehen	darse vuelta	Dondurelim mi?	Obracac
Stuhlgang	hacer de cuerpo	Buyuk tuvalet?	Stolec
Urin	orina	Kucuk tuvalet?	(Urin) Mosz
Licht	luz	Isik yeterli mi?	swiatto
warm	calentar	sicak mi?	ciepto
kalt	frio	soguk mu?	Zimno

9. Projekt

Bei dieser Arbeit geht es vor allem darum, daß sich die Schülerinnen und Schüler noch einmal vertieft mit der Thematik auseinandersetzen – in der Weise und mit der Methode, die ihnen liegt.

Krankenpflege ist nicht nur ein Handwerk und eine Wissenschaft, sondern auch eine Kunst. Es ist daher wichtig, schon in der Ausbildung Kreativität und Forschungsgeist zu fördern und zu schulen.

9.1 Projektbeschreibungen

- *Essen in anderen Kulturen*

Die Schülerinnen und Schüler suchen sich ein oder mehrere Länder aus, organisieren sich Fachliteratur, Infomaterial, Kochbücher, besorgen Lebensmittel und kochen ein multikulturelles Essen (deshalb ist es vom Stundenplan her notwendig, an zwei Tagen Stunden zur Verfügung zu stellen). Bei der Präsentation selbst werden dann nicht nur kulinarische Kostbarkeiten angeboten, sondern die Hintergründe und Zusammenhänge zwischen verschiedenen Lebensmittelvorlieben, geographischen Gegebenheiten und Eßgewohnheiten im jeweiligen Land mit einer selbst gewählten Methode erklärt. Nationalitäten, die in dem jeweiligen Kurs vertreten sind, haben natürlich auch die Möglichkeit, «ihr» Land vorzustellen.

Wenn die Schülerinnen und Schüler die Transkulturelle Pflege als zusätzliche Anforderung erleben, ist diese Art des Lernens besonders zu empfehlen. Essen ist für alle ein zentrales Bedürfnis. So ist das Eis gebrochen, wenn ein Patient seine Wertschätzung erlebt, indem ihm, z. B. zu jeder Mahlzeit Wasser und Brot angeboten werden – er fühlt sich wohl und angenommen, kann im Pflegeprozeß mitarbeiten und seine Selbstheilungskräfte mobilisieren.

Dieser Zusammenhang soll den Schülerinnen und Schülern durch diese Herangehensweise deutlich werden. Sie haben evtl. eine andere Bereitschaft, sich um die Erfüllung solcher Bedürfnisse zu kümmern und erkennen die Möglichkeit, auch Angehörige in die Pflege zu integrieren.

- *Interviews mit MigrantInnen auf Station, zu Hause oder in der Stadt.*

Zur Orientierung für ein solches Gespräch erhalten die Schülerinnen und Schüler einen Leitfaden, siehe Seite 308.

Es geht darum, Betroffene zu Wort kommen zu lassen – den kulturell geprägten Werten auf die Spur zu kommen.

Durch die Beschäftigung mit einer individuellen Persönlichkeit wird geübt, die Bedeutung eines Bedürfnisses zu erkennen. Oft kann schon das Wissen um oder das Aussprechen von Wünschen in der Pflege eines Menschen hilfreich sein; auch wenn es z. B. nicht möglich ist, täglich der gesamten Großfamilie den Besuch in einem Mehrbettzimmer zu erlauben.

Manchmal sind es auch Kleinigkeiten, die die Pflege und Mitarbeit wesentlich erleichtern – sei es das Essenreichen mit der rechten Hand oder das Waschen mit fließendem Wasser aus einem Krug.

- *Plakat/Collage zum Thema*

Die Schülerinnen und Schüler beschäftigen sich mit verschiedenen Medien, Zeitschriften, Literatur, nutzen die Angebote in der Bibliothek und konzentrieren sich auf die Thematik Ausländerfeindlichkeit und Integration. Durch Plakate werden diese Fragen im Schulhaus präsent – es ergeben sich Diskussionen, Denkanstöße und wiederum neue Aktionen.

- *Schauspiel/Video zum Thema*

Die schauspielerische Auseinandersetzung mit einem pflegerischen Problem aus dem Alltag bietet sich an. Alle Schülerinnen und Schüler haben schon Erfahrungen mit ausländischen PatientInnen gemacht und haben bei diesem Projekt die Möglichkeit, das neu Gelernte spielerisch zu üben und umzusetzen. Es hat sich bewährt, einen Konflikt eskaliert darzustellen und dann nach einer «Musterlösung» zu suchen.

10. Fazit

Ein Schüler, der schon einige Zeit mit einer Argentinierin verheiratet ist, erzählte lachend, daß er durch das Interview mit seiner Frau entdeckt hat, daß Argentiniern Waschlappen völlig unbekannt sind.

In den Arbeitsgruppen, die den Film «Der Schwarzfahrer» zu Ende denken sollten, war es der favorisierte Wunsch, daß der dunkelhäutige Mann sich als Held oder Retter zeigen kann: Die alte Dame bekommt z. B. einen Herzinfarkt, er ist Arzt und hilft ihr.

Auffallend war jedesmal, daß die Schülerinnen und Schüler anfangs das Thema sehr kritisch und abwertend betrachteten – sie «maulten» über die «wiederholte» Beschäftigung mit der Ausländerproblematik. Während der Arbeitstage aber war das Interesse geweckt und bei der abschließenden Auswertung wurde gefordert, mehr Zeit zur Verfügung zu haben und noch mehr Themen mit aufzunehmen.

Wichtig war uns, alle Widerstände ernst zu nehmen, Raum zu geben, Verletzungen aussprechen und eigene Ängste, Befürchtungen und Vorurteile «hochkommen» zu lassen – sie nicht zu verurteilen.

Bei der Sequenz über Vorurteile ist es auch möglich, andere «Subkulturen» anzusprechen: Frauen, Männer, Bayern, Preussen, «Ossis», «Wessis», Punks, Skater…

Der Unterricht über Transkulturelle Pflege soll keinen zusätzlichen Druck auf die Schülerinnen und Schüler ausüben, sondern ihnen eine Chance aufzeigen, im Pflegealltag bewußter, verständnisvoller, gelassener und mit mehr Phantasie in entsprechenden Situationen reagieren zu können.

«There can be no curing
without caring –
but caring
can exist without curing!»

Leininger 1981

11. Literaturverzeichnis

Berninghausen, J. (1984). *Die unsichtbare Stärke.* ASA-Studie 3. Saarbrücken: Breitenbach Publishers.

Bös, B. (1987). *Krank heilen?* ASA-Studie. Saarbrücken: Breitenbach Publishers.

Brinkmann, M., Franz, M. (1982). *Nachtschatten im weißen Land. Betrachtungen zu alten und neuen Heilsystemen.* Berlin: Verlagsgesellschaft Gesundheit.

Cumart, N. (1996). *Zwei Welten.* Düsseldorf: Grupello Verlag.

Domenig, D. (Hrsg.) (2001) *Handbuch Transkulturelle Pflege.* Bern: Huber.

Gätschenberger, G. (1993). Pflege von Patienten aus verschiedenen Kulturen. *Deutsche Krankenpflegezeitschrift,* 8, 569–572.

Gätschenberger, G. (1993). Transkulturelle Pflege. Bestandteil der Krankenpflegeausbildung? *Krankenpflege,* 5, 309–312.

Giesen, D. (1993). Wie werden Patienten anderer Kulturen gepflegt? *Krankenpflege Soins Infirmiers,* 12, 20–22.

Hackenbruch, G. (1998). Going International. *Pflege in der Entwicklungszusammenarbeit und Humanitäre Hilfe.* Wiesbaden: Ullstein Medical Verlag.

Kaptschuk, T. (1995). *Das große Buch der chinesischen Medizin.* München: Heyne Verlag.

Keller, F. B. (1995). *Krank warum? Vorstellungen der Völker, Heiler, Mediziner.* Ostfildern: Cantz Verlag.

Keuterich, H. (1990). *Zwischen zwei Kulturen: Was macht Ausländer krank?* Frankfurt: Mabuse Verlag.

Leininger, M. (1991). *Culture Care Diversity and Universality: A Theory for Nursing.* New York: McGraw-Hill-Verlag.

Leininger, M. (1997). *Transcultural Nursing.* New York: McGraw-Hill-Verlag.

Mills, S. (1994). *Wegweiser Heilmethoden.* Hamburg: Reinbek Verlag.

Mutawaly al, S. (1996). *Menschen islamischen Glaubens individuell pflegen:* Hagen: Brigitte Kunz Verlag.

Neuner, O., Schäfer K. F. (1990). *Krankenpflege und Weltreligionen.* Basel: Recom Verlag.

Osterbrink, J. (1998). Erster internationaler Pflegetheorienkongreß Nürnberg. Bern: Verlag Hans Huber.

Pernet, V. (1993). Fremde Kulturen verstehen. *Krankenpflege Soins Infirmiers,* 12, 22–25.

Sich, D. (1995). *Medizin und Kultur.* Frankfurt: Peter Lang Verlag.

Stadt Nürnberg (1996). Amt für Kultur und Freizeit. Inter-Kultur-Büro. Migration und Alter, Unterrichtsmaterial für die Ausbildung von Altenpflegerinnen und Altenpflegern.

Uzarewicz, C., Piechotta G. (1997). *Transkulturelle Pflege.* Berlin: VWB-Verlag für Wissenschaft und Bildung.

Wanzura, W. (1990). *Der moslemische Patient.* Altenberge: Verlag für Christlich-Islamisches Schrifttum.
Weiner, S. (1992). *Bismillah und Inschallah.* Hamburg: E. B.-Verlag Rissen.

Broschüren zum Thema sind erhältlich bei:

CORDOBA-Verlag Karlsruhe, Druckerei Dogan, Nürnberg
Islamisches Zentrum Nürnberg, Hessestr. 12–14, 90443 Nürnberg
Arbeitskreis für Jugendliteratur e. V. , Schlörstraße 10, München
Deutsche Muslim-Liga e. V., Postfach 20 22 17, 20215 Hamburg
Islamische Gemeinschaft Berlin e. V., Postfach 30 31 45, 10729 Berlin

Kapitel 15

Renate Gellert – Gertraud Hörrmann – Lydwina Schillinger –
Oliver Urban

IUE Rehabilitation

1. Einführung

Als behindert gilt jeder Mensch, der eine dauerhafte körperliche, geistige oder seelische Veränderung hat, die zu sozialen Beeinträchtigungen führt.

Ob eine Behinderung vorliegt kann nur individuell, unter Berücksichtigung aller Umstände, beurteilt werden.

Nach dem Zweiten Weltkrieg dauerte es fast 45 Jahre bis Behinderte rechtlich den Nichtbehinderten gleichgestellt wurden. Erst 1994 wurde mit der Ergänzung des Grundgesetzes (Artikel 3, Absatz 3, «Niemand darf wegen seiner Behinderung benachteiligt werden») dieser Schritt getan.

Leider sieht die gesellschaftliche Realität auch heute noch oft anders aus. Menschen mit Behinderungen und chronischen Erkrankungen stoßen bei der Integration in unserer leistungsorientierten Gesellschaft häufig auf Probleme.

In den letzten Jahren ist erfreulicherweise ein Einstellungswandel erkennbar, trotzdem gehört die Diskriminierung nach wie vor zum Alltag der Betroffenen bzw. deren Angehörigen.

Der entstandene Handlungsbedarf zeigt sich auf gesundheitspolitischer Ebene am Beispiel des Gesundheitsstrukturgesetzes, welches die Rehabilitation deutlich aufwertet. Der daraus resultierende steigende Bedarf an rehabilitativen Einrichtungen, bietet zukünftig qualifizierten Pflegekräften vermehrte Arbeitsmöglichkeiten.

Mit der «IUE»-Rehabilitation wird auf die sich abzeichnenden Veränderungen und die damit erforderlichen Kompetenzen in der Krankenpflege reagiert. Deren gezielte Förderung, wie beispielsweise die Wahrnehmung von Ressourcen und deren Einbeziehung in den Rehabilitationsprozeß, sind zentrales Anliegen dieser Unterrichtseinheit.

Durch die Erarbeitung von gesetzlichen Grundlagen sollen die Schülerinnen und Schüler befähigt werden, Betroffene situationsgerecht zu beraten. Die Inhalte im Fachbereich Psychologie, Soziologie und Pädagogik, sowie der persönliche Austausch mit Menschen mit unterschiedlichsten Behinderungen, hat zum Ziel, bei den Schülerinnen und Schülern ein Bewußtsein für die besondere Lebenssituation Behinderter zu schaffen und sie zu befähigen, Beziehungen zu Betroffenen möglichst vorurteilsfrei zu gestalten.

Die Hilfe zur Selbsthilfe ist das zentrale Ziel aller Rehabilitationsbemühungen. Den optimalen theoretischen Bezug hierfür bietet die Pflegetheorie von D. Orem, da sie die Selbstpflegefähigkeit des Patienten stark betont. Aus diesem Grund wird diese Theorie in diesem Zusammenhang nochmals aufgegriffen, um sie unter rehabilitativen Gesichtspunkten zu vertiefen.

Anschließend wird dieser theoretische Ansatz am Beispiel der therapeutischen Pflege bei Menschen mit Apoplexie gemeinsam erarbeitet.

Das Projekt «Selbsterfahrung» soll den Schülerinnen und Schüler direkten Einblick in die Schwierigkeit der Alltagsbewältigung aus Behindertensicht vermitteln.

Eine Führung durch die klinikinterne Abteilung für Physikalischen Therapie und die Besichtigung eines Rehabilitationszentrums verdeutlichen die dringend erforderliche multidisziplinäre Zusammenarbeit im therapeutischen Team. Einblicke in Aufgabengebiete anderer Berufsgruppen werden dadurch ebenfalls ermöglicht.

Durch die «IUE»-Rehabilition sollen die pflegerisch-rehabiltativen Kompetenzen gefördert und damit langfristig ein positiver Beitrag zur besseren Integration Behinderter, vor allem im sozialen Bereich, geleistet werden.

2. Lernziele

Die Schülerinnen und Schüler sollen:

- die Problematik der Integration von Behinderten begreifen und sich des Status der Behinderten in der Gesellschaft bewußt werden;

- selbst erfahren, mit welchen Beeinträchtigungen Behinderte im täglichen Leben konfrontiert werden;
- die Notwendigkeit der Rehabilitation erkennen und verstehen;
- verschiedene Begriffsdefinitionen von Behinderung, Schwerbehinderung, Berufsunfähigkeit, Erwerbsunfähigkeit und Rehabilitation kennen;
- sich in die Situation einer Mutter mit einem behinderten Kind einfühlen können und deren Probleme im Alltag kennen;
- Selbsthilfegruppen und deren Aufgaben und Ziele kennen;
- der Bedeutung der Pflegetheorie nach D. Orem für die Rehabilitation von Behinderten erkennen;
- die verschiedenen Möglichkeiten der Rehabilitation, deren Rahmenbedingungen und die organisatorischen Maßnahmen kennen;
- erklären können, in welchem Kontext Vorsorgemaßnahmen, Früherkennung und Behinderung stehen;
- die gesetzlichen Leistungsträger für die Rehabilitation und deren Leistungen nennen können;
- Beispiele für die medizinische, soziale, berufliche, und schulisch – pädagogische Rehabilitation kennen;
- wesentliche Inhalte des Schwerbehindertengesetzes kennen und wissen, welche Voraussetzungen zum Erhalt eines Schwerbehindertenausweises erforderlich sind
- alle am Rehabilitationsprozess beteiligten Berufsgruppen und deren Aufgaben kennen und die Bedeutung der Kooperation verstehen;
- den Stellenwert der Krankenpflege im Rahmen des Rehabilitationsprozesses erfassen;
- Patienten und deren Angehörige über Leistungen der Pflegeversicherung beraten können;
- den Begriff Apoplexie erklären und mögliche Ursachen nennen;
- die Einsicht erlangen, daß die gezielte Förderung der Lebensaktivitäten eine unabdingbare Voraussetzung zur Rehabilitation ist;
- ein Bewußtsein für das Erleben von Menschen mit Aphasie erlangen;
- die Grundlagen und zentralen Elemente des Bobath-Konzeptes und. dessen rehabilitative Ansätze kennen (Raumgestaltung, Wahrnehmung, Kau- und Schlucktraining, Lagerungsarten/Mobilisation, Aphasiearten und Möglichkeiten der Unterstützung).

3. Stundentafel

Tabelle 15.1

Stundenzahl	Fachgebiet KrPflG APrO	Lernziel CULP
24	Fach 9: Grundlagen der Rehabilitation	9.1–9.3
4	Fach 1: Berufs-, Staatsbürger- und Gesetzeskunde	1.2.2, 1.3.6
12	Fach 7: Psychologie	7.1, 7.4
48	Fach 8: Krankenpflege	8.2.2.2, 8.2.10. 8.2.11, 8.2.12, 8.4.13, 8.4.14, 8.4.17, 8.6.6

entspricht neun Tagen Unterricht, plus ein Tag Besichtigung, ein Tag Projekt (Selbsterfahrung).

4. Dozenten

- LehrerInnen für Krankenpflegeberufe
- Psychologe
- MitarbeiterIn aus Bereichen der Krankengymnastik, der Physio-, Logo- und Ergotherapie
- Gäste: LeiterIn einer Selbsthilfegruppe, MitarbeiterIn einer sozialen Beratungsstelle, Behinderte/r (Rollstuhlfahrer), MitarbeiterIn eines Geschäftes für Sanitätsbedarf, MitarbeiterIn der klinikinternen Überleitungseinrichtung, Mutter eines behinderten Kindes.

5. Stundenplan

Tabelle 15.2

1. Tag	2. Tag	3. Tag	4. Tag	5. Tag
Fach 8 Einführung in die «IUE»	Fach 1 Behinderung in der Gesellschaft	Fach 9 Behinderung in der Gesell- schaft – Soziale Rehabilitation	Fach 9 Grundlagen der Rehabilitation, Vorstellung der Ergebnisse der Gruppenarbeit	Fach 9 Selbst- erfahrung
Fach 1 Einführung in die «IUE»	Fach 1 Behinderung in der Gesellschaft	Fach 8 Pflegetheorie nach Orem	Fach 9 Grundlagen der Rehabilitation, Vorstellung der Ergebnisse der Gruppenarbeit	Fach 9 Selbst- erfahrung
Fach 7 Behinderung in der Gesellschaft	Fach 1 Behinderung in der Gesellschaft	Fach 8 Pflegetheorie nach Orem	Fach 9 Grundlagen der Rehabilitation, Vorstellung der Ergebnisse der Gruppenarbeit	Fach 9 Selbst- erfahrung
Fach 7 Behinderung in der Gesellschaft	Fach 1 Behinderung in der Gesellschaft	Fach 9 Grundlagen der Rehabilitation, Einführung	Fach 9 Vorbereitung zur Selbsterfahrung	Fach 8 Auswertung der Selbst- erfahrung
6. Tag	**7. Tag**	**8. Tag**	**9. Tag**	**10. Tag**
Fach 8 Exemplarisches Pflegethema Hemiplegie	Fach 8 Exemplarisches Pflegethema Hemiplegie	Fach 8 Umgang mit Roll- stühlen, Treppen- steigegeräte	Fach 9 Grundlagen der Rehabilitation, GA: Andere Berufsgruppen	Fach 9 Grundlagen der Rehabilitation, GA: Reha- Einrichtung
Fach 8 Exemplarisches Pflegethema Hemiplegie	Fach 8 Exemplarisches Pflegethema Hemiplegie	Fach 8 Sexualität und Behinderung	Fach 8 Besuch der Physikalischen Therapieein- richtung (klinikintern)	Fach 9 Besichtigung einer Rehabili- tationseinrich- tung (extern)

6. Tag	7. Tag	8. Tag	9. Tag	10. Tag
Fach 8 Exemplarisches Pflegethema Hemiplegie	Fach 8 Exemplarisches Pflegethema	Fach 9 Grundlagen der Rehabilitation, GA: Selbsthilfe-gruppen	Fach 8 Besuch der Physikalischen Therapieein-richtung (klinikintern)	Fach 9 Besichtigung einer Reha-bilitations-einrichtung
Fach 8 Exemplarisches Pflegethema Hemiplegie	Fach 8 Exemplarisches Pflegethema Hemiplegie	Fach 8 Selbsthilfe-gruppen für Behinderte, Gast – Gründer einer Selbsthilfe-gruppe	Fach 8 Besuch der Physikalischen Therapieein-richtung (klinikintern)	Fach 9 Besichtigung einer Reha-bilitations-einrichtung

11. Tag
Fach 9 Grundlagen der Rehabilitation, Pflege-versicherung
Fach 8 Nachsorgeein-richtungen, Überleitung
Fach 8 Film: «Mein linker Fuß»
Fach 8 Auswertung der «IUE»-Reha-bilitation

6. Inhalte

6.1 Einführung

- Vorstellung der DozentInnen, der Lernziele und des geplanten Unterrichts.

6.2 Integration eines Behinderten in eine Gruppe Nicht-Behinderter bei der Bewältigung einer gemeinsamen Aufgabe

- Vorstellung eines integrativen Kindergartens
- Gast: Mutter eines behinderten Kindes
- Problem schulische Integration
- Verein «Gemeinsam Leben – Gemeinsam Lernen».

6.3 Behinderte in unserer Gesellschaft

- Diskriminierung
- vorgeburtliche Selektion
- Umdenken in den letzten 20 Jahren
- «Behinderte kommen zu Wort» (Podiumsdiskussion).

6.4 Pflegetheorie: Dorothea Orem

- Biographie
- Grundstruktur der Theorie
- Umsetzung in die Praxis
- Verknüpfung: Orem und Rehabilitation.

6.5 Begriffserklärungen, Zielsetzungen und Grundsätze

- Behinderung, Schwerbehinderung, Rehabilitation
- WHO-Klassifikation von Behinderung.

6.6 Vorsorge- und Früherkennung

- Notwendigkeit der Vorsorge und Früherkennung.

6.7 Gesetzliche Grundlagen der Rehabilitation

- Gesetzliche Leistungsträger und deren Leistungen
- Bundessozialhilfegesetz
- Schwerbehindertengesetz
- Voraussetzungen für den Schwerbehindertenausweis
- Pflegeversicherung
- Sozialpolitische Aspekte der Rehabilitation
- Zusammenarbeit der Kostenträger.

6.8 Rehabilitation

- Alle an der Rehabilitation beteiligten Berufsgruppen
- Aufgabenbereiche der an der Rehabilitation beteiligen Berufsgruppen
- Notwendigkeit und Bedeutung der Zusammenarbeit im multidisziplinärem Team
- Medizinische Rehabilitation
- Schulisch-pädagogische Rehabilitation
- Berufliche Rehabilitation
- Soziale Rehabilitation.

6.9 Selbsthilfegruppen und Behindertenhilfen

- Gründung einer Selbsthilfegruppe und deren Organisation
- Aufgaben von Behinderteneinrichtungen Behindertenfahrdienste, Freifahrten und KFZ-Umbauten.

6.10 Apoplexie und Ursachen

- Definition
- Ursachen
- Einschränkung/Symptome

- Grundlagen des Bobath-Konzepts
- Rehabilitative Frühförderung des Apoplexiepatienten Raumgestaltung und Verhaltensrichtlinien, Körperpflege, Kau- und Schlucktrainig, Therapeutische Lagerungen, Mobilisation, Aphasien.

6.11 Film: «Mein linker Fuß»

- Zusammenfassung der Inhalte.

7. Unterrichtsverlaufsplan

Tabelle 15.3

Zeit	Inhalt	Methoden / Medien	Dozent / In
1. Tag 20′	**Einführung** Vorstellung der «IUE»	Folie Stundenplan	«IUE»-Team
10′	**Behinderung und Gesellschaft** Erläuterung der Gruppenarbeit	LV AB	2 LP
45′	Gruppenarbeit Integration / Umgang mit einem Behinderten	GA	
75′	Vorstellen der Gruppenarbeit Inhalte des Arbeitsauftrags	SV	
30′	Evaluation der GA: Ergebnissicherung	Fragebogen, Flip – Chart Fish-Bowl	LP
20′	**Behinderung und Gesellschaft** Vorstellung des Arbeitsauftrages für die Podiumsdiskussion	AB, Scripte	LP
160′	Vorbereitung für die Podiumsdiskussion	GA	
2. Tag 30′	Vorstellung eines integrativen Kindergartens	LV, LSG	

Zeit	Inhalt	Methoden/ Medien	Dozent/In
30′		Video	
60′	Leben mit einem behinderten Kind	Vortrag	Mutter
30′	Verein: Gemeinsam Leben – Gemeinsam Lernen	Vortrag	Vereinsmitglied
180′	Podiumsdiskussion und Auswertung	Diskussion LSG	LP
3. Tag			
90′	Probleme behinderter Menschen durch soziale Abhängigkeit Gast: Mitarbeiter einer Einrichtung für soziale Randgruppen	LV, Dias, LSG, Diskussion	LP, Mitarbeiter einer sozialen Einrichtung
180′	Pflegetheorien nach D. Orem	LV, Video, LSG, Diskussion	LP
15′	Themenvorgabe für Partnerarbeit zu versch. Teilaspekten der Rehabilitation	LV	LP
75′	Ausarbeitung des Arbeitsauftrages	GA, Folien, Plakate, usw.	
4. Tag			
45′	Vorstellung der GA Notwendigkeit der Vorsorge und Früherkennung von Krankheiten	Präsentation, LSG,	
45′	Vorstellung der GA Def: Behinderung, Schwerbehinderung, Rehabilitation Berufsunfähigkeit und Erwerbsunfähigkeit	Präsentation, LSG,	
45′	Vorstellung der GA WHO-Klassifikation von Behinderung	Präsentation, LSG,	
45′	Vorstellung der GA Das Schwerbehindertengesetz und dessen Regelungen Anspruch auf einen Schwerbehindertenausweis und Beantragung Bundessozialhilfegesetz	Präsentation, LSG, Rollenspiel	
45′	Vorstellung der GA Medizinische-, schulisch-pädagogische-, berufliche- und soziale Rehabilitation	Präsentation, LSG	

Zeit	Inhalt	Methoden / Medien	Dozent / In
45′	Vorstellung der GA: Gesetzliche Leistungsträger (Rehabilitation) und deren Leistungen	Präsentation, LSG	LP
90′	Vorbereitung zur Selbsterfahrung Wenn ich in die Stadt gehe dann mache ich.........gerne. Auslosung der Partner (Zweiergruppen) Organisation von Rollstühlen, Gehilfen unterschiedlicher Art, Augenklappen, Verbandsmaterial usw.	Kärtchen schreiben und abgeben	
5. Tag Beginn 8.30			
30′	Aufgabenstellung: Karten vom Vortag austeilen. Wenn ich in die Stadt gehe dann mache ich.........gerne. Schülerinnen und Schüler sollen alles tun, was sie am Vortag auf die Karten geschrieben haben. Verbände anlegen, Ein Wechsel zwischen den Partnern findet nicht statt	Selbsterfahrungs-übung	
210′	Selbstversuch		
90′	Auswertung der Selbsterfahrung (siehe Methoden)	LSG, Plakate,	LP
6 und 7 Tag			
15′	Vorstellung Thema und Zeitplan	Folie Stundenplan, LV, LSG	«IUE» Team
10′	Definition von Apoplexie	LSG, LV	
60′	Ursachen / Einschränkungen erarbeiten	Brainstorming Wandplakat, AB LV / LSG / Folie / AB / TA	
60′	Grundlagen des Bobath-Konzeptes		
30′	Raumgestaltung / Verhaltensrichtlinien	Demoraum / Folie / LSG	

Zeit	Inhalt	Methoden / Medien	Dozent/In
240′	Körperpflege Lagerung Mobilisation Essen / Trinken Kommunikation / Sprachstörung	AA/GA/LSG Literatur/Video/ Folie, Hilfsmittel	
270′	Vorstellung / Auswertung der Gruppenarbeit	Präsentation, Diskussion, Einübung der Ergebnisse AB, Folie, Video, Foto	
45′	Möglichkeiten und Zusammenhänge der rehabilitativen Förderung	LSG, Diskussion	
8. Tag 90′	Umgang mit Gehilfen, Rollstühlen, elektrische Treppensteigehilfen	praktische Übung Hilfsmittel	LP, Mitarbeiter eines Geschäftes für Sanitätsbedarf
90′	Sexualität und Behinderung	Vortrag, LSG, Diskussion	LP, Gast im Rollstuhl
45′	Vorstellung der GA: Berufsförderung von Behinderten, Regelungen des Schwerbehindertengesetzes bzgl. der Beschäftigung	Präsentation, LSG, Folien, Plakate,	
45′	Vorstellung der GA: Soziale Rehabilitation: Behindertenhilfen und Beratungsstellen wie z. B. Fahrdienste, Freifahrten, KFZ-Nutzung und Selbsthilfegruppen		
90′	Zielsetzung, Aufgaben und Erfahrungen einer Selbsthilfegruppe	Vortrag, LSG, Diskussion	LP, Gründer einer SHG für Behinderte
9. Tag 45′	Vorstellung der GA: Rehabilitation im Krankenhaus, Aufgabenspektrum der Pflegekräfte im Rehateam anhand von einem Fallbeispiel dargestellt.	Präsentation, LSG,	LP

Zeit	Inhalt	Methoden / Medien	Dozent/In
45′	Vorstellung der GA: Alle an der Rehabilitation beteiligten Berufsgruppen und deren Aufgaben im multidisziplinären Team		
270′	Besuch der klinikinternen Physikalischen Therapie mit Vorstellung der Aufgaben der Physiotherapie, Ergotherapie und Logopädie. Vorstellung eines Therapieplanes	Vorträge, Praktische Begleitung, Diskussion	LP. Mitarbeiter der Phys. Therapie
10. Tag 90′	Vorstellung der GA Rehabilitation in Rehabilitationskliniken, Anschlußheilbehandlung, Kuren,	Präsentation, LSG	LP
270′	Besichtigung einer Rehabilitationsklinik mit einem besonderen Therapieschwerpunkt in der Rehabilitation	Vortrag, Besichtigung LSG	LP
11. Tag 90′	Vorstellung der GA Stufen der Pflegeversicherung und deren Leistungen	Präsentation, LSG	LP
90′	Nachsorgeeinrichtungen und Kliniküberleitung	LSG, Folie,	LP, Mitarbeiter der klinikinternen Überleitung
115′	Film «Mein linker Fuß»	Film	
65′	Reflexion der «IUE»-Rehabilitation	schriftliche und mündliche Auswertung durch Schülerinnen und Schüler	Alle an der «IUE» beteiligten LP

8. Methoden / Medien (exemplarisch)

8.1 Gruppenarbeit: Umgang mit einem Behinderten

Hinweis für die Lehrkraft: Ohne Vorankündigung wird die Klasse in Gruppen mit je fünf Personen aufgeteilt. Jede Gruppe erhält einen Arbeitsauftrag. In jeder Gruppe befindet sich ein «behindertes Mitglied». Die Behinderungen sind unterschiedlicher Natur. Zu jeder Gruppe gehört ein Beobachter, der das Gruppengeschehen anhand bestimmter Kriterien beobachtet. Die Rollen werden ausgelost.

8.1.1 Beobachtungsauftrag

Sie haben die Aufgabe, die Gruppe bei der Erfüllung ihres Arbeitsauftrages zu beobachten, Sie dürfen in das Geschehen nicht eingreifen. Ihr Augenmerk soll sich auf folgende Bereiche richten:

1. Wie wird das behinderte Mitglied bei der Planung und Ausführung der Aufgabe von der Gruppe mit einbezogen?
2. Bringt die / der Behinderte sich selbst ein, wenn ja, wie?
3. Wie ist der Umgang (Wertschätzung) mit dem Behinderten?
4. Welche Rollen nehmen die Gruppenmitglieder ein?
   Beispiele: Leiter, Passiver, Befehlsempfänger, Quertreiber, Clown...

8.1.2 Arbeitsauftrag

Gruppe 1:

Ihre Aufgabe besteht darin, gemeinsam eine Stadt zu planen. Überlegen Sie, welche Gebäude (Schulen, Ämter, Fabriken, Wohnviertel, etc) Sie brauchen und wo sie gebaut werden sollen. Planen Sie außerdem öffentliche Verkehrsmittel ein.
Hinweis: ein Mitglied Ihrer Gruppe ist sehbehindert und trägt eine speziell beklebte Brille.

Sie haben 45 Minuten Zeit.

Viel Vergnügen!

Gruppe 2:

Ihre Aufgabe besteht darin, gemeinsam das Frühstück für die Klasse zu organisieren und im Clubraum vorzubereiten.
Hinweis: ein Mitglied Ihrer Gruppe ist an beiden Händen behindert; es trägt dicke Topfhandschuhe)

Sie haben 45 Minuten Zeit

Viel Vergnügen!

Gruppe 3:

Ihre Gruppe hat die Aufgabe die Abschlußfahrt zu organisieren. Diskutieren Sie gemeinsam und legen Sie das Ziel für Ihre Examensfahrt fest. Bitte begründen Sie diese Entscheidung kurz. Ein Mitglied Ihrer Gruppe ist schwerhörig und trägt Ohrstöpsel.

Sie haben 45 Minuten Zeit.

Viel Vergnügen!

Gruppe 4:

Ihre Aufgabe besteht darin, in einer gemeinsamen Diskussion, das Ziel Ihrer Examensfahrt festzulegen. Bitte begründen Sie Ihre Entscheidung.
Hinweis: ein Mitglied Ihrer Gruppe ist sprachbehindert und hat die ganze Zeit einen Korken im Mund.

Sie haben 45 Minuten Zeit

Viel Vergnügen!

8.2 Arbeitsauftrag: Rehabilitative Pflegeschwerpunkte bei Hemiplegie

8.2.1 Methodische Anleitung

1. Bilden Sie zu folgenden Themen fünf Arbeitsgruppen

- Körperpflege/Kleidung
- Essen/Trinken
- Kommunikation
- Lagerung
- Mobilisation.

2. Sichten Sie die vorbereitete Literatur zu «Ihrem» Thema

3. Diskutieren Sie die Inhalte in der Gruppe und mit dem Dozenten der «Ihre» Gruppe betreut. Stellen Sie Überlegungen zu folgenden Punkten an:

- Welche Inhalte sind für das Verständnis des Themas wichtig?
- Welche Punkte sind für die praktische Arbeit besonders interessant?
- Welche Informationen fehlen ggf. noch?

4. Erstellen Sie eine schriftliche Zusammenfassung der wichtigsten Inhalte (maximal zwei Seiten) und besprechen Sie diese mit dem zuständigen Dozenten.

5. Bereiten Sie die Präsentation/Demonstration im Plenum vor:

- Welche Inhalte wollen wir präsentieren/demonstrieren?
- Wie wollen wir präsentieren/demonstrieren?
- Welche Hilfsmittel benötigen wir für die Präsentation?

6. Stellen Sie die erarbeiteten Inhalte im Plenum vor, bzw. demonstrieren Sie die praktischen Anteile. Diskutieren Sie mit Ihren KollegInnen die vorgestellten Inhalte, und nehmen Sie Stellung zu evtl. auftretenden Fragen.

Vorbereitungszeit: 4 Stunden

Bei Fragen, Unklarheiten und Schwierigkeiten helfen wir gerne weiter!

Viel Spaß!

8.3 Arbeitsblatt: Arbeitsaufträge für die Gestaltung der Podiumsdiskussion

Sie sind vom ZDF zu einer Podiumsdiskussion (mit Live-Übertragung) am 8. 8. um 14 Uhr eingeladen worden.

Diskutiert wird zum Thema: «Behinderte in unserer Gesellschaft»

Bearbeiten Sie mit Hilfe der zur Verfügung gestellten Literatur die vorgegebenen Fragen, die während der Diskussion an Sie gestellt werden könnten. Machen Sie sich Notizen, die Ihnen während der Podiumsdiskussion bei der Beantwortung der Fragen hilfreich sein könnten. Unterlagen können zu der Veranstaltung mitgebracht und benutzt werden.

Lassen Sie sich von Ihren Freunden dabei helfen, optimal für diese spannende Diskussion vorbereitet zu sein. Sie können verschiedene Meinungen diskutieren, damit Sie sichere und stichhaltige Argumente parat haben und dann Ihre eigene Meinung entsprechend vertreten können.

8.3.1 Arbeitsauftrag 1

Sie sind ein behinderter junger Mann (30 J), der seit mehreren Jahren als Rollstuhlfahrer (nach einem Motorradunfall)in einer Werkstätte für Behinderte arbeitet. Sie haben sich mit der Institution intensiv auseinandergesetzt, so daß Sie gut über deren Grundidee und Weiterentwicklung in der letzten Zeit informiert sind.

Fragen, auf die Sie sich vorbereiten sollten:

1. Welches Ziel wurde mit der Einführung von Behindertenwerkstätten (WfB) verfolgt?
2. Wie rechtfertigen diese Einrichtungen ihre Existenz?
3. Wie empfinden die Behinderten, die in der WfB arbeiten, ihre Situation?
4. Wie entwickelt sich die Beschäftigungssituation im Zuge der steigenden Arbeitslosigkeit bei den Nicht-Behinderten?

8.3.2 Arbeitsauftrag 2

Sie sind eine 35jährige Mutter, die nachgewiesenermaßen ein behindertes Kind (Down-Syndrom) erwartet. Seit Sie wissen, daß Sie schwanger sind, haben Sie sich intensiv mit dem Thema «pränatale Diagnostik» auseinandergesetzt. Auch den inneren Kampf, ob Sie ein behindertes Kind austragen und annehmen können, haben Sie gefochten und sich für das Kind entschieden.

Fragen, auf die Sie sich vorbereiten sollten:

1. Wie erleben Sie Ihre ärztliche Betreuung und Beratung (vom Gynäkologen), da Sie schon aus Altersgründen unter «Risikoschwangerschaft» geführt werden?
2. Welche Methode der pränatalen Diagnostik ließen Sie durchführen; hatten Sie Angst vor dem Eingriff?
3. Welche Konsequenzen hatte die Nachricht, daß Ihr Kind behindert sein wird?
4. Wie reagierten Ihr Partner und Ihre Freunde auf diese Nachricht?

8.3.3 Arbeitsauftrag 3

Sie sind eine junge behinderte Frau (28 Jahre alt) die schon seit der Geburt weder Arme noch Beine hat. Ihre Kindheit haben Sie als sehr schwierig erlebt. Auch heute noch kämpfen Sie oft mit Ihrem z. T. recht schwachen Selbstbewußtsein. Sie können Ihre Situation selbst gut reflektieren und versuchen, für und mit Ihren behinderten Freunden für Akzeptanz in der Gesellschaft zu kämpfen. Im Laufe Ihres Lebens haben Sie viele Situationen, die die Diskriminierung Behinderter in unserer Gesellschaft deutlich machten, am eigenen Leib erfahren.

Fragen, auf die Sie sich vorbereiten sollten:

1. Seit wann sind Sie behindert und um welche Behinderung handelt es sich?
2. Wie haben Sie Ihre Kindheit erlebt?

3. Was bedeutet für Sie Ihre Prothese, früher und heute?

4. Oft hört man von der doppelten Diskriminierung behinderter Frauen durch ihr Geschlecht und ihre Behinderung.
- Wie haben Sie diesbezüglich Ihre Umgebung erlebt?
- Was heißt es für behinderte Frauen schwanger zu sein?
- Wie gestaltet sich die Arbeitsmarktsituation für behinderte Frauen?

8.3.4 Arbeitsauftrag 4

Sie sind ein gesunder junger Mann, der nach Abschluß seiner Ausbildung zum Maschinenschlosser in der glücklichen Lage ist, eine Arbeitsstelle gefunden zu haben.

Vor einem Jahr haben Sie geheiratet und wünschen sich Kinder.

Mit den Behinderten in unserer Gesellschaft haben Sie Probleme. Ihnen wäre es am liebsten, wenn es keine gäbe. Sollte Ihre Frau schwanger werden und ein behindertes Kind zur Welt bringen, könnten Sie dieses Kind nicht akzeptieren und annehmen.

Fragen, auf die Sie sich vorbereiten sollten:

1. Wo / wann waren Sie besonders mit Behinderten konfrontiert ?

2. Was stört Sie ganz besonders an Behinderten? (Faktoren, die Ihre negative Einstellung fördern).

3. Welche Art von Behinderung stößt Sie mehr ab, welche weniger ?

4. Was halten Sie von den Forderungen zum Thema: «Vorgeburtliche Selektion»?

8.3.5 Arbeitsauftrag 5

Sie sind Soziologe / Soziologin. Sie arbeiten momentan am Lehrstuhl für Sozialwissenschaften in München als wissenschaftliche(r) Assistent / in. Ihr Spezialgebiet ist die Thematik «Behinderte in unserer Gesellschaft». Zu diesem Thema haben Sie inzwischen mehrere Artikel in Fachzeitschriften veröffentlicht und Vorträge auf Kongressen gehalten.

Fragen, auf die Sie sich vorbereiten sollten:

1. Geben Sie bitte eine gültige Definition des Begriffes *Diskriminierung*, und erläutern Sie diese an Beispielen.

2. Seit der Zeit des Nationalsozialismus findet in unserer Gesellschaft ein Umdenken bzgl. der Wahrnehmung und des Schutzes der Behinderten statt. Geben Sie bitte Auskunft über drei einschneidende Begebenheiten, die sich ereignet haben

- 1981 (UNO-Behindertenjahr)
- 1990 (Anti-Diskriminierungsgesetz)
- 1992 bis 94 (Grundgesetzüberarbeitung).

9. Projekt

9.1 Selbsterfahrung als Behinderte / r

9.1.1 Vorbereitung des Projektes (am Vortag):

- Die Frage: wenn ich in die Stadt gehe dann mache ich gerne:........., wird von den Schülerinnen und Schüler schriftlich beantwortet und danach mit Namen versehen und eingesammelt.
- Wichtig dabei ist, daß keinesfalls das Projekt vorher besprochen wird, damit die Antworten (und späteren Aufgaben) nicht beeinflußt werden.
- Danach werden Informationen über das Projekt, deren Vorbereitung und Durchführung gegeben.
- Die Selbsterfahrungsübung wird in Partnerarbeit durchgeführt. Die Partner können gemeinsam festlegen, welche Behinderung sie «erfahren» möchten.
- Es stehen Gehhilfen unterschiedlicher Art und Rollstühle, sowie Verbandsmaterial für Augen- und Armverbände zur Verfügung.
- Ferner müssen sich die Partner darauf einigen, wer den Selbstversuch als Behinderter durchführen möchte, und wer die Begleitperson sein wird. Ein Wechsel während der Selbsterfahrung findet nicht statt.

- Eine Gruppe kann, wenn gewünscht, anstelle der Selbsterfahrung eine Fotoserie mit dem Thema «Behinderung» erstellen.

9.1.2 Durchführung:

- Das Projekt beginnt um 8.30 Uhr. Alle Beteiligten treffen sich, um echt wirkende Verbände anzulegen. Die Schülerinnen und Schüler, die im Rollstuhl sitzen, dürfen während der gesamten Selbsterfahrung keinesfalls den Rollstuhl verlassen!
- Danach werden die am Vortag ausgefüllten Kärtchen wieder an die Schülerinnen und Schüler verteilt mit der Aufgabenstellung, alle Tätigkeiten die aufgeführt worden sind durchzuführen.
- Danach verlassen die Schülerinnen und Schüler das Schulgebäude um den Selbstversuch durchzuführen.
- Der gesamte Zeitraum bis zur Reflexion der Selbsterfahrung sollte von den Schülerinnen und Schüler zur Selbsterfahrung genutzt werden.

9.1.3 Reflexion der Selbsterfahrung:

Die Auswertung erfolgt zuerst in schriftlicher Form unter folgenden Gesichtspunkten:

- Konnten Sie alle Ziele (Kärtchen) erreichen, die Sie sich vorgenommen haben?
  Wenn nicht – warum?
- Welche Erfahrungen konnten Sie in öffentlichen Verkehrsmitteln bzw. im Auto machen?
- Wie haben Sie das Verhalten von Nichtbehinderten gegenüber Ihnen als Behinderte/r erlebt? Bitte finden Sie Beispiele!
- Gab es für Sie Hindernisse, die Sie nicht bzw. nur schwer überwinden konnten?
- Wie haben Sie sich bei dem Eigenversuch gefühlt?
- Was haben Sie persönlich aus diesem Eigenversuch gelernt?

9.1.4 Auswertung

Nach der schriftlichen Auswertung berichten alle SchülerInnen über ihre persönlichen Erfahrungen die sie beim Selbstversuch gemacht haben.

10. Literaturverzeichnis

Bartolome G. et al (1995). *Diagnostik und Therapie neurologisch bedingter Schluckstörungen.* Stuttgart: G.- Fischer- Verlag.

Bayrisches Staatsministerium für Arbeit Sozialordnung Familie Frauen und Gesundheit zu Hause pflegen, zu Hause gepflegt werden.

Beckmann. o. J. *Rehabilitation in der Krankenpflege.* Hagen: B. Kunz Verlag.

Bienstein C., Fröhlich A. o. J. *Basale Stimulation in der Pflege. Pflegerische Möglichkeiten zur Förderung von wahrnehmungsbeeinträchtigten Menschen.* Verlag selbstbestimmtes Leben.

Bienstein C., Fröhlich A. o. J. Bewußtlos. *Eine Herausforderung für Angehörige, Pflegende und Ärzte.* Verlag selbstbestimmtes Leben.

Bobath B. o. J. *Die Hemiplegie Erwachsener.* 4. Auflage. Stuttgart: Thieme Verlag.

Bundesministerium für Arbeit und Sozialordnung. Die Soziale Pflegeversicherung.

Bundesministerium für Arbeit und Sozialforschung. Ratgeber für Behinderte.

Conen A. (1994). Aphasische Störungen. *Pflegezeitschrift*, 3.

Davis P. M. o. J. *Hemiplegie.* Berlin. New York: Springer- Verlag.

Helmbold A. et al (1998). Aphasie: der mühsame Weg zurück ins eigene Leben. *Pflege*, 11.

Hisker B. et al (1994). Pflegeprobleme bei Patienten mit Aphasie. *Pflegezeitschrift*, 3.

Juchli L. (1997) *Pflege. Praxis und Theorie der Gesundheits- und Krankenpflege.* 8. Auflage. Stuttgart. Thieme Verlag.

Klug-Redman B. (1996). *Patientenschulung und Beratung.* Wiesbaden. Ullstein Mosby.

Lutz L. (1994). Aphasie- das Schweigen verstehen. *Krankenpflege*, 2.

Mecheril A. (1996). Ja kann auch nein heißen – vom Umgang mit Aphasie. *Pflege Ambulant*, 1.

Runge, Rehfeld (1995). *Geriatrische Rehabilitation im Therapeutischen Team.* Stuttgart. Thieme Verlag.

Schmidt, Drexel, Jochheim (1995). *Lehrbuch der Physikalischen Medizin und Rehabilitation.* Stuttgart: G. Fischer Verlag.

Schmidt K. L. et al (1995). *Lehrbuch der physikalischen Medizin und Rehabilitation.* Stuttgart: G.-Fischer- Verlag.

Stadt Nürnberg, Amt für Stadtforschung und Statistik (1995). Sozialatlas 96/97. Nürnberg.

Urbas L. *Pflege eines Menschen mit Hemiplegie nach dem Bobath-Konzept.* 2. überarbeitete Auflage. Stuttgart. Thieme- Verlag.

Wiegand (1993). *Rehabilitation von Patienten mit schweren Schädel-Hirnverletzungen.* Stuttgart: G. Fischer Verlag.

Kapitel 16

Eva-Maria Hufnagel – Ingrid Schabert-Schmidt –
Thomas Ungermann-Benthaus – Franz Wagner

IUE Leiten – Anleiten – Beraten

1. Einführung

Die «IUE» Leiten – Anleiten – Beraten bildet den letzten Baustein in der Reihe der «IUE»'s. Hier sollen noch einmal zentrale Punkte des «IUE»-Konzeptes mit Aspekten der Institutionen und der Organisation im Gesundheitssystem vernetzt werden. Inhaltlich knüpft die «IUE» vor allem an den «IUE»'s Gesundheit, Kommunikation und Rolle/Berufsbild an.

Kerngedanke der «IUE» ist, daß Pflege als Profession einem ständigen Wandel unterliegt, der durch gesellschaftliche und politische Rahmenbedingungen, aber auch durch die Institutionen im Gesundheitssystem und deren Veränderung bestimmt wird. Das Verständnis für und das Wissen um diese Prozesse ist Grundlage für die Professionalität, aber auch das berufspolitische Bewußtsein der Pflegenden.

Eine Auswirkung der Veränderungen der letzten Jahre ist die zunehmende Bedeutung von Anleitung und Beratung als zentrale Aufgaben der professionellen Pflege. Pflegerisches Fachwissen kann nur dann voll ausgeschöpft werden, wenn es gelingt, es anderen in geeigneter Form zugänglich und für sie verwendbar zu machen. Es ist dabei unerheblich, wer Partner/Adressat dieser Bemühungen ist, die Grundprinzipien der Anleitung und Beratung sind bei Schülern, neuen Mitarbeitern, Patienten oder Angehörigen identisch.

Darüber hinaus gewinnen Managementgedanken auch in der Pflege kontinuierlich an Bedeutung, da ökonomische Fragestellungen im Gesundheitssystem immer stärker in den Vordergrund treten. Die Pflege als größte Berufsgruppe hat innerhalb dieser Prozesse einerseits einen Organisationsauftrag im Sinne der Vernetzung unterschiedlicher Leistungen und Leistungsanbieter und nimmt zum anderen selbst Leitungsaufgaben wahr.

Die Integration dieser Entwicklungen in pflegerisches Handeln bei gleichzeitiger Orientierung an den Bedürfnissen des Patienten, bilden die Grundlage für die effektive Erbringung der sozialen Dienstleistung Pflege.

Professionelle Pflege wird immer in einem gesellschaftlichen Kontext ausgeübt. Die Schülerinnen und Schüler sollen durch die «IUE» in die Lage versetzt werden, die Zusammenhänge von gesellschaftlichen, ökonomischen und pflege(wissenschaftlichen) Entwicklungen zu begreifen und deren Konsequenzen zu überschauen. Aus dem Verständnis dieser Mechanismen heraus sollen sie Abläufe und Entwicklungen in ihrem konkreten Berufsfeld einschätzen lernen und erkennen, wo Einflußmöglichkeiten bestehen. Um dies zu ermöglichen, wird im ersten Teil der «IUE» die gegenwärtige Situation im Gesundheitswesen mit ihrer Entstehung und den Entwicklungstrends besprochen. Dies beinhaltet auch die Diskussion bestehender gesetzlicher Regelwerke. Ergänzt wird dies durch die Betrachtung soziologischer Aspekte des Krankenhauses, auch vor dem Hintergrund geschlechtsspezifischer Akzente der Pflege als Frauenberuf, und unter besonderer Berücksichtigung des Themas «Macht». Im zweiten Teil werden exemplarisch aktuelle und zukünftige Aufgaben in den Bereichen Führung, Anleitung und Beratung thematisiert.

Im zweiteiligen Projekt findet eine Hospitation in pflegerischen Beratungseinrichtungen des Klinikums Nürnberg und beim Medizinischen Dienst der Krankenkassen (MDK) statt, das den Schülerinnen und Schülern Gelegenheit geben soll, diesen Aspekt der Pflege in seiner institutionalisierten Form kennenzulernen und Verknüpfungen mit ihrer Alltagspraxis herzustellen. Durch ein kleines «Forschungsprojekt», bei dem die Schülerinnen und Schüler Interviews zum Thema Macht und Ohnmacht im Krankenhaus durchführen und auswerten, soll eine Verbindung von Theorie und Praxis ermöglicht werden. Eine ähnliche Zielsetzung hat das Planspiel zu einer Problematik im Zusammenhang mit der Beratung einer Patientin (siehe Medien).

2. Lernziele

Die Schülerinnen und Schüler sollen:

- Pflege als modernen Dienstleistungsberuf, der einen gesellschaftlichen Auftrag erfüllt, verstehen;
- die politischen und gesellschaftlichen Rahmenbedingungen verstehen, die Auswirkungen auf das Gesundheitssystem haben; wie z. B. die wechselseitige Abhängigkeit von gesellschaftlichen, politischen und ökonomischen Entwicklungen; der Fortschritt in Pflege und Medizin; die Erwartungen der Bevölkerung;
- die gesetzlichen Regelungen, deren Begründung und Auswirkungen kennen und diese auf den Arbeitsalltag übertragen können;
- erkennen, wo Einflußmöglichkeiten im Gesundheitssystem bestehen;
- die Rolle der Beratung für die Patienten/Klienten/Bewohner beschreiben können;
- Beratung als Teil der täglichen Arbeit der Pflegenden erläutern können;
- Unterschiede zwischen institutionalisierter Beratung und Beratung als Teil der Pflegearbeit definieren können;
- Grundregeln der Beratung benennen können;
- die Schritte des Anleitungsprozesses aufzählen und erläutern können;
- Unterschiede und Gemeinsamkeiten bei der Anleitung von Patienten/Klienten/Bewohnern und Schülern/Mitarbeitern beschreiben können;
- Regeln, die für die Rückmeldung gelten anwenden können;
- Erwartungen zwischen Stationsleitung und Mitarbeitern erläutern können;
- die Rolle der Leitungspersonen in Institutionen verstehen;
- den Zusammenhang von Macht und Autorität erläutern und erklären, wie eine Führungsperson Einfluß gewinnen kann;
- verschiedene Formen von Besprechungen unterscheiden und die Dienstbesprechung als Mittel der Stationsführung darstellen können;
- den Einfluß von Rahmenbedingungen und Teilnehmerverhalten erläutern.

3. Stundentafel

Tabelle 16.1

Stundenzahl	Fachgebiet KrPflG APrO	Lernziel CULP
4	Fach 1: Staatsbürgerkunde	1.1.2
3	Fach 2: Berufskunde	2.4.1
18	Fach 7: Soziologie	7.2.3, 7.3.1, 7.3.2
10	Fach 8: Krankenpflege	8.6.5, 8.7.3
13	Fach 10: Organisation/ Dokumentation	10.1, 10.3

entspricht sechs Tagen Unterricht, plus zwei Tage Projekt und zwei Tage Hospitation

4. Dozenten

- LehrerInnen für Pflegeberufe
- SozialwissenschaftlerIn
- Pflegedienstleitung
- Stationsleitung
- MitarbeiterIn der Pflegeüberleitungsabteilung.

5. Stundenplan

Tabelle 16.2

1. Tag (Vormittag)	2. Tag	3. Tag	4. Tag	5. Tag
Fach 1 Einführung, Entwicklungen im Gesundheitssystem	Fach 7 Soziologie des Krankenhauses	Fach 10 Leitungsaufgaben, Personalführung	Fach 8 Beratung in der Pflege, Pflegeüberleitung	Fach 7 Planspiel Auswertung
Fach 1 Macht – Ohnmacht im Krankenhaus	Fach 7 Soziologie des Krankenhauses	Fach Aufgaben der Stationsleitung	Fach 7 Planspiel	Fach 7 Beratung

1. Tag (Nachmittag)	2. Tag	3. Tag	4. Tag	5. Tag
Fach 1 Pflege aus Sicht des Pflege-managements	Fach 8 Ambulante Pflege	Fach 8 Anleitung	Fach 7 Planspiel	Fach 7 Beratung
Fach 1 Pflege aus Sicht des Pflegemana-gements	Fach 8 Ambulante Pflege	Fach 8 Anleitung	Fach 7 Planspiel	Fach 7 Beratung
6.–9. Tag				**10. Tag**
Praxis (Klasse in 2 Gruppen unterteilt) zwei Tage Hospitation in pflegerischen Beratungsstellen des Klinikums zwei Tage Projekt Sozialforschung: Interviews zu Macht und Ohnmacht im Krankenhaus				Fach 7 Auswertung der Hospita-tionen Auswertung der «IUE»

6. Inhalte

6.1 Einführung

- Vorstellung der DozentInnen, der Lernziele und des geplanten Unterrichts.

6.2 Entwicklungen im Gesundheitssystem

- das Krankenhaus der Zukunft.

6.3 Macht – Ohnmacht im Krankenhaus/Frauen – Männer in der Pflege

- Rolle der Frau im 19. und 20. Jahrhundert

- die Frau in der Krankenpflege
- Pflege und Medizin
- Internationaler Vergleich der Anteils von Männern in Pflegeberufen
- Arzt-Schwestern-Spiel unter Berücksichtigung von veränderten Zusammensetzungen der Berufsgruppen in Medizin und Pflege
- Benachteiligung von Frauen in Berufskarrieren am Beispiel Pflege
- Schwierigkeiten für Männer in einem «typischen Frauenberuf».

6.4 Pflege im Gesundheitssystem aus Sicht des Pflegemanagements

- Entwicklung der Lenkung des Gesundheitswesens in den letzten 20 Jahren
- Ansätze zur Lösung der Finanzierungsfragen
- Gesundheitsstrukturgesetze
- Personalbemessung (PPR)
- SGB V und SGB XI
- Auswirkungen der Veränderungen im Gesundheitswesen auf die Leistungsanbieter
- vom Krankenhaus zum Gesundheitszentrum 2000.

6.5 Soziologie des Krankenhauses

- Einführung in Methoden der Sozialforschung
- das Krankenhaus als Institution
- Hierarchie und Macht
- Rollenmerkmale von Patienten, Ärzten und Pflegenden
- Pflegepersonal zwischen Anspruch und Wirklichkeit.

6.6 Ambulante Pflege

- Aufgaben der Gemeindekrankenpflege
- der Arbeitstag einer Gemeindekrankenschwester
- Unterschiede zwischen ambulanter und stationärer Pflege.

6.7 Leitungsaufgaben / Personalführung

- Hierarchien im Krankenhaus
- Organigramme
- Kooperation der verschiedenen Berufsgruppen
- Leitung / Leitungspersönlichkeit
- Führungsstrategien
- Fragen der Disziplin
- Besprechungen / Protokolle
- Fallbesprechungen von schwierigen Entscheidungssituationen für Leitungspersonen.

6.8 Aufgaben der Stationsleitung

- Aufgabenstellung / Selbstverständnis der Stationsleitung
- Erwerb der Kompetenzen als Leitung
- Möglichkeiten und Probleme der Leitungsfunktion.

6.9 Anleitung

- Anleitungssituationen im Krankenhaus unter Berücksichtigung der unterschiedlichen Rollensituation
- Kooperation als Basis für eine gute Anleitung
- gezielte Schüleranleitung anhand des kybernetischen Regelkreises
- Reflexion selbst erlebter Anleitungssituationen
- Feed-back Regeln.

6.10 Beratung in der Pflegeüberleitung

- Aufgaben in der pflegerischen Nachsorge
- Vorstellung der Abteilung und der Tätigkeiten.

6.11 Planspiel

- Situation: Entlassung einer Patientin in ein Pflegeheim gegen deren Willen; Entscheidungsfindungsprozeß unter Beteiligung von Patientin, Familienangehörigen, Ärzten, Pflegepersonal der Station, Pflegeüberleitungsabteilung und anderen Stellen.

6.12 Beratung

- Formen der Beratung in der Pflege
- Elemente einer Beratungssituation
- Grundsätze des Beratungsprozesses
- Persönliche Anforderungen an eine beratende Tätigkeit
- pragmatische Hilfen zur Führung eines Beratungsgespräches – Beratungsgesprächstechniken
- verschiedene Arten der Beratung – systemische Beratung.

6.13 Hospitation in pflegerischen Beratungsstellen im Krankenhaus und beim Medizinischen Dienst der Krankenkassen:

- Diabetikerberatung
- Ernährungsberatung (parenterale und Sondenernährung)
- Dialyseberatung
- Pflegeüberleitung und -nachsorge
- MDK (Begutachtung, Pflegeversicherung)

Beobachtungsauftrag (s. 10).

7. Unterrichtsverlaufsplan

Tabelle 16.3

Zeit	Inhalt	Methoden/ Medien	Dozent/In
1. Tag			
30′	Vorstellung der IUE	Folie Stundenplan	IUE Team
90′	Phantasiereise: Arbeitsplatz der Zukunft Arbeitsauftrag: Beschreibung	LV	LP
	Krankenhaus der Zukunft	AB Einzelarbeit Gruppenarbeit	
	Vortrag der Phantasiereisen der einzelnen Gruppen	SV	
45′	Die Frau im 19./20.Jhdt. Frau in der Krankenpflege Medizin und Pflege	Arbeitsblätter Einzelarbeit Pinwand	
	Bedeutung der Krankenpflege für die Medizin	Folie/LV/LSG	
15′	Definition von Macht Frauen und Macht	GA Diskussion	
90′	Veränderungen der Gesundheitsgesetzgebung in den vergangenen 20 Jahren	LV/SG Folien	PDL
90′	Auswirkungen auf Aufgaben der Pflege, Organisation und Management von Institutionen im Gesundheitswesen	LV/LSG TA	
2. Tag			
15′	Einführung		
90′	Malen/Gestalten eines Bildes zum Thema «Macht und Ohnmacht im Krankenhaus»	LSG Arbeitsauftrag	Soz
60′	Bildinterpretation	LSG	
15′	Vertiefende Materialien zum Thema	AB	
45′	Pflegeversicherung «Treffen kann es jeden»	Video	LP
	Gesellschaftliche Auswirkung und Bedeutung der Pflegeversicherung	LSG	

Zeit	Inhalt	Methoden / Medien	Dozent/In
30′	Ziele der sozialen Pflegeversicherung	LV/Folie	
	Leistungen der sozialen Pflegeversicherung	AB	
10′	«Die Omama» Lied von Ludwig Hirsch	CR	
20′	Klienten der ambulanten Pflege	LSG/TA	
30′	Gesellschaftliche Entwicklungen im Gesundheitssystem und die Auswirkungen auf die häusliche Pflege	LSG Folie	
15′	Vor- und Nachteile für den Patienten Vor- und Nachteile für die Angehörigen	LSG/TA	
45′	Ein Tag einer Gemeindeschwester	LSG/TA	
	Unterschiede zur Pflege im Krankenhaus	LSG/TA	
3. Tag 30′	Aufgabenstellung/Selbstverständnis der Stationsleitung Erwerb der Kompetenzen als Leitung Möglichkeiten und Probleme der Leitungsfunktion	LSG	StatL
20′	Hierarchien im Krankenhaus Organigramme Kooperation der verschiedenen Berufsgruppen Leitung/Leitungspersönlichkeit Besprechungen/Protokolle	LV/LSG	LP
20′	Fallbesprechungen von schwierigen Entscheidungssituationen für Leitungspersonen: Führungsstrategien, Fragen der Disziplin	GA	
20′	Auswertung der GA	LSG	
90′	Begriffsdefinition «Anleitung» Thema und Ablauf der Unterrichtssequenz	LSG / Folie	LP
	Übung zu Führen / Leiten Rollenverteilung (Auswertung der Übung) Grundlagen für eine gute Zusammenarbeit	LSG, TA LV, Folie LSG Übung	

Zeit	Inhalt	Methoden / Medien	Dozent / In
	Anleitungssituationen im Krankenhaus z. B.: Pflegekraft-Schüler, Pflegekraft-Patient, Pflegekraft-Angehörige Relevanz der Angehörigen im Krankenhaus – Gegenwart und Zukunft?		
90′	Reflexion erlebter Anleitungssituationen (positiv / negativ) Modifizierung des kybernetischen Regelkreises im Sinne einer gezielten Anleitung Anforderungen an AnleiterInnen Lernstufen im praktisch-handelnden Bereich	AA, EA LSG LSG, TA LV, Folie	LP
90′	Feed-back-Regeln in der Ausbildung (Selbstreflexion) Erarbeiten von Feed-back Regeln Vorstellen der Feed-back Regeln von Schwäbisch-Siems Feed-back über heutigen Unterrichtsverlauf und persönliche Anleitungsprioritäten	EA Plakatpräsentation, LV, AB	
	Beratung in der Pflege Pflegeüberleitung	LV, LSG	KP
4. Tag 270′	Entlassung einer Patientin	Planspiel	3–4 LP Soziologiedozent
90′	Auswertung Planspiel	LSG	3–4 LP Soziologiedozent
5. Tag	Einführung in Inhalte und Methoden der Beratungsarbeit	LV, LSG Folien	Soziologiedozent
45′	Wichtige Regeln für die Beratungsarbeit	GA	
60′	Ausgewählte Probleme / Hindernisse in der Beratungspraxis	LSG, Folien	
15′	Pragmatische Hinweise und Hilfen zur Gestaltung eines Beratungsgespräches	AB LSG	
30′	Video: Systemische Beratung	Video	

Zeit	Inhalt	Methoden / Medien	Dozent / In
45′	Auswertung des Videofilmes	LSG	
30′	Elemente und Prinzipien systemischer Beratung	LSG, Folien	
45′	Auswertung der «IUE»	IUE-Team	

* Legende der Abkürzungen:

AA = Arbeitsauftrag; AB = Arbeitsblatt; CR = Cassetten-Recorder; EA = Einzelarbeit; GA = Gruppenarbeit; LSG = Lehrer-Schüler-Gespräch; LV = Lehrervortrag; SV = Schülervortrag; TA = Tafelanschrift.

8. Methoden / Medien (exemplarisch)

8.1 Informationsblatt:

Aufgaben einer Gemeindekrankenschwester / Pfleger.

8.1.1 Pflege

Ziel: Probleme / Bedürfnisse und Fähigkeiten des Patienten erfassen und entsprechend für den Patienten handeln, ihn unterstützen, unterrichten, anleiten, beraten, ermutigen und / oder fördern.

Körperpflege

Waschungen, Duschen, Reinigungsbäder, Mund-, Haar- und Nagelpflege, Betten, Umbetten und Lagern, Wäsche wechseln, Versorgung der Ausscheidung, Inkontinenzversorgung, prophylaktische Maßnahmen.
Ernährung

Mundgerechtes Zubereiten und / oder Hilfestellung bei der Aufnahme der Nahrung.

Mobilität

Selbständiges Aufstehen und Zubettgehen, An- und Auskleiden, Gehen, Stehen, Treppen steigen oder das Verlassen und Wiederaufsuchen der Wohnung.

Hauswirtschaftliche Versorgung

Einkaufen, Kochen, Reinigen der Wohnung, Spülen, Wechsel und Waschen der Wäsche und Kleidung oder das Beheizen der Wohnung.

Beratung

Beratung und Hilfe bei der Anpassung des Wohnumfeldes; Mithilfe bei der Auswahl und Beschaffung von Hilfsmitteln; Unterstützung bei der Beibehaltung der bisherigen Lebensgestaltung insbesondere der Freizeitaktivitäten oder die Erschließung von neuen für ihn sinnvollen Aufgaben; Bezugspersonen erhalten entsprechend ihrer Möglichkeiten in ihrer Lebenssituation gezielt Unterstützung, Anleitung, Beratung, Ermutigung und Förderung, dazu zählt auch die Trauerbegleitung.

8.1.2 Pflegedokumentation

Wichtigstes Instrument zur Sicherung der ständigen und erfolgreichen Anwendung des Betreuungsprozesses.

Die Dokumentation wird von allen am Betreuungsprozeß Beteiligten geführt und steht diesen jederzeit zur Verfügung.

8.1.3 Pflegeorganisation

Die Terminabsprache und Einsatzdauer richten sich ausschließlich nach den Wünschen und Bedürfnissen des Patienten.

Art, Umfang, Kosten, Dauer und Uhrzeit der Leistung sind in einem Pflegevertrag schriftlich fixiert. Eine Pflegefachkraft ist rund um die Uhr erreichbar. Stationsinterne Fallbesprechungen als Voraussetzung für die gezielte Einzelfallplanung finden regelmäßig statt

8.1.4 Mitarbeit bei Diagnostik und Therapie

Überwachung, Beobachtung und Durchführung der Behandlungspflege:

- Injektionen, Verbände anlegen, Versorgung von Trachealkanülen, Katherisierung, Einlauf, sonstiges
- pflegerische Leistungen: Abgabe von Medikamenten
- Spülung in Augen und Ohren, Einreibungen, Wickel,
- Blutdruckmessen, Zuckertest, Blasenspülung, Bewegungs- und Gehübungen, med. Bäder, Verabreichung von Sondenkost, Verabreichung von Sauerstoff, Absaugen der Trachea.

8.1.5 Kooperations- und Koordinationsaufgaben

Ziel: Alle an der Pflege und Betreuung Beteiligten verstehen sich als Partner in einem Team. Die Koordination aller Beteiligten übernimmt auf Wunsch des Patienten der Pflegedienst.

Vermittlung ergänzender Dienste:

- Ärzte
- Selbsthilfegruppen
- Hilfsdienste: Essen auf Rädern, mobiler sozialer Hilfsdienst Wäschedienst, Putzhilfe, Nachbarschaftshilfe, Besuchsdienste, Fahrdienste
- Behörden: Gesundheitsamt, Sozialdienst, Krankenkassen, MDK, Krankenkassen
- Stationäre Einrichtungen: Krankenhaus, Altenheim, Tagesstätten
- Laienkräfte erhalten Beratung, Anleitung und Begleitung durch eine Pflegefachkraft.

8.2 Fallbeispiel zu Leitungsaufgaben

8.2.1 Fallbeispiel 3

Es gibt seit einiger Zeit Gerüchte, daß Frau Hagen, eine der Dauernachtwachen der Station, deren Stationsleitung Sie sind, alkoholisiert zum Dienst kommt. Kolleg(inn)en haben berichtet, daß sie nach Alkohol riecht und eine Kollegin hat bemerkt, daß sie oft eine verwaschene Sprache habe. Die Hauptnachtwache ist der Auffassung, dies sei nicht ihr Problem.

Heute morgen hat Ihnen ein Patient zugeflüstert, er denke Frau Hagen sei letzte Nacht betrunken zum Dienst gekommen. Auf Nachfrage sagt der Patient, daß Frau Hagen ihre Arbeit gut erledigt habe. Sie beschließen ein Gespräch mit Frau Hagen über diese Angelegenheit zu führen. Sie rufen sie zu Hause an und vereinbaren einen Gesprächstermin für morgen 15.00 Uhr.

Aufgabe

Wie werden Sie das Gespräch mit Frau Hagen angehen?
Beschreiben Sie Ihr Vorgehen und begründen Sie die Entscheidung.

8.3 Erfahrungsübung zu Anleitung

Erfahrungsübung
Führen – Begleiten – Beobachten

- Dreiergruppe bilden lassen.

- Zwei Gruppenmitglieder (GM) überlegen sich jeweils einen Zielort und jeder versucht sein Ziel zu erreichen. Es ist den Teilnehmern freigestellt sich gegenseitig über das jeweilige Ziel zu informieren bzw. mit anderen Mitteln zum Zielort zu kommen. Die beiden GM können sich (zur Effektverstärkung) mit Tüchern an den Armen zusammenbinden.

- Das dritte GM hat die Aufgabe des Beobachters und beendet nach acht Minunten. die Übung.

Auswertung:

- Wie ging es? Was ist erfolgt?
- Wer hat das Ziel erreicht? Warum?
- Ab welchem Zeitpunkt ist die Situation besser verlaufen?
- Welche Erfahrungen wurden in der jeweiligen Rolle gemacht?
- Wo bestehen Bezüge zur beruflichen Situation?
- Können die Rollen dem Krankenhausalltag zugeordnet werden?

8.4 Planspiel

Ausgangssituation:

Montag/Mittwoch, Vormittag, Unfallchirurgische Station im Klinikum Nürnberg, kurz nach der Chefarztvisite

Frau Lieselotte Würfel, 77 Jahre alt, wurde vor acht Tagen wegen einer Oberschenkelhalsfraktur nach Sturz in ihrer Wohnung in die Ambulanz eingeliefert. Die Fraktur wurde mit einer TEP behandelt. Die Wunde verheilt gut, die Redons sind entfernt, in der Krankengymnastik macht Frau Würfel langsam Fortschritte.

Der Chefarzt hat ihr bei der Visite mitgeteilt, daß sie in einer Woche entlassen werden soll. Die Stationsschwester hat den Sohn von Frau Würfel, der zufällig gerade vorbeikommt, über die bevorstehende Entlassung informiert. Sie hat ebenfalls die Abteilung Pflegeüberleitung gebeten, sich um die Versorgung von Frau Würfel nach der Entlassung zu kümmern.

Folgende Personen sind von dieser Entscheidung direkt betroffen:

- Frau Würfel
- Sohn
- Pflegepersonal der Station
- Abteilung Pflegeüberleitung
- Stationsärzte

Weitere Mitwirkende (nicht persönlich anwesend):
- Tochter in Übersee
- Sozialstationen
- Altenheime
- Pflegekasse
- Hausarzt
- und andere…

Abbildung 16.1

Ihre Rolle im Planspiel ist die der

Stationsschwester!

Sie heißen **Schwester Gerlinde Protzner**.
Sie sind 45 Jahre alt und sind die Stationsleiterin auf der Station, auf der sich die Patientin Lieselotte Würfel zur Zeit befindet.
Sie haben eine lange Berufserfahrung und sind schon viele Jahre in Ihrer jetzigen Funktion tätig. Ihnen macht niemand mehr etwas vor.
Ihr Verhältnis zu den Ärzten auf Ihrer Station ist eher kritisch.
Bei Frau Frömmel, der AIP auf Ihrer Station, wissen Sie noch nicht so recht, was Sie von ihr halten sollen.
Sie sind verheiratet und haben keine Kinder.
Sie fühlen sich eigentlich nicht zuständig für die Frage, was mit der Patientin Frau Würfel nach der Krankenhausentlassung passieren soll.

Ihre Rolle im Planspiel ist die der

Beratungsschwester!

Sie heißen Frau Yvonne Hanke.
Sie sind 32 Jahre alt und Krankenschwester mit abgeschlossener Weiterbildung «Beratung in der Pflege».
Sie haben seit 2 Jahren eine Funktionsstelle in der Pflegeüberleitung.
Mit Sozialdiensten und Altenheimen kennen Sie sich aus.
Sie sind verheiratet, haben 2 Kinder und arbeiten halbtags, wenn die Kinder in Schule und Kindergarten sind.
Sie sollen sich nun um die Frage kümmern, was mit der Patientin Lieselotte Würfel nach der Entlassung aus dem Krankenhaus passiert.

Ihre Rolle im Planspiel ist die des

Stationsarztes!

Sie heißen Dr. Erich Schumacher.
Sie sind 35 Jahre alt, haben gerade Ihre Facharztausbildung in Orthopädie abgeschlossen und sind der Stationsarzt auf der Station, auf der sich die Patientin Lieselotte Würfel zur Zeit befindet.
Sie rechnen sich große Chancen aus auf die demnächst zur Besetzung anstehende Position des Oberarztes in der Orthopädie.
Frau Frömmel, die AIP auf Ihrer Station ist Ihnen manchmal vielleicht ein bißchen zu altklug.
Ihr Verhältnis zum Pflegepersonal auf Ihrer Station ist durchwachsen.
Sie sind unverheiratet und leben im Haushalt Ihrer verwitweten Mutter Käthe, deren einziges Kind Sie sind.

Ihre Rolle im Planspiel ist die der

Patientin!

Sie heißen Frau Lieselotte Würfel.
Sie sind 77 Jahre alt, verwitwet und lebten zuletzt allein mit Ihrem Zwerg-

pudel Max im eigenen Haushalt in Nürnberg, den Sie selbständig versorgten.
Ihre einzige Einnahmequelle ist Ihre Witwenrente.
Sie haben 2 Kinder. Ihre Tochter Helga (40) lebt im Ausland (USA), ihr Sohn Heinz (45) lebt mit seiner Frau Brigitte in Fürth.
Mit Helga haben Sie kaum Kontakt. Ihr Verhältnis zu Heinz ist gut, zur Schwiegertochter Brigitte jedoch eher gespannt.

Ihrer Mutter ist deren Witwenrente. Ihr Verhältnis zu Ihre Mutter empfinden Sie als ausgesprochen gut.

Ihre Rolle im Planspiel ist die des

Sohnes!

Sie heißen Herr Heinz Würfel.
Sie sind 45 Jahre alt, Sohn der Patientin Lieselotte Würfel, seit 3 Jahren verheiratet mit Brigitte Würfel (39).
Sie haben keine Kinder.
Sie sind selbständiger Elektromeister, ihre Frau Brigitte ist gelernte Bürokauffrau und kümmert sich im gemeinsamen Betrieb um Kundenbetreuung und Buchhaltung.
Sie wohnen in Fürth und auch Ihr Betrieb befindet sich dort.
Ihre Schwester Helga (40) lebt in USA, sie haben kaum Kontakt miteinander. Weitere Geschwister haben Sie nicht.
Ihre Mutter Lieselotte – die Patientin – ist 77 Jahre alt, verwitwet, und lebte zuletzt allein mit Ihrem Zwergpudel Max im eigenen Haushalt in Nürnberg. Einzige Einnahmequelle

8.5 Interview zu Macht und Ohnmacht im Krankenhaus

8.5.1 Arbeitsauftrag

- Sie sind heute und morgen Sozialforscher
- Finden Sie etwas heraus zum Stichwort

«Macht und Ohnmacht im Krankenhaus»!

- Bilden Sie jeweils zu dritt oder zu viert eine Gruppe!
- Interviewen Sie mindestens 12 Personen im Klinikum zu diesem Thema!

Regeln für das Interview:

- Die interviewten Personen müssen zu folgenden Gruppen gehören:

Tabelle 16.4

• **vier Krankenschwestern / -pfleger**, davon: **eine(r)** in Leitungsfunktion und **eine** Lernschwester / Lernpfleger *(aber nicht aus Ihrer Klasse!)*
• **drei Ärzte / Ärztinnen**, davon: **eine(r)** in Leitungsfunktion und **eine(r)** in Ausbildung (AIP o. ä.)
• **drei Patienten / Patientinnen**
• **zwei weitere Personen**, die im Klinikum arbeiten, aber nicht zu den bisher genannten Gruppen gehören

- Jede interviewte Person darf nur einmal interviewt werden!
- Beschäftigte des Schulzentrums sind als Interviewpartner nicht erlaubt!
- Die Interviews erfolgen anonym, d.h. der Name des/der Interviewten wird nicht erfragt oder notiert!

Einleitung

Ihre Einleitung des Interviews könnte etwa so aussehen (Vorschlag): «Guten Tag, haben Sie vielleicht 5 Minuten Zeit für uns?

Wir sind Schülerinnen und Schüler und Schüler der Krankenpflegeschule und sollen für unseren Soziologieunterricht Meinungen und Informationen zum Stichwort «**Macht und Ohnmacht im Krankenhaus**» sammeln.

Wären sie bereit, uns zwei oder drei Sätze zu sagen, die Ihnen spontan zu diesem Stichwort einfallen oder die Sie gerne dazu sagen möchten?

Diese Umfrage erfolgt anonym und wir werden die Ergebnisse ausschließlich in unserem Unterricht verwenden.»

Aufgabenverteilung in der Sozialforschergruppe:

(Bitte regeln Sie selbst, wer welche Rolle übernehmen will. Sie können darin auch abwechseln.)

- Sozialforscher 1 führt das Interview
- Sozialforscher 2 schreibt auf, welche Position/Rolle die/der Interviewte im Klinikum hat und notiert die Antworten möglichst wortgetreu
- Sozialforscher 3 beobachtet das Interview und notiert, was beim Interview als bemerkenswert erscheint (z.B. ob die/der Interviewte bereitwillig antwortet oder zögerlich, genervt ist oder interessiert. – eben was Ihnen in der Situation auffällt, wie sich die/der Interviewte Ihnen Sozialforschern gegenüber verhält)

Bitte auch festhalten, wenn jemand nichts sagen will (Position/Rolle und Eindruck)! (Ein nicht zustande gekommenes Interview zählt aber nicht für die 12 erforderlichen Interviews!)

8.5.2 Auswertung:

Nachdem Sie die Interviews durchgeführt haben, ordnen, besprechen und ggf. ergänzen Sie noch mal Ihre Ergebnisse.

Falls Sie noch Zeit haben, können Sie bereits erste Überlegungen anstellen, wie die Ergebnisse auszuwerten/zu bewerten sind.

Wir treffen uns zu einem kurzen Erfahrungsaustausch um *15.00 Uhr* im Klassenraum.

Morgen vormittag soll dann die gemeinsame Auswertung in der Gesamtgruppe erfolgen.

9. Projekt

9.1 Hospitationsauftrag

Hospitationsauftrag für pflegerische Beratung und Begutachtung

Beratung ist eine Aufgabe im Gesundheitswesen, die zunehmend auch von Pflegepersonen ausgeübt wird.

Sie werden zwei Tage lang in Beratungseinrichtungen des Klinikums Nürnberg bzw. beim Medizinischen Dienst der Krankenkassen hospitieren. Während dieser beiden Tage werden sie sehr unterschiedliche Formen von Beratung, bei sehr unterschiedlichem Beratungsbedarf kennenlernen.

Das Ziel dieser Hospitation ist es, ihnen die Möglichkeit zu geben, Eindrücke über die pflegerische Beratung und Begutachtung von Patienten mit Gesundheitsproblemen zu sammeln und verschiedene Methoden der Beratung und Begutachtung kennenzulernen. Damit soll es Ihnen erleichtert werden, in Ihrer pflegerischen Praxis selbst beratend tätig zu werden und Beratungsstellen als gezielte Unterstützung einbeziehen und nutzen zu können, bzw. Begutachter als Kooperationspartner für die ambulante Pflege kennenzulernen.

Sammeln Sie bitte während der Hospitation Eindrücke unter dem Motto

«Was ist mir aufgefallen und was war besonders eindrücklich und warum?»

Diese Beobachtungen halten Sie bitte schriftlich (etwa 1–2 Seiten) fest und bringen sie zur Auswertung mit.

10. Fazit

Beim Planspiel Entlassung einer Patientin in der zweiten Klasse, fanden die Spieler eine rasche, aber unrealistische Lösung. Deshalb versuchte die Spielleitung den Spielablauf etwas zu verlangsamen, indem sie eine psychiatrisches Gutachten ins Spiel brachte, das der Patientin das Aufenthaltsbestimmungsrecht entzog.

Die Reaktion darauf war sehr unterschiedlich: Die Pflegeüberleitung sah kein Problem, nur eine weitere Person die man einbeziehen mußte; die Angehörigen wollten Einspruch gegen den Bescheid einlegen. Die Ärzte und das Pflegepersonal fühlten sich nicht zuständig; die Patientin allerdings beschloß Selbstmord zu begehen. Nur mit Mühe konnte in dieser scheinbar verfahrenen Situation das Planspiel weitergeführt werden.

11. Literaturverzeichnis

Arets J., Obex F., Vaassen J., Wagner F. (1999). *Professionelle Pflege 1.* Bern: Huber.

Bachmair S. et al (1994). *Beraten will gelernt sein.* Weinheim: Beltz.

Bauer A. (1996). Verborgene Institutionskulturen in sozialen und klinischen Organisationen. *Forum Supervision,* 8. Tübingen.

Bauer A., Bauer U. (1990). Macht und Kränkung als Korrelate pflegender Berufe. In: Pühl, H. *Handbuch der Supervision. Beratung und Reflexion in Ausbildung, Beruf und Organisation.* Berlin.

Becker-Kontio M. (1994). Wenn es nicht mehr rund rollt. Soziologisches Verstehen institutioneller Bedingungen durch angewandte Rollentheorie. *Forum Supervision,* 4. Tübingen.

Bischoff C. (1984). *Frauen in der Krankenpflege. Zur Entwicklung von Frauenrolle und Frauenberufstätigkeit im 19. und 20. Jahrhundert.* Frankfurt: Campus.

Brearley, G., Birchley P. (1995). *Beratung und Gesprächsführung bei Krankheit und Behinderung.* Berlin / Wiesbaden: Ullstein Medical.

Eine Betrachtung aus psychodynamischer Sicht (1987). Beilage Dokumentation, Aus- und Fortbildung. *Deutsche Krankenpflegezeitschrift,* 11.

Engelhardt K., Wirth A., Kindermann A. (1973). *Kranke im Krankenhaus. Grenzen und Ergänzungsbedürftigkeit naturwissenschaftlich-technischer Medizin.* Stuttgart: Thieme.

Goffman I. (1977). *Asyle. Über die soziale Situation psychiatrischer Patienten und anderer Insassen.* Frankfurt.

Leuzinger A., Luterbacher T. (1994). *Mitarbeiterführung im Krankenhaus.* 2. Auflage. Bern: Huber.

Marquis B. L., Huston C. J. (1996). *Leadership Roles and Management Functions in Nursing.* 2nd ed., Philadelphia: Lippincott.

Meyer H. (1987). *Unterrichtsmethoden, I. Theorieband.* 3. Auflage. Frankfurt / Main: Scriptor.

Meyer H. (1989). *Unterrichtsmethoden, II. Praxisband.* 2. Auflage. Frankfurt / Main: Scriptor.

Palazolli M. S. (1984). *Hinter den Kulissen der Organisation.* Stuttgart: Klett-Cotta.

Palazolli, M. S., Boscolo L., Cecchin G., Prata G. (1981). Hypothetisieren – Zirkularität – Neutralität. *Familiendynamik,* 2. Weinheim: Beltz.

Parsons T. (1961). Struktur und Funktion der modernen Medizin. Eine soziologische Analyse. In: König, R., Tönnesmann M. *Probleme der Medizinsoziologie.* Köln.

Schwäbisch L., Siems M. (1995). *Anleitung zum sozialen Lernen für Paare, Gruppen und Erzieher.* Stuttgart: rororo.

Siegrist J. (1978). *Arbeit und lnteraktion im Krankenhaus.* Stuttgart: Thieme.

Steppe H. (1990). Das Selbstverständnis der Krankenpflege. Die historische Entwicklung eines beruflichen Selbstverständnisses in der Krankenpflege zwischen Beruf und Berufung. Beilage Dokumentation, Aus- und Fortbildung. *Deutsche Krankenpflegezeitschrift,* 5.

Volkholz V. (1973). *Krankenschwestern. Krankenhaus. Gesundheitssystem.* Stuttgart: Thieme.

Weidmann R. (1990). *Rituale im Krankenhaus. Eine ethnopsychoanalytische Studie zum Leben in einer Institution.* Wiesbaden: Ullstein Medical.

Anhang

Integrierte Unterrichtseinheiten

KURS A 99 III **Kursleitung:** Unterrichtstag: Donnerstag

Stand: 30.03.99

1999/2000

Monat	Woche	Unterricht / Einsatz	
April	14–16	Einführungstage	
April/Mai	17–18	IUE Kommunikation	
Mai	19–20	IUE Berühren	
Mai/Juni	21–26	Innere (6 Wochen	
Juli	27	Thema	Der alte Mensch
Juli	28	Pflegeprozeß	Der alte Mensch
Juli/August	29–34	Medi + 6 Wochen	Der alte Mensch
August/September	35–36	IUE Bewegen	
September/Oktober	37–40	zin + 4 Wochen = 16 Wochen)	
Oktober	41	IUE Gesundheit	
Oktober/November	42–46	Chirurgie (10 Wochen)	
November	47–48	IUE Rolle/ Berufs bild	
Dezember	49–52	Chirurgie (Forts.)	
Januar	1–5	Urlaub (4 Wochen)	
Februar	6	Thema	Geburt und Kinder
Februar/März	7–10	Kinder (4) / Woche (4); Chirurgie (8 Wochen)	Geburt und Kinder
März	11–13	Woche (4) / Kinder (4); Chirurgie (8 Wochen)	Geburt und Kinder

2000/2001

Monat	Woche	Gruppe oben	Gruppe unten
April	14		
April	15	IUE Kommunikation 2	IUE Kommunikation 2
April	16	IUE Schmerz	IUE Schmerz
April/Mai	17–21	Chirurgie (8 Wochen)	Kinder (4) / Woche (4)
Mai/Juni	22–24	Chirurgie (8 Wochen)	Woche (4) / Kinder (4)
Juni	25–26	Thema	Thema
Juli	27–29	Innere Medizin (8 W.)	Innere Medizin (8 W.)
Juli	30–31	IUE Berühren 2	IUE Berühren 2
August/September	32–36	Innere Medizin (Forts.)	Innere Medizin (Forts.)
September	37	Regen	NW
September	38	NW	NW
September/Oktober	39–43	Urlaub (5 Wochen)	Urlaub (5 Wochen)
November	44–45	IUE Ernähren/ Ausscheid.	IUE Ernähren/ Ausscheid.
November/Dezember/Januar	46–52, 1	Sozialistation (8 Wochen)	Urologie/ Gynäkologie (8 Wochen)
Januar	2	IUE Psychiatrie	IUE Psychiatrie
Januar–März	3–10	Urologie/ Gynäkologie (8 Wochen)	Psychiatrie (8 Wochen)
März	11	IUE Transkult. Pflege	IUE Transkult. Pflege
März	12–13	Psy?	Soz?

2001/2002

Monat	KW	Einsatz	
April/Mai	14–19	Psychiatrie (8 Wochen)	Sozialstation (8 Wochen)
Mai	20	IUE Kommunikation 3	
Mai/Juni	21–23	Innere Medizin (3 W.)	
Juni	24	Umwelthigiene	
Juni/Juli	25–28	Urlaub (4 Wochen)	
Juli/August	29–31	IUE Rehabilitation	
August	32	Thema	
August/September	33–37	Reha/Sozialstation/Innere Medizin (5 Wochen)	
September	38	Thema	
September/Oktober	39–40	IUE Pflegemanagement	
Oktober/November	41–48	Innere Medizin (8 Wochen)	Chirurgie (8 Wochen)
Dezember/Januar	49–52, 1–4	Chirurgie (8 Wochen)	Innere Medizin (8 Wochen)
Februar	5–6	Examensblock (2 W.)	
Februar	7–9	Einsatz nach Wunsch (3 W.)	
März	10	Examen	
März	11–13	Urlaub (3 W.)	

KW 29–38: Der chronisch kranke Mensch

Praxis

Allgemenie Medizin:	35 Wochen	=	1078	Std.	(Min.: 900 Std.)
Chirurgie:	26 Wochen	=	793	Std.	(Min.: 750 Std.)
Gyn./Gebursthilfe	12 Wochen	=	366	Std.	(Min.: 350 Std.)
Psychiatrie/Kinder/Gemeinde:	20 Wochen	=	610	Std.	(Min.: 400 Std.)
(2. einsatz Gemeinde/Allg. Medizin plus	9 Wochen	=	277	Std.	
Ingesamt	103 Wochen	=	3172	Std.	

Theorie		
	1. Jahr:	15 Wochen
	2. Jahr:	10 Wochen
	3. Jahr:	9 Wochen
		plus Unterrichtstage
		abzgl. Projekttage
		in den IUE
		abzgl. Feiertage

Autorenverzeichnis

Autorenverzeichnis

Beck Hans
KP m. W. Intensivpflege
Lehrer für Pflegeberufe
Schulzentrum am Klinikum Nürnberg

Beirer Andreas
Krankenpfleger
Lehrer für Pflegeberufe
Pflegewissenschaftler
Schulzentrum am Klinikum Nürnberg

Brandl Thomas
Krankenpfleger m. W. Psychiatrie
Klinikum Nürnberg

Dulkies Tilo
Krankenpfleger
Lehrer für Pflegeberufe
Schulzentrum am Klinikum Nürnberg

Fries Michael
KP m. W. Intensivpflege
Lehrer für Pflegeberufe
Schulzentrum am Klinikum Nürnberg

Gellert Renate
Krankenschwester m. W. Intensivpflege
Lehrerin für Pflegeberufe
Schulzentrum am Klinikum Nürnberg

Grädler Werner
Krankenpfleger
Lehrer für Pflegeberufe
Schulzentrum am Klinikum Nürnberg

Groß Beate
Krankenschwester
Dipl.Pädagogin, Supervisorin,
Gestalttherapeutin
Professorin an der Fachhochschule Zwickau

Güntner Karin
Kinderkrankenschwester m. W. Psychiatrie
Klinikum Nürnberg

Horn Marianne
Dipl. Psychologin
Dozentin am Schulzentrum für Krankenpflegeberufe

Hörrmann Gertraud
Krankenschwester m. W. Hygiene
Lehrerin für Pflegeberufe
Supervisorin, Kinästhetik-Trainerin
Schulzentrum am Klinikum Nürnberg

Hufnagel Eva-Maria
Krankenschwester
Lehrerin für Pflegeberufe
Kinästhetik-Trainerin
Schulzentrum am Klinikum Nürnberg

Hupfer Fritz
Krankenpfleger
Lehrer für Pflegeberufe
Schulzentrum am Klinikum Nürnberg

Klose Gerhard
Krankenpfleger m. W. Psychiatrie
Klinikum Nürnberg

Meder Rita
Krankenschwester m. W. Psychiatrie
Klinikpflegedienstleitung
Klinikum Nürnberg

Müller-Horras Rainer
Dipl.Sozialpädagoge
Stadtmission Nürnberg

Osterbrink Jürgen
Krankenpfleger m.W. Anästhesie
Schulleiter
Pflegewissenschaftler
Schulzentrum am Klinikum Nürnberg

Plesinger Maria
Krankenschwester
Lehrerin für Pflegeberufe
mit Zusatzausbildung in Psychologie,
Soziologie und Pädagogik
Supervisorin
Schulzentrum am Klinikum Nürnberg

Reith Elfriede
KP m.W. Intensivpflege
Lehrerin für Pflegeberufe
Feldenkrais-Trainerin
Schulzentrum am Klinikum Nürnberg

Richter Rudi
Krankenpfleger m.W. Psychiatrie
Klinikum Nürnberg

Schabert-Schmidt Ingrid
Kinderkrankenschwester
Lehrerin für Pflegeberufe
Klinikpflegedienstleitung
Kinderklinik
Klinikum Nürnberg

Schendzielorz Peter
KP m.W. Intensivpflege
Lehrer für Pflegeberufe
Schulzentrum am Klinikum Nürnberg

Schillinger Lydwina
Krankenschwester m.W.
Intensivpflege
Lehrerin für Pflegeberufe
Kinästhetik-Trainerin, med.
Fußpflegerin
Schulzentrum am Klinikum Nürnberg

Schrettenbrunner Elfriede
Krankenschwester
Lehrerin für Pflegeberufe
Schulzentrum am Klinikum Nürnberg

Schuck Claudia
Krankenschwester
Lehrerin für Pflegeberufe
Schulzentrum am Klinikum Nürnberg

Schulze-Rostek Karin
Krankenschwester
Lehrerin für Pflegeberufe
Schulzentrum am Klinikum Nürnberg

Seitzinger Klaus
Krankenpfleger m.W. Psychiatrie
Krankenhaus Rummelsberg

Swieca Brigitte
Krankenschwester
Lehrerin für Pflegeberufe
Gesundheitspädagogin
Schulzentrum am Klinikum Nürnberg

Timpe Peter
KP m.W. Intensivpflege
Lehrer für Pflegeberufe
Schulzentrum am Klinikum Nürnberg

Titze Cornelia
KP m. W. Intensivpflege
Lehrerin für Pflegeberufe
Schulzentrum am Klinikum Nürnberg

Ungermann-Benthaus Thomas
Dipl.Sozialwissenschaftler
Projektleitungsteam 1996-99

Urban Oliver
Krankenpfleger
Lehrer für Pflegeberufe
Schulzentrum am Klinikum Nürnberg

Vaas Maria
Krankenschwester
Lehrerin für Pflegeberufe
Basale Stimulation Trainerin
Schulzentrum am Klinikum Nürnberg

Wagner Franz
KP m. W. Intensivpflege
Lehrer für Pflegeberufe Pflege-
wissenschaftler
Geschäftsführer DBfR

Wiener Ralf
Dipl.Sozialpädagoge
Gestalttherapeut
Klinikum Nürnberg

Woller-Lang Michaela
KP m. W. Intensivpflege
Lehrerin für Pflegeberufe
Schulzentrum am Klinikum Nürnberg

Zitzmann Gabriele
KP m. W. Intensivpflege
Lehrerin für Pflegeberufe
Schulzentrum am Klinikum Nürnberg

Sachwortregister

Sachwortregister